人文科普 －探询思想的边界－

STRANGERS AT THE BEDSIDE

A History of How Law and
Bioethics Transformed Medical Decision Making

[美]戴维·J.罗思曼
（David J.Rothman）
著

潘驿炜
译

病床边的陌生人

法律与生命伦理学塑造医学决策的历史

中国社会科学出版社

图字：01-2020-0372号

图书在版编目（CIP）数据

病床边的陌生人：法律与生命伦理学塑造医学决策
的历史 / （美）戴维·J. 罗思曼著；潘驿炜译. -- 北京：
中国社会科学出版社，2020.9
　书名原文：Strangers at the Bedside: A History
of How Law and Bioethics Transformed Medical
Decision Making

　ISBN 978-7-5203-6420-1

　Ⅰ.①病… Ⅱ.①戴… ②潘… Ⅲ.①医学伦理学－
研究 Ⅳ.①R-052

中国版本图书馆CIP数据核字（2020）第122306号

Strangers At The Bedside: A History Of How Law And Bioethics Transformed Medical
Decision Making by David J. Rothman
Copyright © 1991 by Basic Books
Simplified Chinese translation copyright © 2020 by China Social Sciences Press
This edition published by arrangement with Basic Books, an imprint of Perseus Books,
LLC, a subsidiary of Hachette Book Group, Inc., New York, New York, USA.
through Bardon-Chinese Media Agency
ALL RIGHTS RESERVED

出　版　人	赵剑英	
项目统筹	侯苗苗	
责任编辑	侯苗苗	桑诗慧
责任校对	周晓东	
责任印制	王　超	

出　　版	中国社会科学出版社
社　　址	北京鼓楼西大街甲 158 号
邮　　编	100720
网　　址	http:// www.csspw.cn
发 行 部	010-84083685
门 市 部	010-84029450
经　　销	新华书店及其他书店

印刷装订	北京君升印刷有限公司
版　　次	2020 年 9 月第 1 版
印　　次	2020 年 9 月第 1 次印刷

开　　本	880×1230　　1/32
印　　张	13.25
字　　数	262 千字
定　　价	79.00 元

凡购买中国社会科学出版社图书，如有质量问题请与本社营销中心联系调换
电话：010-84083683

序

治疗的技艺源远流长。一直以来，医生作为掌握并实践这项技艺的职业群体，在医患关系中掌握着知识权威，享有近乎绝对的裁量权。医生讲求医德，患者信任医生、依靠医生，并且遵从医嘱行事，这在医学界已经成为根深蒂固的文化。

但是，随着医学技术的飞速进步，传统遭遇冲击。一方面，以技术为中心的诊疗场所（医院）逐步取代以信任为中心的诊疗场所（患者居室），导致医生与患者愈发疏离，成为"陌生人"。另一方面，器官移植、心肺复苏、缺陷新生儿生命维护等技术的发展引发新的伦理问题，把更多宗教、传媒、司法等外部影响因素引入医学领域，进一步冲击了医生占据主导地位的文化。

20世纪六七十年代，美国民权主义运动风起云涌。民权主义者开始在更广阔的范围内争取个人权利：黑人权利、妇女儿童权利、残障人士权利、同性权利，以及患者权利……在诊室里，医生不再是说一不二的一方；在医学实验室里，科研伦理被置于放大镜之下。这样的势头让医生、患者以及第三方围绕医疗决策权的争端趋于白热化。

在塔斯基吉试验和威洛布鲁克州立学校事件中，医护人员为"探求新知"抛弃希波克拉底确立的原则，对毫不知情的弱势人群实施试验。在卡伦·安·昆兰案和南希·克鲁赞案中，该不该放任无法自主决策的患者死去则成为摆在医患双方面前的难题。对个体权利的呼唤回应了技术进步的困境，并且共同推动了变革。拥有哲学、伦理学、法律、社会学等背景的各界外部人士开始参与医学决策，他们意在帮助患者分享甚至争夺医生的决策权。

随着病床旁新出现的"陌生人"越聚越多，患者和受试者的权利得到了日趋完善的保障。首先，医护人员不再充当诊室里的"独裁者"，他们必须与患者分享信息，共同决定治疗方案。其次，集体决策和正当程序原则得到确立，医护人员和科研人员接受同行的审议和社会的监督已经成为常态，弱势人群得到针对性关怀。最后，生命伦理不仅事关从业人员的职业道德，更已上升到法律层面，成为一种受到保护的重要价值。

上述变革固然可喜，但它也把新问题送到我们面前。权利总是与责任相一致，患者在收获权利的同时也不得不承担更重的责任；由于经济状况、文化程度的差异，不同人群负担责任的能力不尽相同，这将产生新的社会不公；而对医学专业知识和医生专业能力的普遍质疑将进一步破坏医患互信，让本已疏远的医患关

系雪上加霜。面对不断变化中的新情况，如何在复杂多元的价值
之间维持合理的张力，在效率激励与平等保护之间寻找平衡点，
仍然是一个有待各领域学人进一步研究的长远议题。

　　本书通过对第二次世界大战以来发生在美国的有关医学伦理
重大事件的回顾，揭示了医学技术发展和社会变迁对医学文化的
影响，提出的问题发人深省，对深入理解当今医患关系具有现实
意义。

　　是为序。

中国科学院院士

中国科学技术协会名誉主席

北京大学科学技术与医学史系创系主任

韩启德

| 中文版序言 |

过去20年里，美国医学实践的格局让"病床边的陌生人"在健康照护当中愈发突出，这一特征持续影响着医院、健康照护供给体系、医生、其他健康从业者以及患者。新的形势为维护和发扬医学职业精神的原则与责任——即患者利益至上——带来了严峻的挑战，也创造了巨大的机遇。如今，主导健康照护供给的是组织机构，而非个人执业者；越来越多的医生受雇于医院和健康照护机构。同时，临床数据的收集与分发正被新兴技术深刻改变。这些技术一方面提升了健康照护环境的透明度，另一方面让患者能够利用互联网和追踪设备对个人健康照护施以更好的管理。尽管这些变化已经成为大量研究的焦点，然而仍有必要全面、充分地理解它们对医患关系的影响。

有鉴于此，"病床边的陌生人"这一概念为我们追踪这些变化的轨迹提供了起点。与20年前相比，医生与患者的距离进一步拉大了。医学实践的垂直整合进展惊人：医生与患者的接触不再是孤立的，而被纳入了更宏大的健康照护体系。这不只让医生成了患者面前的陌生人，甚至医生同事之间也是陌生的，个体执业已成往事。由于这些变化，几乎每一次医患互动都在被监控、收集、评价和共享。

此外，患者正将自己武装成更博闻多识、更积极主动的消费者。医生职业地位的传统基础之一，便是他们几乎垄断了专业技术知识。而今天，有了国立卫生研究院（NIH, the National Institutes of Health）、梅奥诊所的网站和 WebMD 等平台，大众获得通俗医疗知识的渠道格外畅通。科技企业正在加速开发消费级医疗设备，使得公众有条件获知个人化、专门化的健康信息。患者可能不会再以告诉医生自己哪里不舒服开启就诊流程（正如米歇尔·福柯所言），而是告诉医生最新的设备监测出自己的血糖水平或心律有问题。提供给医生的关于患者关系管理的建议才刚刚开始接纳新出现的"量化自我"（quantified self）。

与过去相比，医生与患者都认为彼此之间的陌生感更强烈了，这一事实令权力的信息平衡发生急剧改变。此前，取代初级保健供给者地位的还只有重症监护病房的医生。现在，这份榜单已经将一大批技术专家包含在内：从医院医生（hospitalist）到医院产科医生（laborist）[1]——这是产科医生的最新称谓。

---

[1] 传统上，美国的专科医生主要在门诊工作，承担的照护职责也比中国医院的门诊更加广泛；设置医院医生，则是为了更及时地管理和照护病房患者和住院患者。——译者注

我衷心希望《病床边的陌生人》中译本的出版，能够对弥合医生与患者之间的鸿沟有所助益。中国或许有能力完成这件令美国健康照护体系焦头烂额的工作：设计出利用医学领域的新成果拉近医患距离的方法。

戴维·J.罗思曼

2020 年 7 月

（中译序基于罗思曼教授等关于医学职业精神的研究改定，参见 David J. Rothman, David Blumenthal, and George M. Thibault, "Medical Professionalism In An Organizational Age: Challenges And Opportunities," Health Affairs 39 (2020): 108 - 114。）

献给已故的杰克·鲁丁（Jack Rudin），
纽约最为慷慨和务实的慈善家之一

| 目　录 |

引　言

水落才能石出

自 20 世纪 60 年代中期以来，美国医学实践经历了剧烈而充满争议的转型。虽然一系列剧变影响了医患关系——事实上，是医学与社会的关系——的每一个方面，但问题的本质仍可简要概括为：医学决策的参与方不断增加，制订步骤日趋烦琐，达到了令人困惑的地步，而业内人士长期以来享有的自由裁量权 [1] 则被持续削弱。1969 年，哲学家汉斯·约纳斯（Hans Jonas）尚能断言，"医生仅对患者负有义务，对其他任何人都没有……我们正在谈论的是一种神圣的信赖；按它的字面意思，医生仅与自己的患者和上帝同在"。[1] 然而在约纳斯写下这段话的同时，我们所期望的医生与患者相伴的图景已经被拥挤的诊室所取代。在那里，患者被陌生人团团围住，医生甚至难有一席之地。

直到二战结束后的岁月，床旁决策几乎都由医生一人承担，

[1]　自由裁量权，指医生等专业人员结合查明的事实（如患者病情），在工作流程和执业规范允许的范围内自行酌定处置方案的权力。——译者注

即便这些决策引发了重大伦理和社会问题。医事道德规范的书写者主要是医生，阅读这些作品的还是医生。等候评判的事包括：拒绝为老年患者提供抗生素，导致肺炎成为患者形影不离的老朋友；把严重出生缺陷的新生儿报告为"死产"（stillbirth）[1]，让父母免予承受抉择的痛苦和照护的负担；在生活不能自理的智障人群身上做试验，以增进对肝炎的了解；或在铁肺[2]稀缺的情况下让一名患者接受治疗，而放任另一名等待死亡。此外，这些决定往往由医生独立在床旁或诊室里做出，他们没有与患者、家属甚至自己的同事进行过正式讨论，更谈不上吸引记者、法官或哲学家的注意了。医生的决策以个案为基础，仅回应他们认为适当的问题。他们不乐意在训练和实践中制订指南和规则，或遵照它们行事。

20世纪70年代中期，医学决策在形式和内容两方面发生了深刻变化。医生以往得以在暗中独立行使的权力，如今要经受同行和非专业人士的争论与审议。现在，如果医生要为一项试验性治疗设计研究方案，一个由其他医生、律师和社区代表组成的机构审查委员会（IRB, the Institutional Review Board）将依据联邦政府授权开展工作，确保患者因该治疗获得的潜在好处要大于风险。如果医生要分配某种稀缺资源，例如供体心脏，联邦和州一

---

[1]　死产，指妊娠28周及以上，死于分娩过程中的胎儿。一个容易混淆的概念是"死胎"，指妊娠20周及以上，死于子宫内的胎儿。——译者注
[2]　铁肺，20世纪中叶用于辅助膈肌瘫痪的脊髓灰质炎患者呼吸的机器。——译者注

级的立法与行政人员都将介入，以确保分配方案公平公正。如果
医生决定放弃或终止一名丧失行为能力患者的生命维持治疗，在
病房里说了算的其实是州法官，他要先对该行为的合法性做出判
断。这样的决策还可能招来医院伦理委员会，它由一群专职评议
人员和生命伦理学家组成。他们随时准备诉诸哲学家的第一原理
（first principles）[1]，而非日积月累的医学实践经验，以扶手椅伦理
学 [2] 取代床旁伦理学。

如果所有这些参与者的陪伴都不够，医生还将在平淡无奇的
日常工作中时不时遭遇令他们不知所措的新型患者。他们中有不
少受过良好教育的年轻男性，而女性的比例甚至更大。他们带来
了全新观念：与盲从医生指令相比，患者更应该"对自身在医患
关系中的责任保持清醒，就像作为成年人在求购其他服务而形成
的买卖关系中所做的那样"。²20 世纪 50 年代，一些广受欢迎的
健康照护指南曾使用过诸如"医生到来前应该做些什么"一类的
标题。现在，它大概有了升级版："医生到来后应该做些什么。"

无须多言，最关键的转变出现在 1966—1976 年。变革发端于
1966 年，那一年，哈佛医学院教授亨利·比彻（Henry Beecher）揭
露了人体试验中的权力滥用行为。接着在 1973 年，在沃尔特·蒙

---

[1]　语出亚里士多德，指每一个系统中最基本的命题或假设，此处指哲学家在医学
决策中坚持的逻辑与思辨。——译者注
[2]　指强调思辨、轻视经验的医学伦理学知识。扶手椅的英文单词"armchair"即
有"不切实际的"之意。——译者注

004 病床边的陌生人：法律与生命伦理学塑造医学决策的历史

代尔（Walter Mondale）和爱德华·肯尼迪（Edward Kennedy）两位参议员的领导下，国会成立了负责医学伦理调查的国家委员会。最后，随着新泽西州最高法院判令医生听从患者家属意见，撤除22岁的卡伦·安·昆兰（Karen Ann Quinlan）的呼吸机，这一时期告一段落。关于这些事件的影响，人人常常会说，是它们让埋没在水面以下的东西变得清晰可见。医学的外部人——律师、法官、立法者和学者——在医学被塑造成一项地位突出的公共议程和大众话题的进程中，已经渗入医学的每一个角落。这束耀眼的聚光灯改变了医学决策，它不但形塑了医学实践的外部条件（这正是政府长期以来运用行政许可手段所做的），还触及了它的实质——医生在病榻之侧所做的决策。

首先，这种变化没有出现在个人决策当中，它体现为对集体决策的新允诺。常设委员会被设立，以确保科研人员在计算人体试验的风险和收益时不会掺杂私利。委员会还将审查对重症新生儿或临终成年人放弃治疗的行为，如果医生认定治疗或生命维持手段没有意义，委员会将确保医生的判断与事实相符。第二，新形式成为决策转型的标志。例如被标记"不要抢救"（DNR, do not resuscitate）指令的患者如果心脏骤停，医疗团队将不再尽一切努力（化学或电刺激）挽救他。在上述情形中，书面文件正在取代口头指令（或很容易事后擦除的铅笔记号）。这样的形式变化把病历从医生之间的私密沟通手段变成了记载医患沟通内容的公开书面证据。第三，医学的外部人如今正以一种更加润物无声，但也绝不容忽视的方式塑造着指导医患关系发展的规范性原则。决定性的声音不再出自医学文本，而是源于司法裁判、生命伦理学著作和立法决议。为医生制订道德公约的人不是他们自己，而是这些外部人。

这一系列剧变的前因后果正是本书的核心关切。曾经在自己的王国里说一不二的医生，怎么就被迫站出来与委员会、表格、大道理和主动出击的患者打响遭遇战了呢？这样一种观点在不久之前还闻所未闻：要解决"复杂棘手的（医学）问题"，"不仅需要医学从业者的加入，也需要律师、社会学家、道德家和公众的广泛参与"，因为"只有全社会有意愿支持医生、律师、社会学家和道德家的彻底研究，问题才可能得到解决"。[3] 这一想法的根源是什么？为什么它在不同语境中反复出现，几乎成为老生常谈？简言之，是什么给医学游戏带来了新规则和新玩家？

为了回答这些问题，对比医生和非医生的观点和目标往往有所帮助。所谓"非医生"，也就是我所说的外部人。这样的定义明显很宽泛，从某种程度上讲甚至过于宽泛。任何熟悉美国医学会（AMA, the American Medical Association）历史的人都知道，专科医生与全科医生在政策观点上发生分歧是常有的事。1966—1976 年，医生对本书探讨的许多实质性问题依旧莫衷一是，甚至还因为观点不同（不大均匀地）形成了多个派别。几乎在所有场合，医生都扮演了吹哨人[1]的角色，并促成了外部人的加入。例如，亨利·比彻医生揭露了一些科研人员滥用裁量权的行为，雷蒙德·达夫（Raymond Duff）和威廉·巴托洛梅（William Bartholome）等医生则掀开了笼罩在新生儿决策之上的帷幕。话虽如此，在关于谁来统治医学的辩论中，包括以上吹哨人在内的大多数曾留下只言片语的医生，都对自身权威的丧失和外部人权力的扩张深感不安。医学领域的变革往往面临医生的强烈反对，这也使整个过程充满火药味。

另外，从律师、立法者到宗教学教授、哲学教授，越来越多的外部人信步迈入医学界。尽管对于大部分议题，他们都不大可能事先达成一致，但他们有一个共同目标，就是给医学带来新规则。无论诉诸（法学的）可预测性传统还是（哲学或宗教学的）第一原理传统，他们实际上共同创造了一种依据指导方针、规章制度和集体决策行事的新形式，并在医学领域强行推广开来。他们一致认为，有必要削弱医生的裁量权，增加患者的自主权。

鉴于医生与外部人在观点和意图上大相径庭，因而有必要做这样的二元区分。尽管这样分类可能掩盖重大差异，但它仍可帮助我们捕捉并解释这一延续数十年的冲突的实质。它形象地揭示

---

[1]　吹哨人（whistle-blower），指对公权力或私人侵害公众利益的行为予以调查、揭露的人。——译者注

了一条相对清楚的战线——与所发生事件的轮廓恰到好处地吻合。

1983年，我在保留哥伦比亚大学历史学教授职衔的同时，兼任内科与外科医师学院社会医学教授。这样一来，我可以一边维持内部人与外部人的区分，一边做个自由自在的逍遥派。在医学院，我的工作是将人文社科方法和材料引入医学研究与教学。于是，我就以这样一种高度个人化的方式玩起了跨界。当我置身其中，才知道医学的世界是多么不一样。

我所承担的任务令人振奋，但绝非易事。医学拥有自己的话语，我初来乍到，连一群26岁的青年人之间的对话都听不明白，这令我备感尴尬，甚至有些羞耻。"临界值下降""T波倒置""室性心动过速"……我既不了解这些短语的意思，更不知道它们的意义。医学同样拥有专属于自身的行话，正如稍后我将描述的，我初次接触到的那些"有趣的病例"一点儿都算不上有趣——几乎都与毁灭性疾病和摆在医生面前的未知状况有关——它们把人折磨得精疲力竭。即使对于我这样研究过智障收容院和监狱的人，也会觉得这些故事过于苦痛，以致难以同他人分享，至少难以向非医生人群讲述。但是这些经历直观地告诉我，疾病被远远隔离于我们的社会之外，治疗疾病的人亦然。

我的同事和朋友对医学世界的漠不关心一次又一次地震惊了我。尽管探访与世隔绝的机构是我工作的一部分，但我万万没想到的是医院也在此列。下面是我时常被问到的一些问题，透过它们，一股强烈的疏离感和陌生感扑面而来："手术室真的像剧院那样设有一排排的座椅供人观看吗？"（当然没有）"外科医生都随身装着绷带吗？"（有时候会）"你们巡诊时穿什么？"（穿西服，不穿白大褂）——诸如此类的问题数不胜数，发问者就好像从未去过医院，或从未在诊室之外与医生讲过话。那些关于呼吸机、器官移植和其他高科技干预手段的文章他们当然都读过，但他们缺乏对医学行业、从业者和从业方式的直观感受。从他们的反应来看，我倒像个在 20 世纪 20 年代出境探险的人类学家。一时间，曼哈顿北部的 168 街仿佛与南太平洋接壤了。

坦率地讲，有时候我自己也有同感。无论过去还是现在，意外总是与诊疗相伴相生。在我刚来到医学院后的一次巡诊中，一位住院医师在我们即将步入病房前告诉一位高级医师，里面的患者昨天"死了"，但调整用药之后情况就好多了，这简直令我毛骨悚然。当天上午晚些时候，这位住院医师又介绍了另一名患者：他的情况一直在好转，一次也没有"死"，她对患者的预后持乐观态度。如果人能起死回生，而且这种事还司空见惯，那我一定是来到魔法岛了。即使我后来了解到，"死"是指患者发生心脏骤停并接受心肺复苏，这些神秘感也未能全然消散。

同样，我还没有为医学实践疲于奔命、马不停蹄的步伐做好准备，正是这样的节奏把医生禁锢在他们自己的宇宙里。医生的一天很早就开始了（7 点钟的会议相当普遍），直到很晚才能结束。

一位女医生向我坦陈，自己认真考虑过放弃全职工作而仅从事兼职，因为家庭责任（她得养育三个子女）只允许她每周工作 40 小时。即便没有出诊或教学，医生还得花时间及时了解医学期刊上的最新研究成果。毕竟，医生或住院医师在巡诊时引用一篇新近发表的文章来解释某种药物或操作的优缺点是再也寻常不过的事了。他们对权威的随机临床试验反馈的数字和发现高度敏感，然而单凭数字无法包办一切，这又让我们回到对医学的控制这个现实问题上。

临床决策最突出的特点或许就是对个案分析的极度依赖。毕竟，不存在两名完全相像的患者，症状不会以一模一样的形式出现，检验结果也并不总能精确地落入这个或那个区间。因此，医学既是科学，也是艺术。临床实践中会发生什么，在很大程度上取决于治疗决策。由于不确定性的存在，医生特别重视经验，并且以个案为决策依据——这意味着十多年前的患者接受的治疗与今天的患者差异不大，后者的治疗方案顶多在某个方面有所改良。这种诉诸过往的做派赋予了医生艺术家甚至魔术师的气质。面对令人困惑、截然对立的症状，医生将从装满过往经验的魔术帽中找出一些病例并据以决断，这样做经常能治愈患者，尽管他们自己都不知道为什么。

据我所知，医生也时常将个案分析路径带入社会与伦理问题的思考。当你要求他们坚持某项原则（例如，患者有权了解诊断结果），他们往往会给出（源自经验的）个案来回应，并认为该个案能够削弱乃至推翻该原则（例如，有一位 75 岁高龄的老妇即将参加自己孙子的婚礼，此时非要告知她罹患了某种无法手术且将缓慢发展的脑瘤，似乎是不妥当的）。当你向他们介绍另一家医院进行临终决策的伦理准则，他们首先将声称那家医院的医生一定在治疗中犯下了不可饶恕的错误（例如，这名患者可能从一开始就不需要呼吸机），以避免直面问题，似乎他们解决当前问题的能力赋予他们不必考虑或尊重原则的特权。要是他们能找出某项既定规则的反例，那么他们将毫不掩饰自己对那项规则的蔑视，甚至连遵守规则的行为都瞧不起。简言之，医生的工作始于个案，倘若无人干涉，也将终于个案。

　　背景各不相同的外部人似乎更想为社会与伦理问题的决策寻得一般原则。与医学思维相反，法律思维更倾向于在个案中恪守规则，而不是寻求在规则之外解决问题，受过历史学或其他人文社会科学训练的人也有同样倾向。他们的目标不是解决个案，而是阐明一般现象。在历史学中，这种倾向往往会引发人们对传记式叙述的不耐烦，至少是对与更宏大的社会或政治背景无涉的个人生活细节的不耐烦。医学则恰恰相反，与历史相比它更贴近传记。抑或用医学话语来说，它更贴近病例构成的历史。大多数医生为非专业人士撰写的作品都遵循这个模式，无论是神经科大夫笔下的失语症，还是外科大夫介绍器官移植——他们都聚焦于某一个或一系列令人振奋的病例，然后以单一事件作为全貌的代表。

社会学对医学决策的集体层面和医疗机构的结构基础进行了分析，面对社会学分析，医生的反应似乎相当不自在，就像他们面对人文学者对一般原则的恪守时一样。让我们再考虑一下前文提过的病例，有一名严重出生缺陷患儿，大多数医生和护士都认为治疗不必再继续下去，可实际上治疗仍在持续。新生儿科室主任表示，这样的坚持不是出于某种错误或沟通上的误会，而是基于治疗开始前就存在的集体道德观念。他解释说，很可能是这种结构性因素，而非个案塑造了治疗决策。然而，你恐怕将听到一声坚决的反对，并强调个案对决策也有塑造作用。如果坚持个案应当并且必须予以充分考虑，还说存在一种潜在机制能对行动起到约束或决定作用就显得与事实格格不入了。[4]

这一观念在一代又一代医生中流传，传承并未借助长篇大论的言辞，而是通过医学院教育施加的潜移默化的影响。个案分析法在临床教学中的地位神圣不可侵犯，任何试图将社会与伦理问题纳入教学的人都必须遵循这一规范。如果你从一般原则（如“患者自主权”有何内涵）开始讲授，然后才到达具体问题（终止治疗有何影响），这意味着你从一开始就会失去听众。你必须始于具体问题，介绍病例细节，再寄希望于某一例个案能够揭示一般原则（切勿发散）。事实上，很多医学院长期拒斥正规的伦理学教育，不是因为它们认为不该讲授伦理学，而是因为在它们看来，伦理学应该在床旁结合个案教给学生。我把这一路径称为床旁伦理学（*bedside ethics*），它实际上是一种以案例学习和角色扮演为手段的教学法，让医学生在对医生的模仿中学习知识。学生学习伦理学的方式不是了解原理性知识，而是观察资深医生解决个案的做法，然后照做。医学决策仿佛自始至终（或更精确地说，应当自始至终）都完全可以仅凭医患双方在诊室里完成。

　　这些传记式的细节和学科观点有助于解释我在本书中的思考方式。首先，它们揭示了规则和医学决策是何其形同陌路，要扭转这一局面需要多么不懈的努力。第二，尽管医生与外部人的分歧看似处于萌芽状态，但学术研究和经验都已表明，分歧真切地存在，并拥有强大的力量——因此，本书在某种程度上代表了我试图理解这样一个问题的努力：为什么一所医学院会邀请我（现在，它明确地向更多人发出了邀请）跨界加入？

　　或许最重要的是，这些观察清楚地表明，我从一开始就怀揣着将规则引入医学的强烈愿望。然而我没有充分认识到的是，到1983年，这一领域已经爆发过多场关键战斗，而且胜利为数不少。因此，我毫无障碍地成为机构审查委员会的成员，负责监督人体试验；我帮助新生儿科室的医疗主任组织了一个生命伦理委员会，并在其中任职；我帮助一个做体外受精的医疗团队制定了行为指南；此外，我也曾坐下来与一个心脏移植团队共同讨论，制订器官移植接受者的选拔流程。当然，我和委员会的其他成员遭遇过来自同事的阻力。但我很快就明白过来，我们现阶段最需要做的不是坚持将规则带入医学，而是仔细分析医学决策的转型机制。

这场全面转型的原因和影响是极其深远的。为医学立规矩引起了争议，要准确理解这些争议的前因后果，就有必要同步追踪医学与社会的发展，既要考虑医生行为，也要了解更加模糊不清的公众态度。因为冲突在多数情况下都被归结为人们不再信任和尊重医生，以及对医生专业判断的怀疑。要理解像信任和尊重这样微妙又模糊的概念，就得细致入微地对医生—外部人关系的双方加以深入研究——医生做了什么，外部人又做了什么——这样一来就会发现，传统意义上的纽带和程序显得既不充分又老旧过时。

可能很出人意料，故事发端于实验室，而非诊室。一系列人体试验丑闻的曝光都显示，临床研究人员和人体受试者、科研人员的野心和患者福利之间存在激烈的利益冲突。这一看法削弱了人们对医疗裁量权的固有信心，并在公共议题中把对临床研究的监管推向格外重要的地位。试验伦理不仅深受医学领域「特别是 NIH 和国家食品药品监督管理局（FDA, the Food and Drug Administration）」关注，还吸引了一众外部人，他们多是身份显赫的政客和学者（法学教授、哲学家和社会学家），此前没怎么关注过医学议题。事实上，人体试验议题泛起的波澜很快就与 20 世纪 60 年代兴起的权利运动发生了关联，这在很大程度上是因为受试者多为穷人、精神残疾人和被监禁者。这种关联保障了受试者的权利（或者从另一个角度看，它令人们意识到限制科研人员自由裁量权的必要性），它不但将赢得公众的关注，还将长期占有这些关注。

结果是一个全新的人体试验管理体系呼之欲出。联邦法规要求建立集体决策机制，因而剥夺了科研人员一度相当大的自由裁量权。与之同等重要的是，为了确保受试者充分理解试验的性质并确实自愿参与，人体试验为同意（consent）的概念增添了不同于以往的分量。与其说对同意机制的空前依赖反映出对同意原则重大意义的抽象认可，不如说人们终于深刻地认识到，保护脆弱的个体免遭一心想出成果的科研人员侵害是多么必要。

人们未能想到的是，起初为了规范实验室行为的态度和做法，很快就影响到床旁实践，对其背后动因的剖析将贯穿本书的后半部分。二战后的几十年里，随着医学的社会地位发生变化，医生成为陌生人，医院成为陌生之地，对医生与外部人关系的分析由此开始。随着医生与患者、医院与社区之间的社会距离愈加疏远，这些主体之间的信任感也淡了。当医生与患者不再拥有同样的价值观，建立正式甚至强制性的新机制来满足患者的个人愿望似乎就尤为必要。在医院的墙壁上张贴一份《患者权利法案》（the Patient Bill of Rights）变得理所当然，仿佛医院是一家工厂，医院的用户是普普通通的工人。更加值得注意的是，随着医生和医院远离了患者与社区，行医者在多年经验中积累的实践智慧给人们的印象，还不如哲学家或法学家靠研习第一原理得出的智慧来得深刻。事实上，床旁伦理学已经让位于生命伦理学。

医学实践一系列卓越的创新成果强化了这些结构性转变的影响。紧随人体试验曝光的，是器官移植技术的重大突破：首先是肾移植，接着在1968年，最引人注目的心脏移植出现。器官移植似乎将医生推向与科研人员相仿的地位，也就是患者利益的对立面。从没有救治希望的患者身上取出心脏，移植到另一名患者身上，这将引发令人担忧的后果，因为渴望救治一个生命的医生有可能牺牲他人的生命。器官移植带来的问题困扰着人们，比如怎样分配稀缺资源最合理——传统的智慧已经无济于事——此外，它还推动哈佛大学成立了一个主要由医生组成的委员会。该委员会试图重新定义死亡标准，单方面以脑死亡取代心脏死亡。上面的每个议题都壮大了医学的外部关注者队伍，并促成国会成立了由非专业人士而非医学界主导的国家委员会。委员会关注的头等大事是人体试验伦理问题，后来扩张到一切医学伦理问题。这些议题强化了将集体和正式程序引入医学决策的必要性，它们让一个观念日渐清晰——医学决策不应由医生单独做出。

故事在育婴室和成人重症监护病房达到高潮：先是一名智障新生儿在约翰·霍普金斯医院夭折，原因是孩子的父母不同意实施生命维持手术；故事的顶点则是卡伦·安·昆兰案，她大概是晚近医学史上最著名的患者。自她以后，判断人是生是死的权威力量脱离了医院重症监护病房的隐秘角落，走向公开的法庭和日常对话，再也不是医学界把守得最严的秘密了。从此，医学决策成为一群陌生人的专业领域，法官、律师、伦理学家和立法者加入了医生的行列，一同出现在病床旁。

不出意料，这些变化带来了无休止的争论。非专业人士与医生分庭抗礼，指责医学狂妄自大，甚至都不让老妇在安宁祥和中速速离世；医生则抱怨，新规则让他们难以为患者提供高水平的医疗照护，迫使他们喋喋不休地向垂死的患者询问不必要的问题。大众刊物呼吁患者坚持己见；医学刊物则排出大字标题，痛陈"外部人应该远离医学"（OUTSIDERS SHOULD STAY OUT OF MEDICINE）。医生怀念过去的日子，并满腔愤怒地反击：昨日那些家庭医生都去哪儿了？昨日那些感恩戴德的患者又身居何处？

这些变化还激发了更切中要害的分析，它们多集中在卫生经济学和医学技术领域。表面上看，新规则出现的原因是医疗成本过高和医生权力过大。毫无疑问，这两点因素都很重要。当国民健康支出从 1960 年的 190 亿美元飞速蹿升到 1980 年的 2750 亿美元（到 1985 年，该项支出已达 3650 亿美元，占美国当年国民生产总值的 10%），对医学采取一些监管措施就格外必要。联邦政府正努力控制医保开支，这不是什么新鲜事。对于非必要且期限过长的住院费用，政府已经授权审查委员会拒绝报销。一些大公司还尝试限制附加福利支出，并坚决保留对员工福利的审查权，这也不足为奇。出于同样的原因，在技术进步振奋人心的同时，很多外部人也对它们的滥用产生了深深的恐惧（和幻想）。当呼吸机和透析机能够帮助垂死的患者维持数周、数月甚至数年的生命，关于医学可能彻底失控的担忧必将引发广泛关注。

但是，无论从经济还是技术角度看，医生与患者之间都不需要恢复过于原始的平衡状态。没有铁律能回答，发达工业社会需要拿出多大比例的资源投入卫生保健；况且，如果成本控制本来就做得不错，审查委员会或正式 DNR 程序就没必要存在了。同理，如果没有其他因素的影响，人们或许还能把判断技术是否得到合理使用的重任托付给专家。为什么不让熟谙呼吸机原理的人决定何时使用或拔除它呢？为什么不让有能力挑战死神的人宣告死亡的降临呢？简言之，成本和技术深刻影响并塑造了医学和医学决策的新形态，但仅凭成本和技术又难以解释这一过程。事实上，信任的丧失很可能发生在收支核算和技术监管之前。由于医生是陌生人，于是我们不能信任操作呼吸机的医生；由于医院是陌生之地，于是我们必须监管它们的开支和行为。

要讲述变革的历史，就难免要对变革的利弊加以深究。难道治愈比患病还要糟糕？向医学引入新规则弊大于利吗？接下来，我将为这些问题提供初步答案——尽管它们不像有些人期望的那样直截了当、明白易懂。但我仍然认为，要理解这场运动的推动因素，就要带着对其必要性和有效性的信任，从运动的外部加以思考。当然，一些限定条件和注意事项也至关重要。

最后一个忠告：我们追溯的是一段持续中的历史，对预期或非预期结果的判断必然是不成熟的。如今，医学领域在变革中风雨飘摇——一个问题刚浮出水面，就立刻被另一个问题取代。有段时间里，新的联邦医疗报销方案成为每个人都想置喙的话题［有一场演讲的主题叫作"诊断相关分组（DRGs）[1] 实施后怎样自救"］。接着，关注点转向质量控制（实习医生安眠稳睡一夜后，照护费用和医院预算还够花吗？）。之后，注意力又集中到艾滋病治疗上（医生应承担多大风险；艾滋病患者对药物治疗方案有多大的选择自由）。每个问题都呼唤新规则、委员会和指导意见，并将更多参与者（从数据检索专家到艾滋病社会活动家）带入医学领地。因此，现在得出论断为时过早。但我们还是有必要把医学和医学决策在短时间内跻身公共政策中心议题的过程记录下来，现在开始做这件事已不算太早。与其他诸多历史学者一样，我只是期望分析变革的起源能帮我们——医生、患者以及公众——驾驭和推动变革的进程。

---

[1]　诊断相关分组（Diagnosis Related Groups），是一种医保付费管控模式，基本思想是打破按项目支付，将患者按病情、手术情况、住院天数、年龄、性别等要素划入诊断相关分组，再按该组特征支付。——译者注

| 第一章 |

高贵的质料

变革始于一名吹哨人和一桩丑闻。

1966 年 6 月，哈佛医学院多尔麻醉学讲席研究教授亨利·比彻在《新英格兰医学杂志》（*NEJM, the New England Journal of Medicine*）发表了题为"伦理学与临床研究"（Ethics and Clinical Research）的分析文章。凭借本文，他加入了哈丽雅特·比彻·斯托（Harriet Beecher Stowe）、厄普顿·辛克莱（Upton Sinclair）以及蕾切尔·卡逊（Rachael Carson）等大名鼎鼎的"扒粪者"的行列。[1] 像《汤姆叔叔的小屋》（*Uncle Tom's Cabin*）、《屠场》（*The Jungle*）或《寂静的春天》（*Silent Spring*）这样的作品总会揭露一些秘密——奴隶家庭的反抗、食品污染和环境破坏——异常尖锐的矛盾改变了公众态度和政策导向，这在美国历史上屡见不鲜。比彻的文章如出一辙，它对科研伦理发出了堪称毁灭性的指控。它促成了一场运动，将全新的规则和参与者引入了医学决策。[2]

文章篇幅不长，以双栏的版式排了区区六页而已。比彻的笔触不缀雕饰、技术性强，主要读者是专业人士，而不是外行。他努力（尽管不甚成功）保持一种超然态度，希望自己的文章看上去与其他科研论文没什么两样。他强调，"我想确保自己不带任何感情倾向和价值判断"。[3] 即便如此，这篇文章还是在医学职业内外掀起了轩然大波。

文章的核心是 22 个例证。在这些例子中，科研人员枉顾危及

"受试者健康甚至生命"的风险开展试验，却不曾将风险告知受试者，或得到他们的首肯。文章没有援引原始文献，也没有明示科研人员的姓名。不过，比彻向《新英格兰医学杂志》的编辑提供了一份注释完整的副本，编辑核实并认可了它的真实性。随后，比彻本人坚定地回绝了一切呼吁他提供资料出处的要求。在公开场合，他宣称自己不针对任何个人，只是"呼唤人们关注广泛存在的人体试验"。私底下他也承认，哈佛法学院的一名同事曾建议他隐去科研人员的姓名，以免这些人面临民事索赔甚至刑事指控。[4]

在比彻看来，这些科研项目成了恶名昭彰的耻辱柱，它们丝毫不考虑人体受试者的福祉。在案例 2 中，为了找出预防并发症的替代手段，科研人员故意对感染链球菌的军人停用青霉素。军人们压根儿不知道自己正在参与试验，更不知道患上风湿热的危险性。最终，有 25 人患病。在案例 16 中，科研人员为了研究肝炎病因并试制一种疫苗，要求一家州立智障收容机构的被收容者摄入活性肝炎病毒。案例 17 中，为研究人体免疫反应，医生向 22 名年老体弱、长期住院的患者注射了活性癌细胞，却没告知他们注射的是什么。案例 19 中，为了解心脏的功能，科研人员将一根特殊的针探入受试者的左心房，他们有的健康，有的患有心脏病。案例 22 中，科研人员将导尿管插入 26 名出生不到 48 小时的新生儿的膀胱，在 X 光下观察并研究膀胱充盈和排空的过程。"幸运的是"，比彻指出，"导尿没有造成感染。但大剂量 X 光暴露

（exposure）[1] 的后果是什么，还没有人敢下断言"。

比彻最重要，也最触目惊心的结论是：科研人员"违背伦理或存在伦理瑕疵的操作并不鲜见"——也就是说，漠视受试者人权的情况普遍存在。尽管未能提供脚注，比彻宣称"这些令人担忧的做法"出自"顶尖医学院、大学附属医院、私立医院、军事单位……政府机构（NIH）、退伍军人管理局医院系统和产业界"。一句话，"问题满目皆是"。此外，比彻没有尝试利用任何数字来估计科研人员的上述做法有多普遍，但他表示，自己没花太大力气就编制出了这份案例清单。起初，他搜集到 17 个案例，结果很快就扩充到 50 个（最后筛选出 22 个发表）。他还审查了 100 项连续性研究，这些研究于 1964 年发表在"一份不错的刊物上，其中有 12 项看起来存在伦理问题"。他总结道，"即使存在伦理问题的项目只占 1/4，也昭示着巨大的灾难"。

媒体还没来得及从医学期刊上搜罗故事素材，比彻的指控就已俘获了广泛的公众关注。对《新英格兰医学杂志》那篇文章的叙述出现在各大报纸和周刊的头条，这显然是比彻有意为之。作为行事谨慎的吹哨人，他先把不曾指名道姓的文章发表在医学期刊上；但同时，他已经告诉重量级媒体［包括《纽约时报》（*New York Times*）、《华尔街日报》（*Wall Street Journal*）、《时代》（*Time*）

---

[1] 暴露，指有毒有害物质或环境作用于生物体的过程。——译者注

和《新闻周刊》(*Newsweek*)], 自己的大作呼之欲出。媒体事无巨细地报道了试验情况,记者、读者和政府官员统统对试验表达了失望和质疑。他们发问并思考,究竟是什么驱使受人尊敬的科研工作者如此行事。诸如给年老多病的住院患者注射癌细胞、让收容院里的弱智儿童摄入活体病毒,他们如何下得了手?作为美国科研事业的主要资助者,NIH 不久就收到议员来信,询问它将采取何种措施对上述做法予以纠正。[5]

毫不意外,比彻的做法惹恼了很多同事,他们愤怒地做出了辩解。有的人,如哈佛大学的托马斯·查默斯(Thomas Chalmers)坚称比彻严重夸大了问题。他认为比彻不过是举了有限的几个例子,却过分地放大了它们。[6]一种更流行的反对意见(直至今日还能听到)指出,比彻把后世确定的道德标准不公正地强加给了 20 世纪 50 年代的科研试验。在这些批评者看来,比彻拎出来大批特批的科研人员都是时代先驱。他们在人体研究的标准出台以前就投入相关工作,那时,向受试者告知研究项目信息并征得正式同意还不是一项必经程序。人体研究还是新鲜事物,与之相适应的科研伦理当然还处于原始和初级阶段。

然而,不论反驳是多么普遍,或看上去是多么诱人,它都未能弥合公众认知与科研人员行为之间的裂痕,在历史层面也相当鼠目寸光。既然人体试验是新生事物,科研伦理也处于初级阶段,为什么外部人一读到关于试验的报道就不寒而栗呢?抄历史的捷径固然诱惑十足，但是，人体试验和伦理学并不是新近才出现的发明创造。当然，比彻的批评者也不是一无是处。二战后的实验室和科研人员的确有其特殊之处，科研人员的道德标准不像他们的辩护者所说的那么稚嫩。他们占据了一个相当特殊的时间节点，并从二战的经验中继承了一笔独特的遗产。

因此，出于很多原因，我们都应对这段历史进行简要梳理，特别是其中相对晚近的时期。否则，我们将无从了解科研人员是怎样设计并实施那些被曝光的试验的；我们更无法理解科研人员的行为与公众认知之间的鸿沟，这道鸿沟将在双方中间制造警惕感和不信任，并催生新的临床研究管理机制。这些新看法和新机制从实验室向诊室蔓延的速度超出了我们的想象，受试者不信任科研人员会维护自己的福祉，他们很快摇身一变，成为不信任医生会保护自己福祉的患者。在科研领域的新规则内部，医学领域的新规则正在酝酿。

二战前，典型的科研活动是在高度契合社会认知的伦理标准下运行的，它们规模不大，参与方也往往是熟人。[7] 大部分研究工作是作坊式的：寥寥数名医生，各自在自己、家人及近邻的身上做试验。它们几乎都带有治疗目的，也就是说，只要试验成功，受试者必将直接获益。在这一背景下，人体研究的伦理没能引起太多关注；少数科学家，如克洛德·贝尔纳（Claude Bernard）和路易·巴斯德（Louis Pasteur），曾针对伦理问题做了细致明了的分析。在大多数情况下，试验的小规模和潜在的治疗目的似乎足以保护受试者，几乎没人监督或制约科研人员，他们只要凭良心做事就行。不可否认的是，并非每个人的做法都无可挑剔或达到预期。到 19 世纪 90 年代和更近的 20 世纪头几十年，一些科研人员就忍不住了。他们着手在身份不明，又不了解试验内容的人身上做试验，受试者尤以孤儿院和州立特殊学校收容的人群居多。不过，这种做法至少在二战前并不常见。

通过实际效果判断药物的有用性，可以追溯至古代希腊和罗马的经验主义者。但是，关于古代经验主义者如何做出判断，以及是否真的在人身上做试验，我们知之甚少。经古典医学文献翻译而来的中世纪阿拉伯语著作反映了对人体试验的支持态度，但实践证据的记载仍稍显单薄。一些学者，如著名的伊斯兰科学家和哲学家阿维森纳（Avicenna），曾建议应对每种药物实施至少两次不同的试验，以衡量药效。他还强调，"药效试验必须对人的身体实施，在一头狮子或一匹马身上试药，不能说明任何问题。"可惜的是，关于这样的试验怎样实施、由谁实施，他没有提供任何指南。[8]

早期实践可能依旧模糊不清，但很多关于试验的伦理信条的确流传了下来。著名的犹太医生和哲学家迈蒙尼德（Maimonides）建议自己的同僚以患者为目的，而不是学习新知识的工具。英国哲学家和科学家罗杰·培根（Roger Bacon）对科研伦理的思考更进一步，他为同时代医生在治疗活动中的反复无常找到了如下托词：“对人的身体实施手术困难重重，又极为危险。因此，从事这门科学比从事其他任何门类的科学都更艰难……其他门类的科学在没有感知的物体上操作或试验，即可在不犯错的情况下积累实践经验。可是，临床医生不能这样做，因为他们面前的质料无比高贵；对人体的操作必须万无一失，导致经验（实验法）在医学领域的应用道阻且长。”[9] 在培根看来，这样的取舍完全值得：鉴于人体是一种如此高贵的质料，缺陷和错误不得不由治疗学承受。

18 世纪，人体试验首次对医学知识产生重大影响。那是英国医生爱德华·詹纳（Edward Jenner）的工作，他对天花疫苗的研究为接下来 150 年里占据统治地位的防疫手段和技术树立了标杆。詹纳发现，接触猪或牛而染痘的农场工人似乎对更致命的天花具有免疫力。于是，他提取了患者脓包里的物质并注射给其他人，接着观察受试者能否抵抗少量天花病毒。1789 年 11 月，詹纳先在自己的大儿子身上做了试验，那时候孩子只有一岁，詹纳给他种了猪痘。尽管孩子没有患病，但病毒物质还是产生了刺激作用，这说明孩子没有获得天花免疫力。[10]

接着，詹纳决定转向牛痘。在他最负盛名也最为成功的试验中，一名八岁的小男孩接种了牛痘。一星期后，詹纳通过带有天花病毒的物质测试小男孩的免疫力，孩子安然无恙。詹纳与他的受试者的互动没有留下记录，我们只能看到他个人的叙述："为了更准确地观察感染进程，我挑了一名大约八岁的健康男孩作为接种牛痘的对象。物质……被注入……男孩手臂上的两处切口。"[11]至于孩子是否愿意做受试者，对试验有多少了解，做过何种风险—收益计算，抑或是不是孩子的父母命令他伸出手臂以取悦詹纳，我们就不得而知了。很明显，做选择的人是詹纳。但千万不要忽略他记叙手法的变化——从主动的"我选择了"到被动的"物质……被注入"。我们能确信的是，这位小男孩是詹纳的邻居，而詹纳是一位颇有声望的人，他选择了这名男孩做试验，而天花是一种危险的疾病。当然，科研人员和受试者或受试者家长之间可能存在一定程度的信任。试验并非发生在素不相识的人之间，一旦发生意外，詹纳将为之负责。

詹纳成功的消息迅速传开。1799 年 9 月，他收到了一名维也纳医生的来信。这名医生自称也成功制取了一些疫苗，他表示自己的第一位受试者是"本镇一名医生的儿子"。在初步进展的鼓舞下，他进一步报告称，"我毫不犹豫地给……自己的长子接种了疫苗，1 天后给次子也接种了"。哈佛大学医学教授本杰明·沃特豪斯（Benjamin Waterhouse）听说詹纳的工作后，在同样精神的驱使下为自己的七个孩子接种了疫苗；接着，为了检验这种方法的效果，他把其中三人送往波士顿天花医院，令他们暴露在传染源中，但他们无一染病。同事和家人又一次成为最先承担风险，也最先分享收益的人。[12]

不过，即使在前现代时期[1]，受试者也并不限于邻居和亲属。相传，古代和中世纪的统治者曾利用死囚试验毒药的效果，幸存者将获得赦免。英国驻土耳其大使的太太玛丽·沃特利·蒙塔古夫人（Mary Wortley Montagu）的事迹保存得更为完整。她了解到，土耳其正为患者接种少量带有天花病毒的物质，以期他们产生免疫力。蒙塔古夫人热切希望说服英国医生也这样做，于是她劝说英王乔治一世（King George I）赦免新门监狱[2]关押的愿意接种疫苗的死囚。1721年8月，有六人自愿接种，他们出现了局部病变，但没有罹患严重疾病，最后全部获释。随着科学的进步，这样的试验很难令人满意，在伦理层面也不大可取——毕竟，在死刑和参与试验之间做出的选择可谈不上什么自由选择。但是，这样的冒险仍然是例外。[13]

19世纪的大部分时间里，科研活动的规模都不大。医生以个人为单位，在少数人身上试验各种药物或手术疗法。试验照例在家中进行，受试者是科研人员自己，或他们的邻居和亲戚。为了分析药效，欧洲的医生约翰·约尔格（Johann Jorg）曾吞下剂量

---

[1]　指工业化之前、现代性尚未发端的社会阶段，并无明确的时间分期。——译者注
[2]　新门监狱，是坐落于英国伦敦新门街的一座古老监狱，经过700多年的使用后，于1904年拆除。——译者注

不等的 17 种药；另一名医生詹姆斯·辛普森（James Simpson）为了找出比乙醚效果更好的麻醉剂，吸入氯仿不省人事，苏醒之后发现自己躺在地上。[14] 19 世纪人体试验最非凡的时刻，无疑是威廉·博蒙特（William Beaumont）对亚历克西斯·圣马丁（Alexis St. Martin）愈合的胃部创伤所做的"消化生理学"研究。两人签署了一份协议，但它并非（一些历史学家所认为的）同意书，而更像一份学徒协议。不过，这种形式起码也说明，那时的科研人员必须取得受试者的首肯。圣马丁为自己设定了为期一年的期限，"（作为）威廉·博蒙特的契约仆人……服务他、遵从他、追随他"。博蒙特负责圣马丁的饮食起居，并支付他每年 150 美元的报酬。作为回报，圣马丁同意"务必尽己所能协助和支持威廉对圣马丁的胃部直接或间接地开展相应的哲学或医学试验"。[15]

在同一世纪最杰出的研究者路易·巴斯德身上，科研人员面对人体试验的内在困境时的如履薄冰体现得淋漓尽致。当他在实验室里做动物研究，苦苦寻觅预防狂犬病的良方时，就曾为自己终有一日必须在人身上做试验而发愁。1884 年秋天，巴斯德致函一位对他的工作饶有兴趣的赞助人："我已经积累了几个案例，证实健康的狗能在被疯狗咬伤后躲过狂犬病。我找来两条狗并使疯狗咬了它们，接着我给一条接种了疫苗，对另一条不加理会。后者最终死于狂犬病，而前者幸免于难。"不过他补充道，"尽管我对疫苗的效果充满信心，但还没敢在人身上尝试……我得先积累大批成功的动物试验结果再说……但是，无论我成功地救治了多少条狗，我想，当最终面对活生生的人的时候，我的手一样会颤抖"。[16]

大约九个月后，决定性的时刻到来了。一位母亲带着她九岁的儿子约瑟夫·迈斯特（Joseph Meister）出现在巴斯德的实验室门前，小约瑟夫两天前被一条疑似患病的疯狗撕咬出 14 道伤口。在实施首次狂犬疫苗人体试验的机会面前，巴斯德却陷入痛苦的抉择。他咨询了两名同行，请他们为孩子做了检查。最终他报告说，鉴于"孩子的死亡可能在所难免，尽管忧心忡忡，我还是下定决心将自己已经在狗身上多次取得成功的手段对他一试"。各种迹象都显示，在监管对孩子的 12 次接种期间，巴斯德度过了煎熬的几周。（"你们的父亲"，巴斯德夫人在给孩子们的信中写道，"又挨过了漫长的一夜。为了那个小男孩的最近几次接种，他已经心力交瘁。然而，现在已无退路"。）到 8 月中旬，巴斯德放下心来，"对约瑟夫·迈斯特的身体状况充满信心"。他也相信，自己的发现奏效了。[17]巴斯德对待人体试验格外谨慎，哪怕试验有可能挽回人命也是如此，但并非他的所有继承者都会坚持这一标准。[18]

19 世纪，关于科研伦理最重要的构想源于法兰西学院医学教授克洛德·贝尔纳的工作。贝尔纳在生理学领域完成了先驱性的研究，除此之外，他还发现了糖原在驱动肌肉运动过程中不可或缺的作用。关于试验方法与伦理，他曾撰写过一部充满洞见的作品。贝尔纳对人体试验传统有着全面的认识，并基本表示认同——"道德不禁止人们在邻居或自己身上做试验"——在他看来，人体试验行为应当有章可循："内外科医学的道德原则"，他在1865年写道，"包括绝不可在人身上实施可能导致任何程度伤害的试验，即使试验结果能大幅推动科学进步，或有利于大众健康也不可以"。当然，贝尔纳允许一些例外的存在。他曾许可在临终者身上做试验，包括在一名女性死因不知情的情况下，给她喂食肠道寄生虫的幼虫，以研究寄生虫能否在她死后继续存活。"此类试验对于科学意义重大，而且仅能依靠人体试验得出结论。如果试验不会给受试者造成痛苦或伤害，似乎完全可以允许这样做。"但是，贝尔纳也旗帜鲜明地指出，科学进步不能给任何戕害个人福祉的行为赋予正当性。[19]

贝尔纳的著述在今日流传甚广——他确立的准则在近20年里被提到的次数无疑比此前的100年还要多——因此我必须专门说明，在同辈学人中，就该问题发声或行动的不是仅此一位。举个简单的例子就够了。1866年，美国生理学教授J. H. 索尔兹伯里（J. H. Salisbury）正急于验证一项理论。该理论认为，疟疾与死水塘、沼泽和潮湿低地生发的水蒸气有关。（在这些环境与疟疾的联系上，他是对的；然而他错在把这种联系归结为水蒸气，因为元凶是作为疾病传播媒介的蚊子。）于是，他在六只锡罐里填满了"绝对致命的疟疾草原沼泽土，把它们运往疟疾疫区五英里外的街区，放在了两名年轻人的卧室窗台上。窗台位于二层，窗户常年开着"。按照索尔兹伯里的要求，两名年轻人不得随意移动锡罐，而且要一直开窗。试验第 12 天，其中一人发烧了，两天后另一个人也未能幸免。索尔兹伯里又对三名年轻人重复了试验，其中两人感染疟疾。尽管他想收集更多信息，但还是停止了研究："由于……难以征得各参与方的一致同意，我无法再将这部分试验持续下去。"很显然，邻居们确信疟疾的源头正是盒子里的气味，他们不愿意以身犯险——科学家本人也这么认为，并且不打算推翻当前的结论。[20]

实际上，普通法[1] 在 19 世纪既认可了人体试验的重要角色，也认为医生有必要征得患者的同意。1830 年，一位英国评论家这样解释："说到试验，我们不是……在谈论鲁莽无知的人实施的野蛮而危险的行为……试验是具有相当知识和毋庸置疑的才干的人，出于善良用意而审慎开展的行动……一般认为，尽管该行动可能由于过分新奇而不免遭受质疑，但它符合患者的利益。"征得受试者同意的科研人员"既不对试验中的个体所受的伤害负责，亦可免予刑事指控。但是，如果科研人员没有向受试者提供试验信息，也未征得受试者同意，他就得对新疗法造成的一切伤害和损失承担赔偿责任。"[21] 一言以蔽之，法律谨慎地区分了江湖骗术和科学

---

[1] 11 世纪以来在英国形成的法律体系，以习惯、传统和判例为基础，呈现出法律与道德、自然正义相结合的特点。——译者注

创新。只要科研人员得到了受试者的同意，研究就是合法、受保护的活动。

随着对微生物的新理解在 19 世纪 90 年代出现，医学训练与科研自 20 世纪起开启职业化进程，人体试验的数量持续增加。早在磺胺类药物于 1935 年面世之前，新药临床试验就已越发频繁。这一时期，尽管试验规模还是相对较小，总体也继续以治疗为主要目的，但科研人员与受试者之间的社会联系或亲密关系不再像 19 世纪那样强大。

现在，受试者更有可能是某所医院里的患者，而非科研人员的邻居或亲属。医生将安排一组患者使用新药，并将服药患者的康复情况与以往情况相仿的患者或没有使用新药的患者加以对照。（随机和盲法试验至今仍在使用，各类患者将被谨慎地匹配分组，科研人员会刻意避免知悉哪些患者在使用新药，以减少误差。）按照这一方法，德国医生在 30 名住院患者身上测试了抗白喉血清，仅报告 6 例死亡。相比之下，同一所医院去年报告的死亡人数为 21 人或 32 人。[22] 在加拿大，班廷（Banting）和贝斯特（Best）为濒死的糖尿病患者试验了胰岛素疗法，并以康复作为疗效的确切依据。[23] 同样，迈诺特（Minot）和墨菲（Murphy）为了研究肝制剂对恶性贫血的治疗价值，向 45 名处于恢复期的患者提供了肝制剂，接受过治疗的患者全部保持健康。恶性贫血的复发率一般是 1/3，而这些患者中，仅有 3 人因自行停止治疗复发。[24] 不过，大

034 病床边的陌生人：法律与生命伦理学塑造医学决策的历史

多数受试者是否充分了解试验信息或正式同意参与，就很值得怀疑了。他们也许是自愿参与的，还做了放手一搏的心理准备。尽管他们既不清楚赌赢的概率，也不了解赌局的性质。既然试验有潜在的治疗作用，自己又深陷痛苦或危险之中，不如赌一把。

随着医学日趋科学化，确实有科研人员逾越了试验伦理的边界，甚至把推动医学进步置于受试者的福祉之上。公众的激烈反应已经表明，这些科研人员接近了违反规则的危险境地。在这片未知领域中，最负盛名的工作要数美国军医沃尔特·里德（Walter Reed）做的黄热病试验。一方面，他表现出对试验伦理的高度敏感性；另一方面，他清晰地预见到了随之而来的滥权问题。

里德的目标是找出传播黄热病的元凶。这种疾病肆虐北美和南美大陆，制造了可怕的灾难。试验启动时，蚊子被认为是一种关键传播媒介，但它们在疾病传播中扮演的确切角色还不得而知。"我个人认为"，里德在古巴写道，"只有通过人体试验，我们才能扫清未来有效工作的障碍"。25 科研人员继承了人体试验的悠久传统，他们身先士卒，先把自己喂了蚊子。然而很快，志愿者缺口越来越大，于是团队走了捷径。决定征用志愿者后不久，一名士兵偶然路过。他问团队里的一名医生："你们还在摆弄蚊子吗？""是啊"，医生答道，"你想试试被咬的滋味吗"？"没问题，我可不怕它们"，士兵说。如此介绍试验性质简直聊胜于无，然而正是这场对话，制造了"试验条件下……无可争议的头一例黄热

病". [26]

　　随着里德项目需要的人体受试者不断增加，其程序也更加正规。在两名团队成员因试验蚊虫叮咬死于黄热病后，包括里德本人在内的尚未染病的成员决定"不再冒险自己尝试（感染）……我们认为，即便我们有责任完成这一工作，也不意味着我们必须冒一些着实不必要的风险"。于是，里德要求美军士兵志愿参与试验，一些人照做了。他还招募了西班牙裔工人，并与他们签署了协议："签署人完全清楚，一旦感染黄热病，本人将面临一定程度的生命危险。尽管居留在本岛屿期间不被感染的可能性微乎其微，但鉴于本人将有机会接受……最周全的照护及最高超的医疗服务，本人自愿承担感染风险。"志愿者将得到100美元的报酬，不幸感染黄热病的志愿者还将得到额外的100美元。如果他们死于黄热病，这些财产将归属他们的继承人。[27]

　　里德的协议列举了试验对受试者的潜在好处，这是传统套路——它意在说明，感染黄热病时有里德团队的照护总比孤身一人要强。但这份协议也有创新性，通过给危险任务提供激励，它让熟人关系让位于正式安排。协议对试验模棱两可的解释扭曲了风险收益对比，黄热病仅"在一定程度上"危及生命，协议对它致命的可能性则只字未提。协议还假定，受试者就算不参与试验，也一定会感染黄热病。为了吸引受试者参与试验，协议夸大了事实。

新闻界对这份协议一无所知，但还是对这项研究保持了关注，时刻准备褒贬研究的风险与收益。记者对非治疗性科研项目的担忧，直观体现在古巴当地媒体报道的头条上：其中之一叫"如果是真的，简直太可怕了"（HORRIBLE IF TRUE），头条下面的故事讲述了一个"极为可怕的……传言"，称里德团队在夜间把西班牙移民关在专门的房间里，"释放出大量叮咬过黄热病患者的蚊子……要是工人患病而死，就说明试验有效"。报道认为，此类研究制造了"最骇人听闻的人道主义灾难……和我们已经眼见为实的残暴行径"。更值得注意的是，虽然里德及其团队确信蚊子是黄热病的传播媒介，但不是所有科研人员都赞同。于是，里德的一些同事打算继续试验，以便更准确地识别致害昆虫。《华盛顿邮报》（*Washington Post*）对此提出批评，它呼吁既然"大家已经就蚊子的角色达成一致"，人体试验就该到此为止。因为，继续把人置于危险境地是违背良心之举。[28] 总之，里德虽有坦诚的一面，但也自私自利，公众能轻而易举地区分这两种倾向。

二战前的一些人体试验的确超越了可接受的伦理边界，从恶劣程度看，它们完全可被列上比彻的清单。不少来自美国和其他国家的科研人员都曾在研究中利用过无行为能力和被收容的人群，单纯从试验的角度看，丧失自由、百依百顺的人似乎是新疗法的绝佳受试者。俄国医生斯米多维奇（V. V. Smidovich）[在 1901 年，以笔名维肯蒂·瓦莱沙耶夫（Vikenty Veeressayev）发表的作品中〕援引过十多项试验，它们大多数是在德国做的，科研人员向不知情的患者注射了可引发梅毒或淋病的微生物。[29] 1895 年，时任陆军医务总监（Surgeon General）[1]的乔治·斯滕伯格（George Sternberg，他是里德的合作者之一）想测试一种制剂防治天花的效果，于是对"布鲁克林……一些孤儿院里未接种疫苗的孩子"做了试验。[30] 宾夕法尼亚大学医学院儿科学系的约瑟夫·斯托克斯博士（Joseph Stokes）与两名同事以两家大型州立智障收容院里的被收容者为对象，分析了"肌肉注射……活性人流感病毒"的影响。[31]

野口英世（Hideyop Noguchi）的工作也是个值得注意又十分切题的例子。在洛克菲勒医学研究所任副研究员时，野口致力于探索一种物质对于诊断梅毒的作用，他把这种从梅毒病原体提取出的物质称为"梅毒螺旋体素"（luetin）。1907 年，克莱门斯·冯·皮尔凯（Clemens von Pirquet）发现，皮内注射少量结核

---

[1] 目前，美国共设有四个叫作"Surgeon General"的职位，中文译法存在争议。本书涉及其中两个职位，译者将两个称谓分别译作：（1）"Surgeon General of the United States"，美国医务总监，今为美国公共卫生署（U.S. Public Health Service）军官团的行政长官和公共卫生事务首席发言人，设立于 1871 年；（2）"Surgeon General of the U.S. Army"，美国陆军医务总监，今为美国陆军医务部（U.S. Army Medical Department）的最高长官，该职位前身设立于 1775 年，现称谓确定于 1813 年。值得注意的是，原书称斯滕伯格为"Surgeon General of the United States"。但经查询美国陆军医务部网站，斯滕伯格于 1893—1902 年担任的职务实为"Surgeon General of the U.S. Army"，故译文纠正为"陆军医务总监"，请读者注意区分。——译者注

菌素可以作为结核病诊断参考。野口希望证实的是，注射少量梅毒螺旋体素能够反映受试者是否罹患梅毒。动物试验表明，梅毒螺旋体素不会传播梅毒。满意之余，野口开始转向人体试验。在15名纽约医生的协助下，野口对大约400名受试者实施了试验，他们大多是精神病院、孤儿院中的被收容者和公立医院的患者。受试者中，有254人患有梅毒；还有其他人作为野口的"多样性对照组"，包括456名正常儿童和190名患有结核病、肺炎等病症的成人和儿童。向受试者注射梅毒螺旋体素前，野口和一些医生先在自己身上做了试验，没有造成不良影响。但包括野口在内，没有任何人考虑过向受试者告知试验情况或征得受试者同意。[32]

野口的确有自己的理由：第一，他已经亲身证明了试验是安全的。第二，试验在外观上是治疗性的，它能检出隐藏在受试者中的未知梅毒。然而，这些论据明显不足以支持他们的做法，当然也没能逃过来势汹汹的抗议。不少公众表达了不满，尤其是反对活体解剖的人士，他们认为这项研究坐实了他们的忧虑——对动物福利的漠视将不可避免地加剧对人类福利的漠视。有一本小册子题为"活体解剖之必然后果"（What Vivisection Invariably Leads To），它的作者问道，"不论医院和精神病院中那些无助的人年岁高低或是否同意，他们都将被作为科学试验的材料对待吗"？该运动的一名领导人也问道，如果这项研究全无风险，"洛克菲勒研究所难道就不能用20或30美元的酬劳招募到足够的志愿者吗"？媒体很快加入，《纽约时报》以"这种暴行应受惩罚"
（THIS OUTRAGE SHOULD BE PUNISHED）的大字标题报道了
事件的来龙去脉；预防虐待儿童协会的负责人表示，野口应受刑
事追诉。来自新罕布什尔州的联邦参议员雅各布·加林格（Jacob
Gallinger）同情反活体解剖人士，他呼吁成立一个委员会来调查
纽约那些医院的所作所为，并立法惩戒实施此类试验的科研人员。
美国医学会的医学研究保护委员会要求医学期刊编辑仔细审查来
稿，并恳求稿件"对于任何涉及新程序或可能遭遇反对的诊断或
治疗行为，务必注明计划已获患者或家属完全知悉并许可"。[33]

　　无论是野口的研究，还是其他涉及智障或精神病患者的试验，
最后都没有招致任何诉讼，也未能推动纠正性立法或职业审查新
政策的出台。违规行为相对罕见，面向被收容人群的非治疗性研
究依旧是少数情况。当公众获悉此类事件，反对声将很快出现，
这反映出人们对于人体试验的公平性已经形成普遍共识。面对研
究方法的变化，如果这些规则能够保持长久的影响力，比彻大概
就不必写那篇文章了。

｜第二章｜
战火中的科研

第二次世界大战是美国人体试验模式转向的标志性事件。此后，科研人员与受试者之间的亲密关系不再存续，研究也不具有直接的治疗作用。1941—1945 年，美国涉及人体受试者的研究在各个方面都发生了变化。例如，曾经的作坊式产业成为国家计划，曾经由个人零星开展、临时安排的工作如今成为紧密协调、全面覆盖、联邦资助的团队活动。此外，曾经直接施惠于受试者的医学试验，更多地被旨在造福他人的试验取代——受益者尤以前线作战的军人为典型。而且，科研人员和受试者基本互不相识，更没有共同的价值或目标。最后，或许也最重要的是，试验应当经过受试者同意的普遍共识——不论流程要求有多随意，或受试者的同意有多笼统——常常被凌驾于同意之上的紧迫性打破。

这些特点首先出现在战争年代。作为反法西斯战争的关键一环，它们不会引起公众的反对。科研人员与受试者关系的疏离和对同意原则的无视均未招致批评，也没有激起不信任的声浪。恰恰相反，这些特点均被视为战时后方工作不可或缺、值得钦佩的典型。关于德国战争暴行的影响，我们将稍后讨论。但直到 20 世纪 60 年代，美国科学界还认为纽伦堡审判和《纽伦堡法典》（the Nuremberg Code）[1] 与自己的工作无关。

---

[1] 1945 年起，二战战胜国在德国纽伦堡审判纳粹战犯，针对纳粹医生在战俘和集中营囚犯身上进行人体试验的暴行制定了《纽伦堡法典》，奠定了人体试验的伦理原则。——译者注

1941 年夏，富兰克林·罗斯福总统设立科学研究与开发办公室（OSRD, the Office of Scientific Research and Development）监管两个委员会的工作。这两个同时存在的委员会，一个负责武器研发，另一个致力于医学研究。一年多以前，成立医学研究委员会（CMR, the Committee on Medical Research）的需要就已迫在眉睫。当时，政府一直通过一个中央机构协调全国上下的科研人员为武器研发提供支持。然而，对于怎样组织分管医学研究的分支机构，军方首脑迟迟没能达成一致，也没有先例可资借鉴。最后，他们决定设立一个管理机构，同时监管这两项活动。CMR 的干将之一切斯特·基弗博士（Chester Keefer）此后评价称，这是"美国医学领域的全新试验，因为有计划、有组织的医学研究规划从未达到过这么大的规模"。[1]

二战期间，CMR 向 OSRD 推荐了 600 多项待资助科研方案，很多都涉及人体试验。为落实科研项目，OSRD 先后与大约 135 所高校、医院、科研院所和企业的科研人员签署了协议。CMR 的工作业绩足可梳理出两卷材料［标题"军事医学的进展"（Advances in Military Medicine）并不能完全概括研究涉足的领域］，接受该机构资助并出版的成果清单可以列出 75 页纸。CMR 一共花掉了大约 2500 万美元（与 NIH 在 20 世纪 60 年代的开支相比，这些钱不值一提），在当时，这个数字很不一般。[2] 事实上，CMR 的工作意义重大，它为战后成立 NIH 提供了组织模型和智识验证。组织周密、经费充足的求知活动能为科学进步做些什么？医学研究又能为人类福祉的增益做些什么？ CMR 给这两个问题带来了承诺。

CMR 的工作人员清醒地意识到，前线士兵遭遇的健康问题是作战效能的威胁（而作战效能是战时的头等大事），因而他们一直在寻找便捷有效的对策。他们不想在基础研究上投入太多，只想即刻得到临床效果。当时，前线面临的主要问题是痢疾、流感、疟疾（太平洋战场）、创伤、性病和艰苦的条件（例如睡眠不足和天气严寒）。要拿出行之有效的办法，技巧、运气和大量的人体试验缺一不可。CMR 的工作人员极其勤勉地监督着相关工作，在战争年代，他们能做一些在战后（或战前）肯定会引发激烈抗议的项目。但 CMR 的负责人有能力应付这些麻烦，他们懂得什么时候该积极进取，什么时候又该小心谨慎。他们的工作同时提振了医学研究的学术地位和社会声誉。

攻克痢疾是 CMR 的主要目标之一。前线没有条件对污染的水、食物或其他传染源实施标准化的卫生处理，导致痢疾严重削弱部队的战斗力。当时既无有效疫苗，也没有特效药，CMR 希望科研人员积极地向这两个目标进军。痢疾暴发环境的多样性意味着能造成感染的细菌不止一种，因此，疫苗必须具备有效抵御多种致病微生物的能力。这些微生物的毒性本身就很强，让情况变得更加严峻。一名研究人员指出，这意味着"（能产生免疫力的）

足量……接种可能造成严重的局部或全身反应，这令它难以在部队广泛应用"。[3]

这些问题已经令人头皮发麻了，而科研人员在直面它们之前，首先要找到一处研究场地。由于动物试验提供的信息有限，他们迟早要在人身上测试疫苗或药物。现成的条件极不理想——总不能把新药送往战场，靠前线士兵以身试药吧。制剂可能有强毒性，况且炮火连天的环境也会影响对副作用和药效的评估。只能寻找替代方案了，所幸科研人员没花太大功夫就找了出来。作为 CMR 负责该项目的科研带头人之一，斯图尔特·马德（Stuart Mudd）建议按如下顺序开展工作：首先，"经过对抗原组分恰当筛选开发出的特异性预防药剂，必须经过实验室的充分研究"。接着，药剂应该被送往"疯人院等机构"做测试，那些地方饱受痢疾的侵袭。这恰好就是现实中的顺序——先做动物试验，然后，受试者就是收容院里的孤儿和智障人士了。[4]

社会福利机构居然能模拟战场上污秽不堪的环境和恶劣的卫生条件，对于这一极具讽刺意味的事实，没有科研人员或 CMR 职员发表过评论。相反，情况似乎完全可以接受，CMR 甚至一五一十地在报告里写道："在某些社会福利机构"，CMR 工作摘要指出，"痢疾暴发并不稀见，这提供了在近似战场的环境下观察疫苗效果的好机会。"事实上，在 CMR 看来，有能力打入这些机构是科研人员的加分项。有 CMR 官员还为此赞许过一位科研人

员，因为"他有办法……进出各家福利机构，那些地方是研究痢疾的绝佳场所"。⁵

痢疾研究中最重要的受试者，是俄亥俄州士兵与水手孤儿院里 13—17 岁的少男少女。按照 CMR 的 293 号协议，辛辛那提儿童医院的默林·库珀（Merlin Cooper）和 B. K. 拉什福德（B. K. Rachford）两名医生将尝试为孩子们接种"多型灭活志贺菌属 [1] 悬浊液"以预防痢疾。对于不同类型的悬浊液，科研团队采取的注射方式也不相同：有些采用皮下注射，有些采用肌肉注射，也有静脉注射的。团队还将痢疾疫苗与普通的伤寒疫苗组合起来使用，以研究这样做能否增进预防效果。所有试验都产生了严重的副作用，静脉注射尤为明显。1943 年 3 月 12 日，10 名男孩被注射了1000 万个痢疾杆菌。科研团队报告，"受试者在 30 分钟内就出现了强烈的系统性反应，他们的情况基本一致：周身煞白，毫无血色；血压没有变化，但体温飙升到 105 华氏度 [2] 以上，各种退烧方法均不奏效；剧烈头痛和痉挛性背痛也很普遍。孩子们先是出现了球结膜充血症状，恶心、呕吐和水性腹泻接踵而来。发热持续了 24 小时之久，当它最终褪去，受试者已经精疲力竭。到第二天，他们全都恢复了"。10 名男孩的平均最高体温是 104.6 华氏度。⁶

---

[1] 志贺菌属是导致人类细菌性痢疾的主要病原菌。——译者注
[2] 华氏度（℉）是计量温度的单位，与摄氏度（℃）的换算公式为：℉=32+1.8×℃，105 ℉≈40.6℃。——译者注

尽管受试者似乎拥有了痢疾免疫力（经血液试验验证，没有直接感染），但严重的反应排除了疫苗大规模应用的可能性。据科研人员讲，他们只好转而考虑以皮下注射取代静脉注射能否"直中靶心"。他们给受试者注射了足量疫苗，导致受试者的胳膊都酸痛异常。"科研人员期望炎性反应能突破障碍，让少量抗原顺着血流命中目标。"为此，他们选了几名男孩，"小心翼翼地增大剂量，直至受试者出现系统性或局部反应，有时候两者会同时出现"。[7]确定剂量后，他们又以皮下注射的方式向另一组十名男孩注射了疫苗，但接种后，孩子们的平均体温仍高达102华氏度。剧烈的反应令疫苗的广泛使用化为泡影。

为验证一种潜在疫苗，团队还曾对一组女孩进行过皮下注射。她们的手臂没有发生像男孩那样严重的肿胀，但其他系统性反应仍然格外强烈："恶心、腹痛、头痛、呕吐，还发现一例腹泻。有个小女孩的情况之严重令人难以置信……她在接种三小时后感到恶心，然后在接下来的17个小时里呕吐不止。"尽管该项目未能生产出安全疫苗，但科研人员依旧乐观。他们还专门提到，曾使用超高剂量的制剂以确保结果的显著性。最终报告解释称，收容院儿童出现的"很多反应都属于严重反应。但是，没有证据显示剂量较低、没有严重反应风险的疫苗无法成功实现人体免疫。为了在技术上方便衡量异源免疫水平，这些试验故意加大了疫苗剂量，但科研人员认为剂量是安全的"。[8]也就是说，为了清晰展示制剂的免疫潜能，科研人员对孩子们可能面临的副作用风险弃之不顾。

其他监护机构的被收容者，特别是智障人士，也作为受试者参与了痢疾疫苗试验。科研人员嫌他们不够理想，倒不是因为他们缺乏表达同意的能力，而是因为科研人员担心智力问题会影响身体对疫苗的反应。尽管如此，CMR 资助的痢疾研究项目还是在迪克逊（伊利诺伊州）智障收容院和新泽西州立弱智收容所开始实施。[9] 此外，科研人员还曾利用公立医院患者评估磺胺制剂对痢疾的疗效，他们没有向患者提供试验信息，更别提征得同意了。由于此次测试的药物可能导致肾脏重度损伤，他们又一次将受试者置于危险境地。[10] 事实上，国家公共卫生署的詹姆斯·瓦特（James Watt）和什里夫波特（路易斯安那州）慈善医院内科与病理科住院医师萨姆·卡明斯（Sam Cumins）的研究成果［汇编于广为人知的《公共卫生报告》(*Public Health Reports*)］显示，238 名接受磺胺治疗的患者中有 6 人死亡。尽管死亡率比未接受治疗的人低，但没有任何迹象表明，受试者的亲属知道自己的亲人是试验的一部分——他们更不了解试验有风险。以下只是例子之一：

案例 3：20 月龄，有色人种，女性，有严重痢疾病史。细菌培养阳性……患者接受磺胺治疗三天后，体温和其他临床表征明显好转。然而当天晚些时候，患者体温突然上升。由于泌尿系统症状显示患者发生明显的肾脏损伤，磺胺药物治疗只好中断。患者体温一直很高，少尿症导致持续毒性反应。患者最终在入院第八天死亡，高度怀疑死因为磺胺类药物导致的中毒性肾炎。患者结肠黏膜的溃疡已经开始愈合。[11]

与其他研究一样，这个项目也没能研制出有效的疫苗或药物。所得制剂要么过于剧烈，要么难见其效。大部分受试者都是被收容的智障人士，同意程序被漠视，但也没发生什么乱子，至少从 CMR 和媒体的三缄其口来看是如此。他们考虑的头等大事，是痢疾对前线将士构成了重大威胁，后方科研人员必须不惜一切代价消灭它。

珍珠港事件后，CMR 面临的最紧迫医学难题是疟疾，"这是一个比日本人更可怕的敌人"。[12] 不只是因为疟疾令人虚弱不堪，甚至会夺走战士的性命；更糟的是，日本人控制着奎宁的供应，而奎宁是能有效治疗疟疾的少数已知药物之一。当时，化学家已经发现了戊胺喹（pentaquine）对疟疾的治疗作用，但它造成的胃痛和意识减退等副作用是不可接受的。CMR 的领导人希望深入的研究能发现副作用更小的有效剂量，或直接研发毒性更小的新药。

与痢疾不同，疟疾在美国不怎么流行，科研人员没有现成的药物试验场。动物试验完成后，他们不得不感染人体受试者，以便评估干预手段的效果。但哪里能找到受试者参与这样的项目呢？答案是州立精神病医院和监狱，这个想法不会有任何人反对。

在 CMR 第 450 号基金的支持下，芝加哥大学的阿尔夫·阿尔文博士（Alf Alving）在曼迪诺（伊利诺伊州）州立医院组织了一个拥有 60 张病床的药物临床测试病房。受试者都是生活不能自理的精神病患者，科研人员先利用输血让他们感染了疟疾，再对他们施以试验性治疗。阿尔文的报告没有显示他们曾尝试以任何方式取得受试者同意，选择精神病患者充当受试者恰恰说明，是否取得同意根本无关紧要。阿尔文倒确实聘请了一位精神科医生，这位医生"每周花 4—6 小时评估患者的精神状况"。但他的任务是向科研人员介绍受试者的情况，而不是向受试者介绍试验情况。[13]

阿尔文博士等人的研究还是没能摆脱对被收容者的高度依赖。据他报告，通过与伊利诺伊州狱政官员和斯泰特维尔监狱［它更响亮的名字是"乔利埃特"（Joliet）］[1] 的监狱长合作，"监狱医院的一整层楼和二层的一部分被移交给芝加哥大学从事疟疾研究，约有 500 名犯人自愿充当受试者"。其中，有些人是经蚊子叮咬感染疟疾的（这种传播方式比输血更危险）。接着，科研人员使用"前途无量"的新药戊胺喹对他们施以治疗。按照疟疾发病的严重程

---

[1]　乔利埃特是美国伊利诺伊州东北部城市，斯泰特维尔监狱位于该城附近。值得注意的是，曾有一座乔利埃特矫正中心坐落于该城，后于 2002 年关停。二者常被混淆。——译者注

度（轻度、严重、特别严重），科研人员依次记载了用药方案、复发率和副作用。副作用包括恶心、呕吐、心律失常（T波压低）、发热和黑视。试验中途，一名犯人死于反复高烧后的冠心病发作。科研人员一口咬定他的死与疟疾试验无关，但十分担心其他志愿者的反应，好在这件事没有影响试验的进行。"我们从小道消息听说"，阿尔文博士向华盛顿报告，"激烈的争论持续了一两天。然而最终结果令人吃惊，我们又得到了不少新志愿者，他们成为试验工作不可或缺的一部分"。[14]

这些囚犯是否拥有参与或不参与试验的决定权，科研人员、CMR、狱政官员和媒体都没有提。几乎所有评价都是恭维之词，对犯人为前线战事做出的杰出贡献表示高度赞扬。在华盛顿举行的新闻发布会褒扬了犯人在没有得到回报许诺的情况下自愿献身的精神，"（犯人）意识到试验可能带来风险和不适……也明知……危险真实地存在，却勇于承担一切不良后果"。他们还说，"这些曾经是社会公敌的人清清楚楚地认识到，这是每一个人的战争"。[15]

CMR还支持了一项旨在开发流感疫苗的大型研究。呼吸系统疾病不像疟疾的威胁性那么大，但也是"削弱部队作战能力的罪魁祸首"。在所有传染病中，流感也是最令人生畏的。它有着最高的死亡率，还可能导致1919年那样的灾难性大流行发生。正如CMR所言，"整场动员伊始，关于第一次世界大战之后流感大流行的记忆和灾难性后果的认识，激励着科研人员想尽各种办法控制它"。[16]

在宾夕法尼亚大学医学院、宾夕法尼亚儿童医院沃纳·亨利博士（Werner Henle）的领导下，一支科研团队对甲、乙两型流感疫苗开展了大量研究。在提交给 CMR 的双月报中，亨利汇报了团队制备疫苗的进度，以及对数百名附近州立收容院的智障者（位于平赫斯特）和矫正中心的少年犯实施试验的计划。试验方案通常是先为受试者注射疫苗，三个月或六个月后再故意感染他们（给他们戴上航空氧气面罩，经面罩输入病毒制剂，持续四分钟）。为了比较感染情况的差异，一个未接种疫苗的对照组也感染了流感病毒。染病的受试者出现发热、局部或全身性疼痛，完全符合流感症状。[17]尽管疫苗在多数情况下具有保护作用，但受试者并不总能免遭副作用的侵袭。与疟疾试验一样，科研人员测试了多种流感疫苗制剂。平赫斯特的一组女性接种的疫苗以矿物油为基液，她们中很多人的注射部位长了结节，6—18 个月都未能消退；其中一个人脓肿严重，不得不接受手术治疗。[18]

另一支流感疫苗研究团队由乔纳斯·索尔克博士（Jonas Salk）领导，正是该团队研发出了第一种脊髓灰质炎疫苗。该团队的受试者是密歇根州伊普西兰蒂州立医院的住院患者，其试验设计也大体延续了亨利团队的模式：先给一组受试者接种疫苗（例如，"某间病房里的 102 名男性患者……年龄 20—70 岁不等"），然后感染他们；同时让一组未接种疫苗的患者感染，作为对照。[19] 索尔克团队的报告发表在《临床研究杂志》(*the Journal of Clinical Investigation*) 等顶级刊物上，报告坦陈了受试者的身份，科研人员也完整地描述了他们的发现："在未接种组别中，有 11 人或 41%……体温达 100 华氏度以上，6 人或 22% 体温超过 101 华氏度。在 69 名接种过疫苗的受试者中，7 人或 10% 的体温介于 100—100.9 华氏度。"[20]

索尔克和他的团队对初步成果感到满意，于是把拥有 2000 名住院患者的伊普西兰蒂医院完全辟为试验场，又将距离不远的埃洛伊塞医院的 5700 名患者补充进来。一半受试者接种了疫苗，另一半只得到了安慰剂。血液分析显示，接种疫苗的受试者产生了免疫力。但最佳证明在一年后才到来，一场突如其来的流感袭击了伊普西兰蒂。令科研人员欣慰的是，接种过疫苗的人群发病率明显更低。

取得这些成功后，陆军医务总监办公室（the Surgeon General's Office）安排八所高校的陆军特种训练计划受训人员，以及一个由纽约五所医学院的学生组成的新单位测试了疫苗。科研团队"得到了有权机关的批准"，但受试者对试验究竟了解多少，他们则守口如瓶。最后，6263 人接种了疫苗，另有 6211 人注射了安慰剂。科研人员能够紧密追踪受试者，这为后续研究提供了便利。他们发现，7% 的对照组受试者在一年内罹患流感；相比之下，接种组的患病比例仅为2%。研究始于收容院的精神病患者，后来在新兵和学生身上得到了梦寐以求的成果：一种有效的流感疫苗。[21]

不过，CMR和它的医学研究能在二战期间抢占如此有利的地位，靠的不只是一次试验的成功。这样的局面与青霉素的大量生产和应用关系密切（很多人将青霉素的发现归因于战争，这是不对的），而CMR在其中居功至伟。正是它的工作人员协助开发和分配了这种"神药"，这不仅促进了患者治疗，还极大地鼓舞了前线将士和后方民众的士气。

1941年夏，英国著名病理学家霍华德·弗洛里（Howard Florey）在访美期间展示了青霉菌的抗菌能力。然而，怎样在不牺牲抗菌特性的同时生产足够的青霉素仍然是个问题，接过这一挑战性任务的正是CMR。在它的监督下，私营制药公司开启了漫长的生产之路。到1942年12月，药物已足够供应90例测试，1943年12月达到700例。于是，武装部队面临的最具破坏力的医疗难题——创伤感染致死——变得完全可控了。到1944年6月，青霉素产量足以医治诺曼底登陆的所有伤员。

CMR在1942—1944年间设计的保障体系完美地满足了军方需要，同时收集了大量疗效数据。多数青霉素流向十家医院，其中有普通医院，也有军医院。每家医院都有一名受过专门训练的医官负责监督青霉素的使用，并汇报用药效果。少量药物被送往其他12家医院测试青霉素对淋病的疗效。（这可能是一个广为流传的虚构故事的源头。据说，一名医官把自己仅有的一小瓶青霉素留给了在风月场所"负伤"的士兵，而没有给在战场上负伤的士兵，因为前者能够更快返回前线。）虽然 CMR 的记录对患者在使用青霉素前获悉过何种信息保持沉默，但这些早期试验的参与者往往都是穷尽其他办法都无法治愈的重症患者。1943 年 4 月，一小队感染骨髓炎的伤兵正在犹他州布里格姆的布什内尔总医院接受着徒劳的治疗。医院的一名细菌学家致信切斯特·基弗，叙述了自己试图制备青霉素以挽救他们的失败尝试。于是，基弗从自己的药物储备中给了他一些。士兵们立即"明显"好转，青霉素对骨髓炎的治疗作用也因此发现。[22]

　　CMR 还储备了一些青霉素，按照个案个议的原则供给民用。任何认为自己的患者需要青霉素的医生应将完整的病情细节寄给 CMR，然后再由基弗评估。基弗的判断标准直截了当：他会把青霉素分配给罹患致命疾病，其他疗法的效果均不理想的患者。而且，需有理由相信青霉素对他们可能有效。按照这一标准，金黄色葡萄球菌脑膜炎或产褥热患者得到了药物，结核病或白血病患者则没有。青霉素的疗效传开了，全国报纸都在宣传它的神奇功效——在一个小镇，它挽救了一名垂死的儿童；在另一个镇，它又救了一名产妇的命。医学研究日益被视为奇迹，科研人员成了奇迹制造者。

每当战时科研目标可能引发公众反对的时候，CMR 的负责人总能娴熟地化险为夷。他们对这家机构能做什么、不能做什么有清醒的认识，因而收获了近乎完美的公众形象。两个例子足以展示他们的能力，一个是战场恶劣环境对战士影响的研究，另一个是淋病治疗研究。

在 CMR 的支持项目中，恶劣环境生存研究最符合战时需要。纳粹的研究对集中营看押的犯人实施了骇人听闻的试验，这已在纽伦堡得到证实。在自己的项目中，CMR 没有侵犯受试者的尊严或权利。在战争需要和受试者保护本该发生最激烈冲突的地方，却什么也没有发生。

相关医疗问题还明显处于无人涉足的状态：如果一群水手遭遇海难，只能靠救生筏上的少量淡水苟活，他们该饮用海水吗？在高温（或高寒）气候下，什么样的饮食搭配能为士兵提供最均衡的营养？高温（或高寒、高海拔）会给人的身体机能带来怎样的影响？涉及此类课题的 CMR 赞助项目的受试者主要是出于道义拒服兵役者（COs），[1] 他们认为参与研究不是为军事机器服务，而是为全人类服务，因为他们的目的是救人而非毁灭人。这一次，科研人员没有利用精神病医院患者或收容院的智障人士。但他们

---

[1]　出于道义拒服兵役者（Conscientious Objectors），指由于宗教信仰等多种原因认为服兵役不道德的人群。美国承认此举的合法性，但要求此类人群参与民政服务或非战斗性质的军事服务以取代兵役。——译者注

考虑的可能不是伦理，而是该试验要求受试者具有行为能力和配合意识。由于试验要基于受试者行为来判断高温和营养状况的影响，科研人员希望受试者能够在意识清醒的情况下完成规定任务。

出于道义拒服兵役者的正式管辖机关是兵役局（the Selective Service Administration）。1943 年，兵役局决定允许出于道义拒服兵役者自愿以受试者或实验室助理的身份参与科研工作。这些人一般还隶属于某个全国性服务组织，如美国教友会（贵格会）、门诺会或全国出于信仰拒服兵役者服务委员会（the National Service Board for Religious Objectors）。因此，如果一位科研人员希望出于道义拒服兵役者加入研究，需要先联络 CMR，再联系兵役局和此人隶属的服务组织。他必须撰写两封完全不同的信，写给 CMR 的那封要解释自己的研究为何有助于战事，给服务组织的那封则要表达研究是多么能增进全人类的福祉——在实践中，科研人员几乎人人是完成这项双重使命的好手。这个流程很烦琐，但完全值得。训练有素的人太少了，受过良好教育又勤劳肯干的拒服兵役者不仅能充当高度配合的受试者，还能担任业务熟稔的助手和管理者。这一系列程序的最终结果是，恶劣环境生存研究被置于最为严密的审查之下，政府机构、民间组织和受试者本人都能充分了解试验信息。程序还能保障出于道义拒服兵役者免受胁迫，因为招募受试者的请求是发给服务组织的，没有直接发给个人。志愿者想参与试验，必须自己站出来表达参与的意愿。

在试验中，志愿者喝下了多种不同比例的盐水和淡水的混合物，然后接受了体重测量和尿液分析。［结果证实了《古舟子咏》（the Ancient Mariner）[1]的说法，饮用海水没有益处。］受试者每天仅能靠500克东西果腹，有的人只喝水，其他人尝试不同食物。（试验收获的经验是，救生艇的物资包里不该装普通巧克力和饼干，而应该带上富含葡萄糖和脂肪的食品，它们更容易消化。）还有的受试者坐在屋顶上，暴露在凛冽疾风和刺骨严寒中，然后接受生理反应测试；有人坐在闷热的房间里直到脱水，接着科研人员会要求他们执行一些简单的任务，以测试他们的效率；还有人坐在低压舱里，模拟不同海拔下的环境，并接受心理和身体检查。研究进展顺利：科研人员请求更多的出于道义拒服兵役者加入试验；兵役局不想让这些拒服兵役的人太过轻松地逃避义务；而受试者则完成了他们的任务，在确信自己既能遵循道义又能服务国家以后，有的人甚至在试验结束后留在了科研团队中。[23]

在探索淋病防治的工作中，CMR 的科研人员对潜在的公众反应更加谨小慎微。不论出成果的压力是多么现实和紧迫，CMR 都不会拿声誉冒险。关于科研伦理，它组织了彻底而深入的讨论，并制定了契合自愿及知情同意原则的规范程序。不得不说，对于在 20 世纪四五十年代的伦理真空中工作的科研人员来讲，淋病项

---

[1]　英国诗人柯勒律治（Samuel Taylor Coleridge）创作于 1798 年的长篇叙事诗。——译者注

目一反常规。

CMR 和医务总监办公室的每一个人都意识到，淋病对部队的作战能力构成重大威胁。1943 年 2 月，国家科研委员会（the National Research Council）性传播疾病分会主席 J. 厄尔·穆尔博士（J. Earle Moore）告诉 CMR，每年新感染淋病的军人或多达 35 万。他指出，"假设每一名感染者平均 20 天无法作战（在 1941 年以及之前的几年，陆军的这一数字实际是 35—45 天，海军是 10—15 天），每年的损失将达到 700 万个作战日，相当于两个齐装满员的装甲师或十艘航空母舰一整年的作战效能"。时任美国医务总监的托马斯·帕伦（Thomas Parran）表示，淋病不仅削弱武装部队的战斗力，还"严重威胁到国防产业工人的健康和效率"。[24] 总之，问题的严重性不容小觑。

解决问题并不容易。直到 1942 年，还没人能让试验动物感染淋病。因此，对防治措施的一切测试都需要人体受试者。（青霉素很快就会解决这个问题，当然，那时他们不可能知道。）科研人员热切盼望解决这一问题，但考虑到伦理、法律和政治影响，他们又心存疑虑。1942 年 12 月，穆尔博士告知 CMR 主席理查兹博士（Richards），自己近期收到一封来自罗切斯特大学医学院查尔斯·卡彭特博士（Charles Carpenter）的来信，后者希望"针对淋病的化学预防方法开展人体试验。他请我出具一份意见，要我表达这类试验是可行的……我对卡彭特博士表示，自己无法在未获更高层领导授意的情况下出具这样的意见。我想请教您的是，CMR 对人体试验持什么态度？对此次淋病试验又持什么态度？"[25]

理查兹答应立即向委员会全体成员转达上述问题："此时此刻，我有信心相信，委员会将支持我的意见。人体试验不但可行，而且对我们面临的诸多战时医疗问题的研究十分必要。当试验涉及任何风险，如果需要志愿者充当受试者，科研人员应该先向他们充分释明风险，并要求他们签署一份声明，确保他们对试验完全知情，并放弃损害赔偿。叙述试验风险的条款应当予以准确记录和妥善保存。"对于淋病研究，CMR 必须依靠"主责科研人员的判断，并参考该科研人员所属专业领域委员会的判断"。三周后，理查兹告诉穆尔，CMR 完全赞成他关于人体试验的立场；一切损害造成的法律责任应由科研人员及其所在机构承担，但"可以利用保险保护科研人员和科研机构"。[26]

受此激励，卡彭特博士和其他几名科研人员向 CMR 提交了淋病人体试验的拨款申请。试验方案在科学方法和受试者保护方面事无巨细，为了研究口服和外用预防性治疗的效果，卡彭特计划将志愿者分为三组：第一组将口服磺胺类化合物，然后暴露感染；第二组将先暴露感染，再对生殖道给予外用药；第三组作为对照组，将在不使用任何口服或外用药物的情况下暴露感染。卡彭特建议选择罪犯作为受试者，动用罪犯的优势是受试者在观察期间能完全处于监控之下，并且没有接触异性的机会。他告诉 CMR，自己已着手与佐治亚州的狱政官员商谈此事。

CMR 小心翼翼地审视着试验方案的方方面面。审查人员批准了方案的科学方法，包括 NIH 院长 R. E. 戴尔博士（R. E. Dyer）在内的很多专家也明确批准了伦理审查："试验采用的方法基本足以得出明确结论，并保护志愿者。"[27] 但部分审查人还是对可能的法律后果存有疑虑。例如，美国医学会会长担心，一些无良律师获悉项目后，可能故意制造诉讼并极力诋毁一切医学研究。认真考虑过各种可能性之后，CMR 的负责人努力对一切不测做了万全准备，并组织起完善的支援保障力量。

为此，CMR 在 1942 年 12 月 29 日促成了一场为期一天的会议，军方代表、政府卫生部门和利益相关的科研人员齐聚一堂。工作组一方面审查了试验方案，研判了可能面临的法律责任（例如，州法关于禁止自残或自伤的条款是否适用于志愿者）；另一方面，他们还仔细审读了一份《关于任用在押人员作为人体志愿者的化学预防研究程序的拟定方案》（Proposed Plan of Procedure in the Study of Chemical Prophylaxis in Human Volunteers among Prison Inmates），该文件将作为一切科研人员的行动指南。

这份拟定方案明确了哪些囚犯不得参与试验（例如，患有慢性病，有风湿热病史，或对磺胺类药物过敏），还规定了感染受试者的具体办法：受试者将暴露于一种对非磺胺类药物有耐药性，且热致死点 [1] 较低的菌株，持续 5 分钟。拟定方案还包含一份两页纸、单倍行距排印的《致受试志愿者的信息说明与风险告知函》（Statement of Explanation of the Experiment and Its Risks to Tentative Volunteers）——实际上就是一份同意书：[28]

> 我们在此计划实施的科研项目，也即邀请您协助的项目，与淋病有关。您可能听说过它的别名，如"clap""strain"或"running ranges"。有的人过去可能感染过淋病，您知道它并不会造成严重后果。近期，一种简单、可靠的治疗方式已经出现，只需服用药丸即可。
>
> 现在，我们将致力于找出预防这种疾病的方法……淋病给陆军和海军造成了极其惨重的时间损失……由于动物不易感染淋病，故试验无法在动物身上进行。因此，我们呼唤您的协助。通过加入本项目，您将为战事做出您个人的贡献。能够从您的努力中受益的不仅仅是武装部队……您和您的家人此后也很有可能收获好处。
>
> 首先，我想向您保证的是，目前为止我们尚未发现本次试验应用的方法可能导致任何伤害，但没人敢打包票说所有情况下的结果都是一样的……

---

[1] 热致死点（TDP, thermal death point），指给定时间内破坏特定微生物所需的温度。——译者注

在现代治疗手段下，大部分淋病患者都能在5—10天康复。期间不会感到不适，也不会造成并发症。极少数淋病患者对现代治疗手段不敏感（不到1/10），但他们通常也可经由传统手段治愈，只是需要的时间更久。少数接受传统手段治疗的患者可能遭遇下生殖道并发症，但在多数情况下能够痊愈。极少数接受传统手段治疗的患者可能发生关节、眼部或其他器官并发症。

还有很少一部分接受现代疗法的患者可能在用药期间感到不适，可包括疲倦或轻微头痛，但在医生的每日看护下，这些症状不会发展成严重问题。发热、皮疹、恶心和呕吐等症状非常罕见，而且会在治疗停止后立即消失。据报告，可能发生的其他反应涉及血液、关节、肾脏、肝脏和神经系统，但这些反应极其罕见，发生可能性不大。

在接受您成为我们团队的一员之前，我们必须得到您的书面同意。

尽管文件把研究的潜在效益夸大了，而且这样做很明显是为了说服志愿者为战争出力，但它释明了潜在并发症，也准确评估了研究风险。总体来看，它履行了告知义务，符合受试者保护要求。

CMR 的工作人员继续行动，他们谨慎地与所在城市和州的卫生官员、狱政官员、主要科研机构负责人和法律工作者开始了对研究的进一步审查。大家"一边倒"地支持研究，一致认为任用罪犯是唯一行得通的选项。就像穆尔博士对理查兹博士说的，普通人无法按照试验要求禁欲并接受医学观察六个月之久，军人更不能脱离前线太久，"收容院里看押的弱智或疯子"也不能用，因为"让这些无法自主表达同意想法的人参与任何试验步骤都明显不切实际"。[29] 少数审查人员，如国家科学院院长弗兰克·朱伊特（Frank Jewett），曾质疑罪犯到底有无能力自愿同意参与试验。但研究带来的好处显然盖过了一切质疑，大部分审查人员都被说服了。[30] 托马斯·帕伦概括了流行观点："利用自愿加入试验的受试者，正是里德博士及其同僚在黄热病传播机制研究中做过的。"[31]

　　他们如此挖空心思得到的结果，还不如挖空心思的过程本身有趣。CMR 的人投票支持了这项研究，但为了确保研究方案不违反州法，他们提议使用联邦监狱里的囚犯作为受试者。联邦监狱管理局局长詹姆斯·本内特（James Bennett）热切希望在受试者招募上施以援手。"我们不能在减刑这件事上强迫政府"，他对穆尔博士说道，"尽管自愿加入的囚犯很关注这件事。不过，联邦假释委员会应该可以……在受试者具备保释资格时，审慎考虑他以参与研究的方式服务国家的意愿"。行政方面的障碍扫清后，一个大型项目首先在印第安纳州的特雷霍特联邦监狱铺开了。但是，科研人员很快停止了项目，因为"从事这项试验性研究需要大量病例，现有技术还无法持续稳定地'制造疾病'来支持研究"。[32]

不久，青霉素的疗效得到证实，进一步削弱了持续研究的需求。

乍一看，二战期间的人体试验建构了一个专横与远见的古怪混合物。痢疾、疟疾和流感研究，处处都流露出对受试者权利的漠视——科研人员想当然地在智障者、精神病患者、囚犯、住院患者和医学生身上做试验，却从未想过征求他们的同意。不过，以恶劣环境生存研究和淋病研究为标志，正式、审慎的方案得以形成，向潜在受试者知会试验风险成为规定流程。

发生这些变化，主要是因为 CMR 的管理层和科研人员对某些研究的潜在影响有所考虑。当意识到公众有可能反对，他们就会小心行事。让囚犯感染淋病，可能招致四面八方的抗议风暴：有的人反对囚犯伤害自己；有的人认为该研究将保护滥交者免受堕落行为带来的惩罚，因而大加反对。由于研究方案可能出现在报纸的头版头条，甚至成为呈堂证供，CMR 的负责人如履薄冰地达成了一项科学共识——保护科研项目志愿者的权利具有重大意义。付诸计算和行动之后，科研共同体终于收获了公众对新型医学研究和人体试验的接受。

当然，CMR 和科研共同体仍然相信，自身从事的研究在大部分情况下不会遭受质疑——他们利用无行为能力人和在押犯人作为受试者开展的痢疾、疟疾和流感研究经得住社会的考验。既然如此，在个别案例中对受试者的知情权和自主权有清醒认识的官员，为什么会在其他大部分情况下轻率地对这些要求置之不理？他们怎么能一面在淋病研究中表示"让无法自主表达同意想法的人参与任何试验步骤都明显不切实际"，一面简单粗暴地在痢疾和疟疾研究中使用这样的人呢？

答案始于这样一个事实：在医学研究中大量使用人体受试者的初次尝试发生在战争的大环境中。首先，紧迫感在实验室里弥漫。当前线战士处于疾病的现实威胁之下，时间就是一切。一种战斗思想不但影响了前线，更不可避免地影响了科研战线。于是，任何走捷径或避免冗长程序的做法都获得了正当性。除了极有可能造成负面影响的情况，他们一律全速前进。可是，向受试者告知试验情况并征求同意，为什么会被看作浪费时间，而不是一种必要程序呢？因为，战争环境造成了对征兵、强制兵役和作战任务等程序的依赖——新生的生活事实难免影响到科研人员的思维方式。每天，成千上万的人被迫面对死亡，不论他们是否了解这场战役，以及它背后的战略或动因。科研活动是军事部署的一部分，于是军法仿佛也能适用于实验室。就像兵役局不必向平民取得征兵许可，科研人员也不必向受试者请求试验许可。战争机器的一部分征召士兵，另一部分征召受试者，它们秉承着同样的原则。

此外，利用智障人士作为受试者，似乎符合战时后方理应做出牺牲的普遍认知。所有公民都要——或都应该——为战争做贡献，即使个人要付出巨大代价或承受巨大不便也在所不惜。照此标准，期待精神病患者和智障者也做出他们的贡献，就显得合情合理，即使他们并非出于自愿。科学界自然而然地相信，如果残障人士能以某种方式理解参与试验的性质，或拥有一瞬间的判断力，当被问及是否愿意加入试验并为战争服务时，他们也会同意的。所以，招募他们加入研究不是对他们权利的侵犯，而是基于一种替代性判断：如果他们具备行为能力，一定会自愿加入。

在一个被战争动员起来的社会里，不需要太多历史想象也能轻易发现这种观念的吸引力。盟军的胜利对每个人来说都利害攸关，不论是精神病患者、智障人士还是普通人。既然如此，要求他们做出力所能及的贡献似乎完全可以接受。当同意的社会价值频繁让位于响应征召和服从命令的必要性，医学研究人员利用无行为能力的受试者几乎没有任何后顾之忧。一部分人听从命令，冒着枪林弹雨攻下山头；其他人则听任感染，接着测试疫苗。从没有人说战争是公平的，也从没有人说战争的天平应该向弱势群体倾斜。

如果以传统哲学术语表达同样的观点，就是战争最终将匡扶目的论，而不是道义论。最多数人的最大利益就是最具说服力的信念，它让以一部分人的死亡换得其他人可能的生存变得合情合理——这样的伦理标准为科研事业使用智障人士或精神病患者铺平了道路。当然，这些研究必须具备科学依据，并且已经进行过一切可行的动物试验；但满足这些标准以后，在人类身上，包括那些无法自主表达同意的人身上做试验，仿佛就合法了。

医学研究者初次大规模利用人体受试者留下的教训是，目的当然能使手段正当化；在战时，征服疾病的使命赋予他们遴选谁将为科学进步捐躯的权威。他们还发现，公众能接受这样的决定。只要科研人员致力于潜在的疑难领域，研究甚至还能得到相当的支持。正是这一切构筑起科研人员铭记于心的智识遗产，即使重归和平年代，他们也不会淡忘。

第三章

镀金时代

从二战结束到亨利·比彻告密的 20 年间，人体试验在医学研究领域急剧扩张。即使和平已经重新到来很久，坚持战时规则的科研人员仍为数不少。在战争和征兵制的大背景下萌生的效用主义思想还在延续，同意和自愿参与原则时常被忽略。借用一个美国政治史短语，这是科学研究的"镀金时代"（the Gilded Age）[1] 和自由放任政策在实验室的胜利。1945—1965 年，极少数科研人员和他们的资助者注意到情况的变化。公共政策的重点不是限制科研人员的自由裁量权，而是充分解放资源，提高研究能力，把握研究机会。

战后岁月，科学研究在智识指引和财务支持方面的推动力来自 NIH。它成立于 1930 年，前身是美国公共卫生署下属的一个研究实验室。1946 年以前，NIH 籍籍无名。[1] 在 CMR 和其他战时机构行将退出历史舞台之际，不少科学家和政治领袖（但不是全部）预见到，联邦政府如果放弃自身在科研领域的角色，后果将不堪设想。[2] 战前科研的支持主要来自私立基金会和大学，它们支持力度有限，组织混乱无序。科学研究作为一项不可或缺的活动，绝不能倒退回老样子。[3]

----

[1] 镀金时代，美国历史名词，这一说法源自马克·吐温与查尔斯·沃纳（Charles Warner）合著的小说《镀金时代》，指美国内战结束后到 19 世纪末 20 世纪初的时期。这一时期，美国经济发展、工资和生活水平提高，但贫富差距等社会问题也开始凸显。——译者注

让 NIH 成为和平时期的 CMR 并不难。1945 年秋，OSRD 主任万尼瓦尔·布什（Vannevar Bush）在题为"科学，无尽的前沿"（Science, the Endless Frontier）的报告中提出了实施战后科学研究项目的计划。布什首先列举了医学研究在过去 200 年间取得的成就，并特别提到了它在二战期间令人"惊叹"的表现。从磺胺类药物到青霉素的发现，他历数人类面对天花、伤寒、破伤风、黄热病和其他传染病的胜利。他强调，医学正挺立在英勇无比的探索潮头，在这样的时刻叫停联邦政府的支持，封闭科学的"前沿"是鲁莽之举。

从国会的反应和媒体的评论看，布什的疾呼引起了共鸣。尽管政府与科研人员如何合理分配权力这一问题引发了一些争议，但各联邦机构一致认为政府有必要资助科学研究。[4] "世界医学"，一篇社论称，"正在接近一个光明的新发现时代的大门。一旦穿过大门，一些最具威胁的疾病将被彻底摧毁"。这样断言的论据就在"神药"——青霉素之中，它激发了公众和科研共同体的无尽想象。这样一来，不论对科学进步的期待有多么浮夸，也没人会觉得不切实际。1945 年秋，青霉素抗菌作用的发现者亚历山大·弗莱明（Alexander Fleming）在美国巡回演讲时受到了英雄般的欢迎，他带来了同样振奋人心的消息："我们还仅仅处于这项伟大事业的初级阶段……我们当然能期待在减轻人类痛苦方面做得更多。"[5] 政治人物也来附和，路易斯安那州的参议员约瑟夫·兰斯代尔

（Joseph Ransdell）宣称："我们已经发现了不少流行病的起因，事实上还战胜了它们。只要足够努力，我们在抗击所谓的退行性疾病[1]方面取得同样的成功还会遥远吗？"⁶他的乐观情绪颇具煽动力，直接为建设强有力的 NIH 勾画了蓝图。在参议院，兰斯代尔是新科研项目最有力的支持者之一。媒体也站出来支持扩张 NIH，它们提请公众注意战时经验和青霉素的收益。"化学疗法好像进入了黄金时代"，《纽约时报》评论称，"很遗憾，要不是战争，青霉素恐怕还无法来到医生手中。要让这些对全人类意义重大的发现加速来临，除了科学家天生的好奇心，我们还需要点别的"。⁷

如果全人类的福祉不足以成为联邦政府支持科学研究的理由，那么国家利益总可以。与 1919 年不同，到 1945 年，几乎没有人认为盟军打赢了一场终结一切战争的战争。[2]因此，像海军部长詹姆斯·福里斯特（James Forrestal）这样关心防御战略的人强烈支持扩张 NIH。他表示，美国没有在两次大战之间资助医学研究是愚蠢的行为，切不可重蹈覆辙。⁸"未来的侵略者"，社论家们也写道，"将比希特勒更加来势汹汹，两个大洋也无法为我们赢得建起另一个 OSRD 的时间。可持续系统性研究的必要性已获证明，

---

[1] 由于身体组织的老化和功能减退引发的病症，如阿尔兹海默症（老年痴呆）、骨性关节炎等。有观点认为，退行性疾病是人类战胜致命传染病以后面临的主要健康威胁之一。——译者注

[2] 终结一切战争的战争（a war to end all wars），这一说法源于第一次世界大战，也颇具讽刺意味地用于代指第一次世界大战。——译者注

或许可以把它看作一种军事保险"。⁹

1945 年，战场和实验室带来的双重经验，是按 CMR 的建设路径重组 NIH，给予它慷慨大方的资金支持——以及吸引一支来自大学和医院的科研大军，加入对抗疾病、攻克难题的战斗中来。二战的硝烟还未散去，医学研究又与国家安全紧紧绑定，围绕联邦科研政策的讨论不免夹带战争隐喻：这场已经押下大笔赌注的运动，将是一场向疾病宣战的全面战争。科研人员愈加坚定并流露出这样的态度：取得重大突破的机会前所未有，在它面前，一切——成功就是一切——研究手段都是合法的。

很明显，以上努力的结果首先是 NIH 的蓬勃发展。为了延续 CMR 的工作，国会不仅赋予 NIH 相应职责，还划拨了充裕的预算。1945 年，NIH 获拨款项约为 70 万美元。1955 年，这一数字攀升到 3600 万；1965 年，4.36 亿；1970 年，15 亿，这笔钱资助了大约 11000 个项目，其中要求人体试验的约 1/3。慷慨的资金支持让 NIH 能一面像 CMR 一样管理外部科研项目，资助其他单位的科研人员，一面支持本机构的内部项目。1953 年，NIH 成立临床研究中心。在那里，科研人员能指派本单位工作人员协调开展患者照护和医学研究。按时任 NIH 副院长 J. D. 拉尔（J. D. Rall）的说法，20 世纪 50 年代那段"太平岁月"里在贝塞斯达（Bethesda）[1]

---

[1] 贝塞斯达位于美国马里兰州，NIH 坐落于此。——译者注

工作的人都因"研究领域之广泛和研究兴趣之丰富"震撼不已。[10] 20世纪80年代，美国主要医学院的基础科学机构负责人几乎都曾在生涯的某一时刻在NIH工作，或接受过NIH的资助。

临床中心是一所拥有500张床位的研究型医院。如果患者所患疾病与NIH下属七家研究所中某一家的领域相符，即可转往临床中心。中心重点关注动脉硬化、风湿性关节炎、白血病和精神分裂症等慢性病，当然，它并不完全局限于慢性病。每一位入院患者都是某项正式研究的一部分——也就是受试者——但1965年以前，NIH从未把这件事摆上台面。相反，它模糊了科研与治疗的边界。正如临床中心的患者手册所述，中心将"不断充实知识储备，惠及全民……同时……尽己所能提供最高水平的医疗和护理"。中心的"专家团队（正在）努力工作，既为了您的康复，也为了求取新知"。团队还吸收了一批宗教界和社会服务团体的志愿者，他们将在一些项目中作为正常对照组。NIH的宣传材料迫切地向志愿者保证，他们的福祉将是第一位的，这与NIH向患者的保证如出一辙："正常对照组不会在个人福利遭遇漠视的情况下'被试验'……患者福利将居于一切考虑之首。"[11]

然而，临床中心几乎没有制订任何正式程序或机制来保护患者的最大利益免受科研人员个人计划的侵犯。首先，临床中心没有教育患者对科研方案可能的利益冲突保持警惕，或对科研人员保持质疑态度。材料特别提到"临床中心患者的科研地位"，但还在大谈特谈传统的医患治疗关系，其实质是要求患者信任科研人员："与家庭医生一样，临床中心的医护人员也负有职业责任和道德义务，会尽一切努力造福患者……中心的首要目标，是为了全人类的福祉从事医学研究，追求这一目标不会牺牲个人利益。"可是，NIH 有个无法回避的问题：它的科研人员可以有许多重身份，但一定不是家庭医生；而且，全人类的福祉与特定患者的利益可能相悖。

临床中心没有制订保护人体受试者的正式规定，也没有为科研人员提供可供遵循的准则以保障受试者充分了解科研方案。这导致科研人员—受试者关系的随意性很强，风险收益、副作用、潜在并发症甚至试验流程等基本信息披露与否，都完全取决于科研人员个人。[12] 国家心脏研究所（the National Heart Institute）要求患者在术前签署同意书，但所长唐纳德·弗雷德里克森（Donald Fredrickson）事后发现，向患者解释这些程序"完全不是通行做法"。他认为，如此省略的一个原因是科研人员相信自己的方案不会给患者造成重大风险；在他们看来，既然试验没有明显偏离标准，仅仅在主流疗法或干预手段基础上做了轻微调整，这些微不足道的细节就不必披露了。弗雷德里克森还补充了第二点考虑，但未能指出前后两个论点的内在冲突：科研人员担心披露过多细节会"让患者承担不必要的惊吓，无法理性看待影响自身福利的重要程序"。因此，心外科只让患者签署一份标准的手术同意书，尽管弗雷德里克森承认，手术流程可能完全偏离标准。譬如，"术中有时会实施试验性操作，如……在心脏部位安置用于术后测量的小金属夹等"。心脏病诊断科室也是如此："导管放置期间的任何检测结果或操作流程，以及各类风险的完整报告，都不曾向患者提供。"[13] 结论似乎显而易见，让科研人员与受试者的交流停留在最低限度的因素不是受试者的福祉，而是科研人员的需要。

此外，科研人员可能因为渴望完成研究，在风险评估方面产生偏见。而 NIH 没有内部规章强制他们就这一问题咨询其他同事，他们自己更没有这样的责任意识。关于科研方案在多大程度上偏离了标准流程，他们不需要征求其他科研人员的意见，更别提经过他人的批准了。诚然，NIH 设有一个由下属各研究所及临床中心代表组成的医学委员会，而且 NIH 官员坚持"任何非标准化、有潜在风险或涉及健康受试者的程序，实施前应经专门团队审议"。可是，一位副院长称"没必要将每个项目都交由团队审议"。如果科研人员想了解自己的方案是否涉及"对患者生命或福祉的潜在威胁"，可以自主寻求医学委员会的建议；但如果科研人员认为自己的方案没有危害，他们也可以自由地实施方案。选择权在他们手里，当然没什么人向委员会求助，非正式咨询甚至都没能成为惯例。以心脏研究所为例，连所长一职在 1953—1961 年都是空缺的。据弗雷德里克森说，这导致"一股'绝望感'在临床同事中蔓延，在科学研究和临床照护更日常的方面，不带偏见的审查也是缺位的"。[14]

其他 NIH 下属研究所的科研人员也一样随意。患者或许会收到一份对治疗方案的概括描述，但往往得不到细节讲解。有些科研人员要求患者签署一般责任豁免书，其他人则仅在病历上记录自己曾与患者讨论过有关事项。但是，NIH 自己并没有固定流程或要求来保障受试者听取试验程序讲解，并在确认自己充分理解、自愿同意的基础上参与试验。据国家精神卫生研究所（the National Institute of Mental Health）临床研究负责人罗伯特·科恩博士（Robert Cohen）报告，"只有很小比例"的患者签署过专项同意书。即便如此，同意书往往不会明示"治疗的负面作用"。负责国家癌症研究所（the National Cancer Institute）临床研究的官员指出，有的同事遵守正式程序，有的则按照非正式程序行事。关于与受试者沟通的方式或内容，科研人员内部都无法达成一致。[15]所以，科研人员应该设法取得受试者的同意，在国家癌症研究所已经形成一般认识，但还缺少统一政策。

NIH 科研方案的同行评议以同样的模式进行着。按照官方说法，临床中心的照护工作由临床医生和科研人员共同负责。NIH 的负责人承认，在床旁或委员会上的讨论是高质量医疗和研究的保障。表面上，同事是在互相评判工作的科学价值和伦理正当性，但是，这一机制的及时性和有效性欠缺制度性安排。在有的研究所，科研方案的集体决策发生在服务主任组织的病房巡诊中；还有些研究所的部门主任和科研负责人将面对面地讨论具体项目，但会面期限不定、频率不高。在正式体系缺位的情况下，每个人都承认会有科研项目"钻空子"。当国家癌症研究所的临床所长被问道，"在集体讨论或服务主任审查之前，研究所的医生能不能执行某种全新或不同常规的程序"？他的回答是"理论上有可能，现实中不大会发生，而且我们假设高级研究员应该会与他们的上司围绕研究成果展开持续讨论。"[16] 20 世纪 50 年代，NIH 官员显然不打算承认假设与现实可能大相径庭，有可能堵上漏洞的唯有详尽的指导方案和规程。至于他们自己，则已经准备好让科研人员掌控决策制订了。

该政策首先反映出临床中心将科研人员—受试者关系等同于医生—患者关系的观念。[17] 就像临床治疗，患者福祉（即使他们现在是受试者）在医学研究领域同样高于一切。带着这一预设，临床中心的负责人毫不迟疑地把医生在诊室里享有的决断权转移给实验室里的科研人员。事实上，NIH 曾要求医学委员会对人体试验方案予以正式审查和批准，但这唯一的一次仅涉及正常志愿者。NIH 对待他们的态度与对待患者完全不同，正是因为他们不是医患关系的一部分。由于受试者是健康的人，科研人员不能援用临床责任模型，NIH 在这里——也仅仅是在这种情况下——认为不能单方面信赖科研人员的判断。

第二，在临床中心的想象中，如果科研人员关注伦理问题，就会自己找同事商讨的。不论安排得多临时，同行评议或多或少能提供必要的检查，从业者也会自我约束。另一种选择——坚持向患者阐明试验情况并征求正式同意——在 NIH 的科研共同体看来，这不过是个空洞的仪式。面对试验方案，非专业人士缺少科学知识，又难以表达想法，特别是在罹患重病的时候。"一般的患者"，一位负责人表示，希望"尽量避免在利益攸关的事上犹豫不决。他宁愿（实际上也没得选）相信这样一个至高的信念——医生和研究院将把他的利益放在首位"。在临床中心，他特别说道，"患者认为自己……得到了相对少数人才能拥有的机会"。[18]这些患者不大会质疑或反对医生的判断，他们倾向于信任医生，不论医生披着的外衣是科研工作者还是治疗者。这就是所发生的事情。

至少有的 NIH 首脑能认识到，造成程序绵软无力的因素是其他一些截然不同的考虑——大量智力和情感投资已经投入研究，人们都相信，实验室终将给疾病的巨大疑团带来答案。鉴于在 NIH 系统身居要位、呼风唤雨的人是科研人员，不是临床医生，规则的缺位实际反映了科研人员延续实验室独立性的偏好。"在NIH"，菲利普·卡登博士（Phillipe Cardon，他是一名精神科医生，不是专职研究员）发现，"照顾患者被认为不像做临床试验那样具有突出的挑战性和重要性，回报也不高……如果我们对照顾患者的兴趣超过搞研究，我们也不会来这里了。想让优秀的科研人员统统成为优秀的医生很不现实（反之亦然）"。卡登本人不太担心规则缺位引发的问题，至少他相信，科研人员能"分清是非"。当他们为了公共利益"将患者'置于险境'"，他们会掌握适当限度。卡登还问："临床研究手段的合理性取决于结果吗？"[19] 他的回答近乎一种附条件的肯定，限定条件是危害不能太大，而潜在的公共收益十分可观。

卡登挑起这个话题后，立刻启发了一批 NIH 同事，但也让其他同事感到困扰。"我们处于防御地位"，一名同事回应道，"因为不论喜欢不喜欢，我们都曾或多或少地利用目的论证手段的合理性"。在这里，我们每个人都发现了另一个问题，即"一个人容易沉迷于科学研究的重大意义中"。也有人让步，承认科研人员有"特殊的视角"（其他人可能会说，这是自利的视角），这一视角能引导科研人员将风险控制在最低限度，同时让试验成果造福全人类。这些令人关切的问题不但没有对 NIH 政策产生影响，而且事与愿违，对科学研究终极价值的信心助长了自由放任，并让它正当化了。这样一来，科研人员将独享自由裁量权，并自行权衡风险收益。一位研究所负责人一锤定音："如果我们不从事临床研究，全社会将处于危险之中。"[20]

NIH 有着坚定的立场，它不会通过制订程序或指导方针的手段介入自己支持的外部研究。到 1965 年，NIH 的外部支持项目是大学和医科学校最重要的科研经费来源。据估计，NIH 支持的项

目"有 1500—2000 个，从名称上看很可能涉及人体受试者"。可
是，项目规则没有关于人体试验行为的规定。NIH 内部备忘录也
披露，它在审查"临床研究项目时奉行与审查其他项目同样的标
准"。NIH 工作人员的确发现，不少科研人员"在没有被正式要求
提供试验信息的情况下……也可能介绍……本机构关于知情同意
和其他有关职业伦理的规定"，审查人员也往往能自发地"对资助
项目的伦理问题予以审慎考虑"。然而，这些主动披露和讨论的自
发性和任意性很强。据 NIH 官员报告，"几乎没有人打算在临床
研究规范方面培育共识，甚至也没人试图厘清现存伦理议题的实
质"。21

在填补这块空白的工作中，大学做了为数不多的贡献。路易
斯·韦尔特博士（Louis Welt）来自北卡罗来纳大学医学院，是人
体试验伦理众多关注者中的一员。1960 年，他调查了大约 80 所
高校医学院系的科研工作和指导方案。他报告，在有回应的 66 个
医学院系中，"已制订程序性文件的只有 8 个，已设立或赞成设立
委员会来审查人体试验的只有 24 个"。22 此后不久，波士顿大学
新成立的法律—医学研究所（the Law-Medicine Research Institute）
做了类似调查，进一步证实了韦尔特的发现。在接受调查的 52 个
医学院系中，只有 9 个已经正式制订涉及人体试验的科研项目批
准程序，对该程序感兴趣或计划引入的只有区区 5 个院系。倒是
有 22 个院系设有同行评议委员会，但委员会仅扮演顾问角色。23

这两项调查反映了一个普遍信念：科研伦理事项最好留给科研人员自己判断。在计算受试者风险收益，向受试者分享他们有必要掌握的信息，并最终判断受试者的参与是否自愿、知情等方面，科研人员确实居于最优地位。波士顿大学的调查指出，医学科研共同体"对制订科研伦理指南、公约或程序持普遍怀疑态度"。韦尔特得出了相同结论，但他认为："委员会无法承担这样的职责……这一职责必须掌握在科研人员手里。"咨询同事可能管用，但"责任终将在科研人员的心灵中归位"。[24]

的确，没有任何职业欢迎监管。对于个人来说，无论从事实验室工作还是办公室工作，都希望受人信任并保持独立。医学研究者和科研机构（NIH 以及几乎全部大学医学院和教学医院）都认为科研人员的特权不容侵犯，监管需要充分理由。或许，任何行动力强的团体都会有相同的反应。它们放大自己工作的重要性，让他人的牺牲看起来微不足道，这样做很少招致评论家的指责。还有一件令人困惑的事，科研人员权力的扩张在战后几十年中都不曾在医学界以外激起过强烈反对或辩论。国会、学界和媒体都没有呼吁过设立监督委员会，或制订正式的原则和公约保护人体受试者。[25]

公众对人体试验的反应很可能是另一派景象。毕竟，1945 年和 1946 年的纽伦堡审判给整个人体试验领域投下了阴影。纳粹兽行的曝光——为了解人体耐受极限，让受试者持续浸泡在冰点以下的水中直至冻死；为研究 X 射线对外生殖器的影响，就阉割受试者——很可能令美国下定决心建立一套更严苛的科研监管体系。而且，美国在战争期间开展的研究也引发了问题，并招致更严密的监督。一些人可能认为，美国人离希特勒在 1942 年鼓吹的名言已经不远了——"原则上，只要符合国家利益，就该准许人体试验。"此外，"集中营或监狱里的人在战争期间毫发无损，德国士兵却遭受着难以忍受的折磨"，这简直不可接受。事实上，在纽伦堡审判中，纳粹医生的辩护律师就紧咬上面的观点不放。当法庭控诉被告对美国囚犯做试验的行为时，律师告诉法庭"近年长期存在对非自愿受试者实施医学试验的情况，即使德国以外也是如此，请不要忽略这一事实"。[26]

关于科研伦理的指导方针，纽伦堡国际军事法庭颁布的《纽伦堡法典》虽然存在瑕疵，但也许能为美国提供借鉴。其中条款与美国曾经实施过（和仍在实施）的一些医学研究紧密相关。《纽伦堡法典》开篇宣告："人体受试者的自愿同意极为重要。这意味着，受试者必须在法律上具备同意的行为能力。"按照这一原则，精神残疾人就不适宜充当受试者——可是，美国的科研人员没有遵循该原则。此外，公约强调受试者"应处于能够行使自主选择权的状态"，这让美国利用囚犯充当受试者的行为遭遇质疑。《纽伦堡法典》还声明，人体受试者"应对试验内容具备足够的知识和领悟，以便在理解和无偏的基础上做出决策"。因此，尽管有美国的先例，人体试验并不应该招募精神病患者或智障人士。

然而，在战争结束初期，除了极少数例外，这些议题没能在美国收获持续的分析。纽伦堡审判描绘的那些惨绝人寰的事件，以及借此形成的伦理原则没有对美国科研产生很大影响，审判本身甚至也没有收获多少媒体报道。1945—1946 年，《纽约时报》对纳粹科研的报道寥寥无几；1946 年秋，42 名医生被起诉的新闻在第五版，开庭新闻在第九版。[27]（1947 年 8 月的有罪判决公告在头版。一年之后，七名战犯被处决的新闻放在了末版。）接下来的 15 年间，医学或通俗刊物提到纽伦堡的文章也屈指可数。

沉默在一定程度上反映了战后对暴行记忆的压制情绪。但更重要的是，科研人员和评论家不觉得纽伦堡那些事与美国的局面有直接关联。逾越底线的是纳粹，不是医生；有罪的是希特勒的鹰犬，不是科学家。哈佛医学院外科学教授、肾脏移植先驱人物弗朗西斯·穆尔（Francis Moore）对试验伦理格外敏感，对人体试验的困境也有超前于其他同事的认识。但即使是他，在谴责纳粹暴行时也会刻意帮科学和非德国人撇清关系。1960 年，他在一次药物科研讨论会上说，"达豪（Dachau）和贝尔森（Belsen）[1]的可怕梦魇将永远鞭挞所有人的良知"，但教训将"特别铭刻在德国人的良知里"；此外，"故意给人施加痛苦和酷刑的悲剧永远无

---

[1] 达豪和贝尔森均为德国地名，纳粹德国在两地设立集中营并实施了惨绝人寰的人体试验。——译者注

法抹去，但德国'科学家'的人体试验酿成的讽刺性悲剧之一是，它们没能产出任何优秀的科学"。[28]

纽伦堡悲剧的起因不是医学，而是疯狂。很少有人注意到，不少法西斯凶犯都是接受过大学教育并供职于高校的科研人员，还有许多人毕业于一流医学院，前途一片光明。流行观点则相反，认为他们都是彻头彻尾的纳粹分子。也就是说，他们的所作所为以及法典规定与美国毫无干系。[29]

其他关于纽伦堡审判的文章没有汲取国家有必要对试验加以监管的教训，恰恰相反——它们认为国家不该干预医学。纽伦堡成为一支棍棒，意在打击"社会化医学"（socialized medicine），而不是监督科学研究。[30] 这一论调奉行的逻辑是，暴行都是政府干预科研的结果（这里倒没有把纳粹政府与其他政府区分开），科学是纯洁的——政治是腐化堕落的。因此，国家通过侵入医生—患者关系或科研人员—受试者关系以控制医学的做法，实则是戕害医学。

即使有臭名昭著的事件盘踞新闻头条，把人体试验无法无天的一面暴露无遗，惯于漠视的温和派也很难受到影响。1962年，当埃斯蒂斯·基福弗参议员（Estes Kefauver）即将平息一场旷日持久但收效有限的制药公司定价监管运动时，沙利度胺（thalidomide）事件爆发了。在欧洲，有自发性流产或早产风险的孕妇广泛使用这种药物，它当时也正在接受 FDA 的安全性评价。一位名叫弗朗西斯·凯尔西（Francis Kelsey）的 FDA 官员对欧洲的药物试验的质量不满意，因而延迟了批准。在此期间，沙利度胺与出生缺陷（以先天畸形或四肢缺失为典型）的关联被发现。虽然躲过一场浩劫，但还是有约两万名美国人按照与制药公司签署的协议，在试验中使用过沙利度胺。其中，有 3750 人处于育龄，624 人据报告已经怀孕。然而，精确的用药人数难以统计，他们的身份也不完全清楚，这在很大程度上是因为制药公司和试验中开具处方的医生记录得过于草率。基福弗紧紧抓住了这桩丑闻的契机，推动更加严厉的监管。最终，国会不仅授权 FDA 测试药物的安全性（FDA 自 1938 年以来一直拥有这项职权），还要测试药物的有效性。

在该法案的听证和辩论程序中，议员们非常惊讶地发现，不是所有接受试验性药物的患者都清楚自己正在参与一项试验。很多服用沙利度胺的受试者压根不知道自己是药物试验的一部分，当然也没有表达过同意。纽约州的雅各布·贾维茨参议员（Jacob Javits）深感不安，他对基福弗的法案提出了一项修正案，这推动卫生、教育与福利部（the Department of Health, Education and Welfare）部长颁布了法令："在已有确凿建议显示该（试验性）药物的人体安全性尚未证实的情况下……任何临床研究均不得提供该药物。"[31] 人们或许认为该法令的出台从迫切性和公正性来说都无可非议，如果试验性药物的安全性尚未证实，受试者当然有权知悉并自主决定是否用药。然而，随后的辩论不温不火，贾维茨修正案的初始版本没能延续多久。直到 1962 年，保护人体受试者的基础性规定都没能出台，背后原因清晰反映了医学科研的监管为何如此不受欢迎。

贾维茨中肯地为自己做了辩护。他向同事保证自己不反对人体试验，也完全理解它在医学发展进程中扮演的关键角色（"我深刻懂得，一些风险必须得承受"）。然而，"未经受试者同意，绝不能无视程序、一意孤行……（否则）个人的尊严、责任和自由何在"？尽管做了一番辩解，贾维茨意识到修正案还是遭遇了阻力，并希望通过改变措辞的方式来挽救它，例如将文本中的卫生、教育与福利部部长"应当"（shall）改为部长"可以"（may）；在修正案的弱化版本中，干预从强制事项变成酌定事项，按照部长可能的想法，修正案还保留了大量例外。贾维茨澄清说，自己的议案仅仅会对安全性尚不明确的药物的管理产生影响，他并不要求医生告知义务覆盖一切开出的药物。[32]

即使这是一项对科研人员的基本要求，贾维茨也没能说服他的同事予以接受。首先，参议员们的回应极为谨慎，因为他们长期把试验与治疗、科研人员与医生混为一谈。正是模糊的界限让NIH 选择了自由放任政策，也是同样的原因削弱了国会的监管意愿。参议员们担忧，强制要求医生向患者告知试验性药物的信息，会迫使医生将致命疾病的诊断结果告诉患者；为了给患者使用新药，医生不得不让患者知道自己罹患危及生命的疾病。例如，科罗拉多州的约翰·卡罗尔参议员（John Carroll）据说是贾维茨修正案的同情者，他说："我认为在通常情况下，当一个人……去看医生，他就有权知晓自己得到的是不是未经试验的药物……我坚信，每个人都有权知晓自己是否正在接受试验性药物的治疗……知晓自己是否像豚鼠一样被利用了。"既然如此，为什么还反对修正案呢？因为"严格、强制、可预见的要求，会阻挠医生在极端紧急的情况下救助患者。"来自密西西比的参议员詹姆斯·伊斯特兰（James Eastland）强调："也许这种试验性药物只消一针，就能给患者带去生的希望。"辩论甚至还转向患者昏迷的情况，辩论过程进一步显示，参议员根本无法区分患者行为能力的不同状态，也无法区分紧急情况和非紧急情况。于是，一名参议员反对这项动议的原因是，它将阻止昏厥患者得到潜在的救命药："怎么可能告知昏迷不醒的患者，他正在使用试验性药物？"[33]

在参议院、NIH 临床中心和数不清的大学医院，诊室道德观给实验室活动披上了合法外衣，对医生的信任给科研人员提供了保护。在分辨受试者和患者的能力方面，立法者并没有比 NIH 官员高明多少。于是，监管试验的努力——不论多么合情合理——都被转译成监管治疗的尝试，而对治疗加以监管被认为是既不必要又徒增烦恼之举。要想有所改观，首先必须把科研人员和医生、实验室和诊室区分开来。

此外，试验与治疗的含混不清也反映出人们对创新前景的过分乐观。听证会或许受到了沙利度胺事件的深刻影响，可一旦讨论科研监管问题，参议员们就会把每一种新药都看作未来的青霉素。他们臆想这些试验终会成功，试验药物将成为救命良药，因而在启动干预方面犹豫不决。辩论阶段，参议员们时常提出一些试验性药物取得成功的虚构案例，诸如神奇的新注射液、救命药丸、起死回生的药方。为了衡量监管带来的影响，他们采取的方法不是风险计算，而是夸大收益。幻想超越了惨绝人寰的噩梦，占据上风：科研人员能找到医治致命疾病的灵丹妙药，能唤醒昏迷的患者，他们不该受到行政监管的束缚或羁绊。

带着这些预设，国会连明确要求科研人员在药物试验之前取得受试者许可这样简单的事都没有兴趣做，就不显得十分奇怪了。经再三请求卫生、教育与福利部部长推动立法，贾维茨修正案最终得以通过。分发试验性药品的科研人员必须取得受试者同意，"除非他们认为不可行，或经过最审慎的专业判断后认为此举不利于受试者的最大利益"。[34] 限定条件去掉了修正案的核心，仍旧赋予科研人员广泛的自由裁量权，让他们来判断告知的可行性或患者的最大利益这样模棱两可的标准。

1945—1965 年，偶尔会有学术会议或学术组织试图深究人体试验问题——波士顿大学法律—医学研究所是一例。不过，更典型路径的代表是全国医学研究协会（NSMR, the National Society for Medical Research）。为了应对反活体解剖人士的声浪，NSMR于 1959 年成立，并首次召开了主题为"临床研究——法律与伦理面相"（Clinical Research-Legal and Ethical Aspects）的会议。与会者声称"法律未能跟上现代医学的发展"，并做了一些极具现实意义的分析：包括《纽伦堡法典》的不足之处，以及同行评议对人体试验的价值。但这次会议——实际上，还有 1945—1965 年关于伦理学与人体试验的大部分资料——最值得注意的特征，是它的克制。大会讨论让问题看上去更像是概念性的，而不是现实存在的；是学术性的，而不是亟待解决的。在讨论中，不存在危机感，不存在生死攸关的性命或受损的信任，也不存在丑闻的迹象。当路易斯·韦尔特博士探讨取得非强制同意的难点时，他的焦点是医学生，而不是监狱里的囚犯或收容院里的精神病患者。有一名同事曾在 NIH 临床中心审查人体试验，他的发现是现行指导原则完全足够（只需"根据经验轻微调整"）。对于这些原则的落实情况，他一言未发。[35]

当讨论参与者瞥见科研人员与受试者之间的冲突，以及最广泛人群的最大利益与个体权利之间的冲突时，他们明显感到不安。于是，他们开始混淆差异，或利用其他手段以确保科研事业免遭严重损害。因此，1959 年的 NSMR 大会报告区分了不同情况的轻重缓急："涉及人体受试者的医学研究标准必须意识到，利用受试者测试新方法、新材料和新药物是公共利益的一部分，有着迫切需要。个人人身权利的保护……能与利用人类——不论健康或患病——作为医学研究受试者的公共必要性并存。"测试新方法是首要目标，但个人权利将与之并行不悖。报告确实宣称，招募未成年人或无行为能力人做试验，应当取得受试者父母或监护人的同意。"此外，试验应关乎受试者的重大利益，或可能带来合理增益。"但是，报告作者大概意识到这一标准与战时做法相去甚远，于是添加了一条关键限定："在国家紧急情况或试验意义极其重大时，不符合这项要求也可能是正当的。在上述情况下，这些不能自主同意的受试者如能加入，将构成时间或空间上的战略资源，这是通过其他途径难以得到的。"尽管报告承认，"纳粹就藏在这种合理化解释的背后……（而且）除非面临绝境，这种解释压根就不该考虑"，但它还是回溯地接受了战时科研人员的做法，并允许科研人员一旦发现"极端重要"情况的苗头即可便宜行事。[36]

　　按照这一精神，几个跨国医疗组织在战后几十年里以《纽伦堡法典》为基础，颁布了自己的人体试验指导方针。然而，这些工作基本与美国团队无关；除了专门研究该领域的极少数人，这些公约没能在美国引起广泛关注，它们对制度变革的推动作用也非常有限。[37]作为全科医生而非专科医生或医学科研人员的利益代表，美国医学会设计了一套科研公约，但它的规定太模糊，而且缺乏强制措施。美国医学会的公约要求人体受试者自愿同意，但对以下问题未置一词：科研人员应披露哪些信息；如果需要监控试验程序，谁应该担此重任；以及，利用被收容的精神病患者等欠缺行为能力的受试者做试验，应遵循哪些伦理规则。公约确实谴责了对囚犯做试验的行为，它明确规定"不允许犯有杀人、强奸、纵火、绑架、叛国或其他严重罪行的人参与科学试验"。[38] 但这一规定的初衷是保护公共安全，而不是保护罪犯权利。美国医学会认为假释委员会对囚犯志愿者过于慷慨，让提前获释成为他们承担医学风险的回报，让这些冷酷无情的犯罪分子过早地回归社会。[39]

总而言之，在二战刚结束的岁月里，从事实验室工作的美国科研人员没有受到任何外部限制。在实施人体试验时，他们享有的自主权仅受到他们个人良心的约束，没有同事、资助方、大学或其他公私机构监督他们。科研人员行使这项自由裁量权的方式以及他们留下的记录，成为亨利·比彻分析思考的核心内容。通过他的案例研究，我们将看到对医学科学不加约束有多危险。

| 第四章 |
医生吹哨人

亨利·比彻其人的生涯中，几乎没有什么线索预示他将成为那个以最扣人心弦的方式揭发战后数十年里的科研人员滥用自由裁量权的人。不同于一般的吹哨人，比彻在职场春风得意。尽管他的姓氏在美国历史上相当出名——他的亲戚包括哈丽雅特·比彻·斯托，也就是林肯口中引发美国内战的那位"小妇人"[1]；还有亨利·沃德·比彻（Henry Ward Beecher），在因通奸事件声名扫地之前，他是一位闻名遐迩的牧师——然而，亨利所在的支系不算兴旺。他在堪萨斯长大，生活简朴，并在堪萨斯大学完成学业。他天资聪颖、雄心勃勃，又顺利进入哈佛医学院接受全科医学训练，接着留在了哈佛，同时也是麻省总医院（MGH, the Massachusetts General Hospital）的一员。比彻很受器重，当哈佛和麻省总医院在 20 世纪 30 年代末推动麻醉学领域职业化时，比彻领受了这一使命。他出色地完成了工作，随后任多尔麻醉学讲席研究教授，并出任系主任一职。[1]

　　是什么驱使比彻着手分析人体试验，并将发现公之于众？在医学界，麻醉师的确常常扮演第五纵队的角色。比彻的职责是每天观察同事在手术室里的行为，然后探讨他们的长处和不足。他还或多或少有些特立独行，乐于与人论争。例如 1954 年，他以第一作者身份完成了《与麻醉及手术相关的死亡研究》（A Study of

---

[1]　据传，林肯曾在美国内战期间接见斯托夫人，戏称她的小说《汤姆叔叔的小屋》引发了大战，但这一事件的真实性成疑。——译者注

the Deaths Associated with Anesthesia and Surgery），这篇文章充斥着评头论足的话语。它的目标是确认"如果手术患者在接受全面护理过程中发生事故，麻醉应在多大程度上承担责任"，其他人称之为麻醉剂死亡率比较研究。比彻的主要发现是，箭毒这种广受欢迎的新型麻醉剂与死亡率的显著升高存在关联。而比彻的愿望又一次充满争议，他希望"该研究能通过引导公众关注这些问题，引起更尖锐的批判，进而推动进步"。事实如他所愿。[2]

比彻对科研伦理的关切也与他的个人经历有关。作为一名兢兢业业的科研人员，他时刻准备利用自己的科研才华促进社会目标的实现。20 世纪四五十年代，他的主要兴趣是药物对疼痛、行为和感知的影响，他是该领域的领军者。这一课题与军事密切相关，二战期间，比彻曾与美国陆军密切合作，并将这种关系保持到冷战的头几年。他研究的问题包括哪种麻醉剂最适合伤员，同时还提示军方注意他认为的"麻醉的第二大力量"，也就是麻醉剂充当真话血清的潜力。总之，比彻的研究直接与服务社会相关，在此过程中他越发敏锐地注意到，自己的处境是多么微妙。

不过，比彻最重要的思考是他对好科学（good science），或者说精心设计、完善构建的科研方案的贡献。他是最早强调在药物试验中引入对照法的人之一，他认为如果不这样做，科研人员将无法排除安慰剂效应，也就不能准确测定新药的效果。作为科研人员，比彻影响最深远的贡献是发现了不同剂量的药物促进患者康复的机理；他计算得出，"治疗剧烈疼痛的大剂量吗啡产生的镇痛作用，平均接近一半应归因于安慰剂"。因此，如果不拿试验结果与一个使用安慰剂的近似组别对照，就难以了解药效。"科学家和医生"，比彻在 1959 年强调，"面对着一系列令人困惑的新药剂。富有同情心的医生有时会过分迫切地接纳它们，并开给身陷困境的患者，以期有所帮助。面对滚滚而来的新药洪流，唯一实际的希望是采取合适的对照和定量方法"。[3] 因此，比彻最担心的事情是伦理疑点可能让试验的合法性遭遇质疑，导致医学发展的第一推动力名誉扫地。差劲的伦理将弱化对好科学的追逐，后果将是普遍的漠视和老式庸医的横行。[4]

比彻在 20 世纪 50 年代末首次提出科研伦理的时候，只有少数人有同样的关切。20 世纪 60 年代中期以前，他的观点一直没有得到广泛关注。突破出现在 1965 年 3 月，当时厄普约翰制药公司（Upjohn）赞助了一场药物研究会议，会议在威斯康星州的布鲁克洛奇（Brook Lodge）[1] 召开。比彻发表了一篇关于临床研究伦理的论文，文章走出对基本原则的探讨，直击案例。尽管他没有点出科研人员的姓名，但也讨论了多项公开发表的具体研究方案，它们的伦理状况令比彻十分担心。比彻使用真实案例的做

---

[1] 该地实际位于美国密歇根州，但原文如此。关于布鲁克洛奇的信息，可参见厄普约翰制药公司前员工杰里米·温克沃思（Jeremy Winkworth）创办的网站，相关页面的地址是 http://www.upjohn.net/brooklodge/brooklodge.htm。——译者注

法吸引了媒体注意,《纽约时报》和《华尔街日报》双双对他的演讲进行了长篇报道。[5] 同事们也对他的言论表现出不同寻常的兴趣,但绝不都是友善或赞许的。"我实在深受这次极端耻辱经历的折磨",布鲁克洛奇会议后,比彻曾这样对一位朋友说。他还特别提到,哈佛医学院同事托马斯·查默斯博士和戴维·鲁茨坦博士(David Rutstein)"专门召开发布会驳斥我的观点,可他们甚至都不清楚我能不能出席。他们事先准备了声明,我还没来得及发言,会议就结束了。查默斯指责我是一个不负责任的说大话者,鲁茨坦与他一同出现,但没有发言"。[6] 比彻似乎也没料到反应会如此激烈,但他立即着手为自己辩护。如果注意到他投入这项工作的方式,你会发现他相当享受这次契机。

比彻的策略是把布鲁克洛奇会议的报告改写成专业期刊文章,通过介绍真实发生的研究方案,说明人体试验的伦理困境。他毫不费力地收集了大约 50 个在他看来伦理可疑的案例,于 1965 年 8 月将文章(案例仍然没有脚注)提交给了《美国医学会杂志》(*JAMA, the Journal of the American Medical Association*)。在一封投稿信中,他告诉编辑约翰·塔尔博特(John Talbott),这篇文章代表了"我近十年来的缜密思考之大成。包括麻省医学会会长在内的很多人已经读过这篇文章,尽管他们震惊于文中信息,但一致认为应该发表本文,而且越快越好。我衷心希望您认可本文适合在贵刊发表……在我看来,贵刊是最适合发表本文的刊物。文章篇幅很长，但我认为如果大幅删减，它将难以保留迫切想要表达的原意"。当塔尔博特回复将把文章送交外审之后，比彻再次写信强调了《美国医学会杂志》发表这篇文章的重大意义："去年，我在一次闭门医学会议上做了一场口头报告，至今余波尚在……毫无疑问，它击中了很多人的关切。"[7]

10月，塔尔博特退回了文章，并告诉比彻两名审稿人无一同意发表。其中一人认为，"用原文 25% 的篇幅，展示 10 个带注释的例子就足以讲好这个故事，可是文章呈现的是 48 个没有注释的例子"。另一位审稿人认为，文章"组织糟糕，坦率地讲，我很惊讶像比彻博士这样一位睿智的医生会希望你审阅一篇这样的稿子。如果他改变主意，只要文章经过充分修订并删掉 90% 的例子，我将有兴趣再看一看"。塔尔博特显然没有兴趣发表一篇像这样的争议性文章，他指出比彻曾两次拒绝对文章大幅删改，因此他没有给比彻回心转意或修订文章的机会。他认为，比彻最好"另找一个编审委员会从头开始"。[8]

于是，比彻转向《新英格兰医学杂志》。这一次，他提交了一份略加改动并完全注释的副本，约瑟夫·加兰博士（Joseph Garland）和两名助手（加兰博士称他们为"智囊团"）逐一审查了每个案例；他们建议省略大约一半的案例，这明显不是为了腾空间，而是因为他们认为并非所有案例都扣人心弦。作者与编辑还曾在其他问题上拉锯，但比彻接受了建议，并且没有因为评审意见在他看来"低估了问题"而不悦。[9]

比彻意识到《新英格兰医学杂志》因发行量不敌《美国医学会杂志》的苦恼后，把文章即将发表的消息透露给了媒体，同时提醒麻省总医院院长约翰·诺尔斯（John Knowles）"巨大争议"可能接踵而至。"不出意外的话，我将遭遇疾风骤雨般的抨击。为了医院的声誉，我已尽最大努力确保材料的选用经过深思熟虑，并且真实准确，没有夸张成分。"[10]

比彻的控诉是强劲有力的。就像那些经典的揭发事件一样，比彻的文章激发了一种不信任感，显示类似做法已经在缺少审查和许可的情况下持续了很久。以下三个案例是全部22个案例的缩影。

案例16：本研究旨在确定传染性肝炎的易感期。人工诱导肝炎的工作在一家收容智力缺陷儿童的机构进行，一种轻症肝炎在那里流行……世界医学会（the World Medical Association）的一项决议明确指出："在任何情况下，医生都不得采取任何削弱人类身心抵抗力的手段，除非该手段经严格确认符合患者利益，系出于治疗或预防目的。"我们无权为了造福他人，而让一个人承担受伤害的风险。

案例17：作为癌症免疫研究的一部分，试验向22名人体受试者注射了活性肝癌细胞。根据一篇近期的综述，受试者（都是住院患者）"仅仅被告知将得到'一些细胞'——'癌症'一词完全被省略掉了"。

案例 19：试验在支气管镜检查中，将一根特殊的针通过支气管插入受试者的左心房。接受该操作的受试者数目不明，其中既有心脏病患者，也有健康受试者。作为一项新技术，其危害一开始还完全不明确。利用心脏功能正常的受试者，并非出于他们的潜在利益，而是为了其他患者。[11]

登上比彻耻辱名单的科研项目有不尽相同的方法和目标。有些科研人员旨在探索生理反应（案例 19）；有些人试图更深入地了解疾病（案例 16 和案例 17）；还有些人是为了测试新药（案例 4），或弃用一种已知有效的药物，以测试另一种药物的效果（案例 1）。然而，这些案例没有告知受试者试验信息或征得他们的同意，就将他们的健康与福祉置于险境，无一例外。比彻报告称，论文最初援用的 50 项研究方案中只有两项取得了受试者同意，而且他怀疑这两项也已经远远超出许可范围："一般患者只要知情，就不会冒着健康或生命危险为'科学'献身，每一位训练有素的医生都懂这个道理。当存在这样的风险，还有这么多患者加入试验，足可认定知情同意并未在各种情况下得到落实。"后来有人质问他，也许这些科研人员实际上取得了同意，只是疏于在发表的成果中提及？比彻认为，如果一群罹患链球菌咽喉炎的士兵明知参与试验将得不到青霉素治疗，进而面临感染风湿热的危险，在这种情况下还相信他们会自愿参与试验是不切实际的（正如案例 1）："我曾在一所大型医院的病房里工作了 35 年，（而且）清楚地了解，如果试验将给患者带来不可逆的伤亡，他们就不会……自愿投身任何试验。"[12]

比彻的案例并非少数特例的代表；相反，他的清单恰如其分地描绘了 1945—1965 年，主流科研人员是如何运用他们无所不包的自由裁量权的。这一说法出自一篇综述，它汇集了比彻的 22 个案例的原始文章——这也是比彻的文章被《新英格兰医学杂志》的编辑接收后，出现的第一篇案例综述。（22 个案例的完整注释见附录。）

比较 22 篇原始文章和比彻的文章，首先不难发现的是，比彻控诉的力度并非源于方法的复杂性或科学性。案例选择是模糊甚至武断的，不是某种随机调查或系统调查。在比彻自己看来，这些案例不过是他在阅读《临床研究杂志》或《新英格兰医学杂志》时找到的合适案例和项目。这样一来，这份包含 22 个案例的清单有很多不同寻常之处，就不那么奇怪了：足有一半研究涉及心血管生理学（案例 6—案例 13、案例 19—案例 21），还有两项的研究地点在英格兰（案例 15 和案例 19）。但是，不论筛选过程有多么随意，比彻选取的都是主流科学话题——实际上，就是前沿科学话题。从科研人员的职业背景、资金来源和刊物水平看，这些案例往往来自顶尖机构的领军科研人员，他们都致力于解决医学领域一些最重要的问题。比彻叙述的是科研精英的临床伦理问题，这些精英已经或注定将功成名就。

比彻的 22 个案例都是同时代的，全部发生在战争结束后不久。其中一篇论文发于 1948 年，13 个发表于 1950—1959 年，还有 8 个发表在 1960—1965 年。发表成果的都是权威期刊：6 篇刊载于《新英格兰医学杂志》（案例 1、案例 4—案例 6、案例 14、案例 16），5 篇刊载于《临床研究杂志》（案例 8、案例 10、案例 13、案例 15、案例 20），《美国医学会杂志》发表了两篇（案例 2 和案例 9），还有两篇发表在《循环》（Circulation）杂志上（案例 19 和案例 20）。这些项目的资助者（由于一些项目受多方资助，资助者数目超过 22 家）包括：美国军方［医务总监办公室或武装部队流行病学委员会（the Armed Forces Epidemiology Board）］，资助了 5 个项目；NIH，5 个项目；制药公司［包括默克（Merck）[1]和派克—戴维斯（Parke, Davis and Company）］，3 个项目；私立基金会，8 个项目；其他联邦政府机构［如美国公共卫生署和原子能委员会（the Atomic Energy Commission）］，3 个项目。很显然，

---

[1]　目前，这家美国制药公司的品牌在美国及加拿大市场称为"默克"（Merck），在全球其他市场称为"默沙东"（Merck Sharp & Dohme）。——译者注

这些研究不是离经叛道的医生能在小型实验室中完成的。

大概最能说明问题的，是这些研究的主导者都是谁。在 22 个案例中，有 13 个来自高校医学院的附属医院和实验室：凯斯西储大学（案例 1 和案例 2）；加州大学洛杉矶分校卫生科学中心（案例 5）；哈佛医学院及附属医院，包括彼得·本特·布莱根医院（Peter Bent Brigham Hospital）和儿童医院（案例 6、案例 9、案例 13 和案例 19）；宾夕法尼亚大学（案例 7）；乔治城大学和乔治·华盛顿大学（案例 8）；俄亥俄州立大学（案例 12）；纽约大学（案例 16）；西北大学（案例 18）；埃默里大学及杜克大学（案例 21）。还有三个项目由 NIH 临床中心主持（案例 10、案例 11 和案例 20）。

科研负责人的资质也能体现项目的重要性。年轻人往往担任研究员，从事内科学（凯斯西储大学，案例 1）和外科学（哈佛大学，案例 6）研究的兼而有之；他们中也有博士后研究人员或客座研究员（NIH，案例 7 和案例 14）。两个案例中有更资深的人士参与，如教授（纽约大学，案例 16；康奈尔大学，案例 17）。在这些年轻的科研人员中，不少人刚刚开始在科研世界里留下自己的一笔，并在随后开启耀眼的生涯，成为全国医学界的领军人物、主要医学院系的负责人和重量级奖项得主。而他们的获奖成果，往往就是比彻援引的案例。

案例 16 是索尔·克鲁格曼博士（Saul Krugman）的研究，

它有意让威洛布鲁克州立学校的精神残疾人感染了肝炎。凭借 1956—1972 年在威洛布鲁克的研究，克鲁格曼博士成为纽约大学儿科学系主任，并于 1972 年获颁马克尔基金会约翰·拉塞尔奖。颁奖词赞许他模范地展示了临床研究应当遵循的方式。1983 年，他荣获拉斯克奖，这可能是美国科研工作的最高奖项，仅次于诺贝尔奖。

切斯特·索瑟姆博士（Chester Southam）开展了案例 17 的研究。身为康奈尔大学内科学副教授和斯隆—凯特琳癌症研究所（the Sloan-Kettering Institute for Cancer Research）临床病毒学部门的领导者，他主持的项目向年老体弱、意识不清的患者注射了癌细胞。1967 年，索瑟姆博士当选美国癌症研究学会（the American Association for Cancer Research）副会长，1968 年任会长。[13]

案例 10 和案例 11，也就是利用 NIH 临床中心患者开展的心脏生理学研究，将"一个水银张力计缝合在受试者的左心室表面"，并"同时对两个心室插管"。这两项研究由时任 NIH 心脏病学研究员的尤金·布朗沃尔德博士（Eugene Braunwald）先后于 1957 年、1960 年实施。（布朗沃尔德博士是唯一一位三次荣登比彻名单的人——他是以上两个案例的科研负责人，还是案例 20 相关论文的四名作者之一。）1967 年，他获得公共卫生署杰出服务奖。1972 年，他又荣获美国心脏协会（the American Heart

Association）科研成就奖，同年成为哈佛医学院赫西讲席教授和彼得·本特·布莱根医院内科主任，他后来还担任过贝斯以色列医院（Beth Israel Hospital）的内科主任。

　　怎样看待这些科研人员的行为？仅仅断言他们不如自己的同事讲道德或值得信赖是不够的。他们得到的支持过于强大，对科研工作的开展又不可或缺。而且究其根本，他们的声望使他们很难被贴上违背常规或离经叛道的标签。有个令人信服的观点认为，这些试验在常规领域之外引发了复杂的伦理问题。尤其是这 22 个案例，受试者显然无法在研究中直接获益，甚至还可能遭受伤害。不论是克鲁格曼的精神残疾受试者、索瑟姆的老年受试者还是布朗沃尔德的心脏病患者，他们的境况都不会因为参与这些项目而有所改善。

　　若是把罪责全部归咎于个人野心——收获资助、得到提拔或赢得奖项，似乎就太狭隘了。无疑，这些考虑为一些科研人员提供了动力，连比彻本人都承认它们的影响，尽管他没有直接指出。比彻突出强调了 NIH 新投入的大量科研经费，以及战后蔚然成风的科研传统。"科研人员开始在医学院和大学附属医院占据主导地位"，他观察到，"每个年轻学者都明白，如果不能证明自己的科研能力……就永远拿不到终身职位"，更何况此时"医学科学已经昭示了人体试验在解决疾病困扰、探索治疗手段方面具有何等价值"。[14] 不论他的观点多么合逻辑，都无法解释科研共同体为什么会如此轻易地接受这些科研方案，为什么没有科学家读到克鲁格曼在 20 世纪 50 年代发表的成果之后提出抗议，以及，为什么没有任何机构因科研人员的不道德行为拒绝他们的晋升。

要理解科研人员和他们的同事是怎样为这些项目赋予合法性的，二战经验的影响是一个更好的切入点。因为，20 世纪 40 年代以前被视为例外的做法，如今渐渐成为规范。对抗疟疾、痢疾和流感的药物是衡量医学进步的标杆，而医学进步是那个年代的头等大事，临床研究正是在这样的环境中成长的。于是，同意和自愿参与等传统伦理观就看似不合时宜了。这一代科研人员接受的训练是实施并完成治疗，然后治愈——成为实验室里的英雄，就像士兵在战场上所做的。只要他们能开发出有效的疫苗、诊断试剂或是像青霉素一样的神药，就没有人会质疑他们的方法或技术。

这样的态度能延续到战后，不仅因为外授的许可覆水难收，更因为实验室取得的成果实在太过耀眼。在如此广阔的天地里，科研人员的确产出了非比寻常的成果：一系列抗生素，其中之一能治愈结核病；多种治疗心脏疾病的药物；以及对肝炎的新认识。面对辉煌的纪录，谁愿意扼杀这样的天才和创造力，干预和监管实验室行为呢？参议院负责调查药物丑闻的委员会肯定不会这样做，就更别提 NIH 了，那些项目还从它那里拿外部资助呢。只要信任科研人员，就能迎来一个又一个突破，这是多么明智！

在比彻揭发的项目里，大多数科研人员都是战时传统的继承者，尽管他们既没有实际参战，也不曾与 CMR 签署协议。32 名美籍科研人员中，只有 8 人生于 1920 年以前（其中 4 人曾服兵役）；其他 24 人中，17 人生于 1921—1929 年，7 人生于 1931—1934 年。也就是说，他们是战后初期医学与科学训练的产物，他们接受的训练是从效用出发思考问题，并为实现最多数人的最大利益而努力。

他们选择的受试者基本都是地位低下或边缘化的人群，这绝非巧合：他们或有智力障碍，或收容在押、年迈糊涂、酒精上瘾、家徒四壁，或是新入伍的军人，在对抗疾病的战争中充当炮灰。种种社会因素共同作用，反映并助长了科研人员做效用主义计算的风气，导致他们在 20 世纪 50 年代和 60 年代早期仍然像 40 年代的前辈那样决策。

比彻假定，患者不愿意将自身置于险境，并诉诸这一逻辑证明科研人员没有真正得到受试者的同意。如果仔细考察参与试验的患者类型，他本可以强化自己的观点。因为，每个案例中的患者都既没有选择机会，也没有选择能力。案例 1 和案例 2 的受试者是武装部队的军人；案例 3 的受试者是慈善机构里的病患；案例 4 和案例 16 是精神障碍人士；案例 6 和案例 22 是儿童或新生儿；案例 9 和案例 17 是高龄老者；案例 12 是绝症患者；案例 13 和案例 15 是罹患晚期肝硬化的长期酗酒者。案例 8、案例 10、案

11 和案例 20 的受试者是 NIH 临床中心的患者，我们曾提到过，这些包含治疗性干预手段的科研方案往往没有向他们通报过。事实上，唐纳德·弗雷德里克森担任临床中心心脏研究所所长时，曾援引这四个案例（包括插管和张力计研究）说明 NIH 的患者对试验始终一无所知。

　　不少受试者缺乏行为能力，让科研人员更加确信，他们有权按自己的意志决断。由于受试者无法理解科学项目的复杂问题，科研人员觉得由自己掌控一切没什么不妥。对于切斯特·索瑟姆来说，没必要向年老糊涂的患者说明注射癌细胞的事，因为那会令他们恐惧。而且他知道，注射应该没什么危险。这样的计算或许反映了一个老式临床观点的实验室版本，即别人接受的手术都是小手术。但是索瑟姆和其他科研人员都确信，不论试验是多么大胆，或具有侵入性，它们的实际风险并不大。（风险很小，但确实存在：当索瑟姆后来被问道，既然试验无害，他怎么不给自己注射癌细胞。他的理由是，身边技术过硬的癌症研究人员太少了。）同理，尤金·布朗沃尔德可能觉得，在临床中心患者的心血管植入张力计或利用导管检测心脏功能没有必要事先征得患者同意，因为他预测这样做的风险非常低。[15] 按照同样的精神，索尔·克鲁格曼认为给威洛布鲁克的受试者注射活性肝炎病毒完全可以接受。不仅因为肝炎已经在当地流行，还因为克鲁格曼觉得试验毒株足够温和，不会威胁受试儿童的健康。[16]

成功压制对风险的质疑以后，科研人员自信满满地断言，研究有巨大的潜在收益。索瑟姆坚信，虚弱的患者对外来癌细胞的反应将为免疫系统研究带来新的曙光，并让自己距离治愈癌症更进一步。他正是怀揣这样的想法做试验的。他是一名不道德的科研人员吗？如果从他的角度看，答案是否定的，他的目标是成为全人类的大救星。在威洛布鲁克研究的背后，克鲁格曼的信念是如果征服了肝炎，他将造福更多人。他占了那些智障人士的便宜吗？也很难讲。只要他研制出某种疫苗，那些受试者终归也能得到保护。同样，布朗沃尔德深信，自己的研究将为全体心脏病患者带来巨大收益，事实也证明他是对的。布朗沃尔德是否漠视临床中心那些绝望的患者的权利？他没有。因为他对心血管功能了解得越深入，那些患者越能得到完善的照护。

强有力的揭发往往比提出有效或富于想象力的解决方案更能暴露问题，比彻的贡献也不例外。作为一名科研人员，他坚定不移地支持废止人体试验。甚至对于足以给人体试验制造障碍的监管手段，他也是抗拒的。比彻因为自己的发现可能造成的影响格外矛盾，至少，他起初很不情愿将它们作为新出发点的基础。第一，对于正式伦理规范对科研人员的约束能力，比彻持怀疑态度。他不相信"大量'规则'能够监管人体试验。多数情况下，这样做弊大于利，规则无法约束道德的败坏"。[17] 第二，对于完善同意程序的价值，以及知情患者有能力争取自身最大利益的观点，他也心存疑虑。毕竟，不论患者是否已得到善意解释，他们都很容易过分顺从医生的要求。

然而与此同时，比彻就像其他告密者一样，动摇了 NIH 和其他机构自由放任政策的关键假设：医生与科研人员并无二致，患者对医生的信赖应该延伸到科研人员身上。《美国医学会杂志》1959 年发表的《对人体实施的试验》（Experimentation in Man）是比彻最重要的科研伦理讨论。在文中，比彻煞费苦心地将医生和科研人员这两个角色区分开来，颠覆了医学伦理传统足以规范科研行为的观念。医疗和科研这两项活动的"程序、目标和直接后果都不相同"，医生的唯一关切是特定患者的福祉，他们的伦理义务清楚明白（至少相对清楚）：尽一切努力增进患者的福祉。科研人员的情况更复杂一些，他们的目标是为造福全社会增长知识；他们只忠于自己的研究和某一类患者，而不是科研项目中的个人患者。

比彻担心，对普遍利益而非个人利益的追逐，可能轻率地为伦理可疑的研究赋予合法地位。作为最先阐发纽伦堡教训的学者，他对这样的前景格外忧虑。或许由于此前与军方合作的经历，他对那些暴行有清醒认识；他的论文中还有当时属于机密的德国研究报告内容，多数内容与暴露的影响有关，他可能应军方要求评估过它们的科学价值。不论出于何种原因，他坚称："任何宣称人体试验'有利于社会'的行为都令人生厌，甚至令人恐惧。一切伟大的工作都有造福社会的终极目的，这不假，但如此好高骛远的解释……在殷鉴不远的记忆中已经被用来掩盖骇人听闻的行为……没有任何理由为了其他人可能的利益，让一个人承担受伤的危险……如果可以这样做，它将为黑白不分的行为敞开大门，包括纳粹医生对集中营犯人施加的酷刑……个人绝不能听凭集体处置，集体是为个人而存在的。"[18]

在不那么深奥的层面，比彻还通过观念和野心这两个维度，辨析了科研人员与医生的区别。医生有可能让金钱指导自己的行动，提出一些有利于增加收入的治疗方案，但这样做将立即被贴上不道德的标签，这毫无争议。可是科研人员深陷于职位晋升和资助申请的泥淖，这一体系过分强调科研成果，伦理标准却模糊不清。医生如果利用患者的开支中饱私囊，将遭受谴责；科研人员无视受试者的权利得出新发现，却有机会赢得科学奖项。科研人员明白，自己必须发表论文，否则就得不到学术晋升和政府资助；每个人都清楚，只有证明自己是卓越的科研人员，才能拿到终身教职。至于伦理，谁在意呢？大环境让科研人员和受试者的共同利益成为空话。

然而，尽管对此的批判力量相当强大，比彻还是动摇了，他拒绝就新的监管规则或手段提出建议。关于科研人员应该做什么、不该做什么，他的确列过一份简短的清单：不得利用战俘从事研究，利用实验室职员或医学生做试验应格外谨慎（他们可能因为自己的身份认为自己有义务同意），但允许利用自愿同意的囚犯和志愿者做试验。比彻还打算引入某种"适格 [1] 咨询机构支持下的集体决策"机制，然而他没有详细说明应该怎样组织或管理这一机制。但是，对于实施那 22 项试验的科研人员，他的总结陈词就是反复表达"他们不知道自己做了什么"。他以华丽但欠缺证据和准确性的辞藻指出，他们"考虑不周，粗心大意，造成了多数案例中的情况，但他们并非故意无视患者权利"。在这套说辞的武装下，他轻巧地断言"唤醒注意……将帮助我们纠正现存问题"。对于科研人员的个人诚信，他仍然持有一种老式信念。权衡过各种替代方案后，他总结道："聪明能干、学识出众、勤勉认真、有同理心、认真负责的科研人员能够提供更可靠的保障。"[19]

最后，比彻的回答将内部人揭发的优点和弱点暴露无遗。没有他的勇气，制订人体试验新规则的运动可能缓慢许多。很少有其他人同时拥有质疑医学科研人员伦理问题的科学知识和道德敏感性。但是，随着知识和情感而来的是宽恕（科研人员不知道他们做了什么）和家长主义（受试者无法理解科研工作）。在比彻看来，对丑闻的应有反应是诉诸职业内部的信任感和责任感，仿佛加强认识就能解决问题。

---

[1]　适格，法律术语，指主体具备某种能力或资格。——译者注

｜第五章｜
实验室新规

最轰动的揭发，也未必能从根本上改变公众态度或政策。媒体的喜好反复无常，对头版头条或区区几分钟晚间新闻的争夺尤为激烈，即使是恶劣的丑闻也可能逃离人们的法眼。而且，当权者有无数种办法为自己开脱，他们会谴责少数破坏分子，向每个人承诺漏洞已被堵上。但不是一切丑闻都将消弭于无形，它们可能给高高在上的人带来当头一棒（如水门事件），揭露一些不合规矩的事来敲打人们的良知（如智障收容院这样的地狱），或暗示一些可怕的事件以吸引关注（如"寂静的春天"这样的图景）。人体试验与上面的事件有不少共同之处，人体试验丑闻必将引发结构性变革。

当然，不少科研人员都试图让这些问题大事化小。我们已经看到，一些科研人员强调，亨利·比彻举的例子不过是偶发事件。毫无疑问，其他科研人员认为，为了科学进步牺牲高度边缘人群的权利，进而继续维持而不是搁置二战模式是正当的，尽管没有人胆敢直截了当地说出这个观点。毕竟，严格意义上的效用主义原则为索尔·克鲁格曼的试验提供了正当性支持；科研人员可以声称，如果项目成功制造出一种肝炎疫苗，与社会的收益相比，智障人士的损失不算大。比彻自己的经历也说明了打破传统的自由放任模式有多困难，这一模式要求人们保持对科研人员独立性的信赖，并尽可能减轻科研人员与受试者的利益冲突造成的影响。尽管如此，丑闻还是深刻影响了公众态度，并将实验室置于前所未有的监管之下。

　　丑闻的暴露给 NIH 和 FDA 高层带来了重大影响，前者是当时临床研究最重要的资金来源，后者负有监督新药测试并颁授许可的责任。这些机构对来自国会的压力异常敏感：一旦公共舆论被调动起来，它们就可能被拉到听证会上作证，因为疏于监管科研人员而遭受批评、面临尴尬，进而惨遭预算削减。当政府官员读到人体试验虐待受试者的文章，当社论作者质疑继续信任个体科研人员的明智性，它们以最自保、最专注的态度估计了后果，并很快决定行动起来阻止这场危机。考虑到潜在的负面影响，坐视不理的代价极为高昂。因此，当权力集中在从属于国会但高于科研共同体的机构，就意味着丑闻必将影响实践。实际上，这解释了对人体试验的监管为什么首先出现在美国，而不是其他工业化国家，并且最为全面。

　　必须承认的是，NIH 和 FDA 的领导层是与医学科研共同体站在一起的（FDA 与科研共同体的联系不像 NIH 那么紧密，但也不容小觑）。对于临床研究，他们既不是外部人也不是新来者，出台深入或持续性措施的动力不足。但是，他们必须行动，行动意味着此次揭发不会占据今天报纸的头版头条，明天就会被遗忘。

　　1962 年，基福弗听证会披露医生曾在患者不知情的情况下提供试验药物之后，NIH 领导层开始关心自身的科研伦理问题。时任 NIH 院长的詹姆斯·香农（James Shannon）立即要求科研设施与资源处副处长罗伯特·B. 利文斯顿（Robert B. Livingston）调查"临床研究的道德和伦理问题"。由于在围绕基福弗和贾维茨提案的参议院辩论中，保持科学研究不受约束的意见占据压倒性优势，1964 年 11 月发布的《利文斯顿报告》（the Livingston Report）几乎没有遇到建议改革自由放任政策的外部压力。报告作者认识到，"普遍接受的临床研究职业准则尚不存在"，并表示"对不测事件潜在影响的关注……正在持续增加……（因为）个人、机构和 NIH 都因此承担着巨大风险"。但是，他们没有呼吁采取更严厉的监管措施。"反对之声非常强烈"，一名与会者回忆，"任何制订指导方针、约束措施或政策的尝试都将遭遇阻力"。报告作者总结说，"不论 NIH 通过设计一套规则或标准，能为更受认可的临床研究做些什么，这些尝试都很可能阻碍、延误或扭曲临床研究的实施"，导致任何类似努力都不可接受。[1]

《利文斯顿报告》并非盖棺定论。在比彻的论文发表之前，令人不安的事件就已层出不穷。其中影响力最大，也最令 NIH 困扰的案例是切斯特·索瑟姆 1963 年起对年迈痴呆的患者开展的癌症研究。此事巨大的影响力让它在两年的时间里一直是媒体铺天盖地的报道对象，同时它还让索瑟姆惹上了一桩官司和一场纽约州教育理事会（the New York State Board of Regents）的处分听证。几乎所有报道都带有敌意，它们也无一例外地吸引了 NIH 的关注。

"这令我们认识到"，一名官员承认，"我们的指导方针和程序尚不完善。这件事明确地将一个基本议题推向前台——当患者被卷入试验，科研人员的判断不足以作为双方关系中道德问题的定论基础"。[2]

在索瑟姆的研究引发连锁反应的同时，比彻 1965 年广为流传的演讲和 1966 年在《新英格兰医学杂志》发表的文章显示了索瑟姆在试验伦理上的迟钝绝非个例。NIH 不得不再次考虑这些报道对自身运转的影响。不止一名国会议员曾询问 NIH 官员，他们打算如何回应比彻的指控，外部项目处副处长连忙保证，这些发现"正如预期，已经引发了充分的关注、警醒和担忧"。尽管"文中有些案例断章取义、语焉不详，或对补救措施视而不见"，NIH 还是"在公共卫生署的支持下，为防范类似事件的重演迈出了建设性步伐"。[3]

然而，国会议员的来信无非是清晰地体现了 NIH 在政治和法律压力面前的脆弱性（或敏感性）罢了。在华盛顿，每一名想保住职位的官员都清楚防御行动的必要性——事先准备好一项政策，等批评之声响起，他或她就可以说，确实有问题存在，但我们已着手解决。NIH 院长詹姆斯·香农大方承认，自己的职责之一就是"确保当局免予麻烦"，尽管这只是个次要职责。他的顾问对此表示同意，正如其中一位所言，相信"科学家在所在机构的所作所为与公共卫生署无关"无异于自杀。香农任命过一个负责规划

NIH 管理政策的特别小组，该小组向他报告，如果涉及科研人员漠视受试者福利的案例惹上官司，公共卫生署"将陷入被动局面，因为它没有任何体系或程序，能提示我们支出的资金是否惹出类似的事端"。[4]

然而，面临危亡关头的不只是官僚机构。NIH 的回应不仅是面对潜在法律和政治后果的自我保护，也是对事件背后实质性问题的处理，以及对科研人员个人行为深层原因的思考。到 20 世纪 60 年代中期，NIH 高层已经明显感觉到，在临床中心、其他顶尖高校和医院的实验室里，游刃有余的科研人员制造的类似切斯特·索瑟姆研究的事件可能是 22 件（参见比彻的文章）的数倍，甚至更多。丑闻曝光后，NIH 高层和为数众多的科研人员个人都开始相信，利益冲突对科研人员与受试者的互动造成了不利影响：实现一方利益的最大化，就无法兼顾另一方的最大利益。医学伦理学的基本原则——医生仅应为促进患者福祉行事——在实验室里没有得到贯彻。（人们发现诊室也不再贯彻这一原则了，之后我们将追踪这件事的影响。）科研人员—受试者关系不能再参照医生—患者关系的模型了。

这一结论促使香农和 NIH 的其他人调整政策。如今他们意识到，临床研究"不同于传统的医患关系，患者利益被求取新知的需要取代，医生已经脱离传统医疗场所的医患关系。实际上，对于自己计划实施的行为的道德性质或伦理性质，医生可能无法进行纯粹或完整的目标分析，他们已经丧失了这样做的立场"。[5] 也就是说，科研人员的目标将扭曲他们的伦理判断，科学探索的内在本质令他们在道德方面变得可疑。1966 年 2 月，这一假设被接受；同年 7 月，它的修订版本也获通过。NIH 通过其上级机关公共卫生署，颁布了覆盖一切受联邦资助的人体试验科研项目的指导方针。

监管者明白，自己处于一片未经探索的危险领域，因而如履薄冰。"这项政策"，美国医务总监威廉·斯图尔特博士（William Stewart）解释道，"一方面期望避免联邦政府直接进行个案干预的危险，另一方面也希望防范科学家个人决策的内在危险"。1966 年 7 月 1 日的命令分化了监管职权，规定"受资助机构有责任收集和保存患者知情同意的书面证据"。接着，它授权"与科研项目没有直接利害关系的机构成员组成委员会，对项目科研人员的判断进行审查"。最后，它明确了（尽管相当宽泛）委员会应当遵循的审查标准："审查内容必须包括个人权利和福利、取得知情同意的方式，以及研究的风险和潜在收益。"正如斯图尔特介绍的："我们希望（受资助机构）做的是，确保存在一套审查项目潜在风险收益和知情同意获得手段的机制。我们认为，审查应由科研人员以外的人执行——而且应当由团队执行。该团队的组成人员应尽可能多元，并由所在机构确定。"斯图尔特骄傲地宣称："我们拒绝僵化倾向；例如，我们没有对审查团队的人员组成做出规定，也不打算制订普遍适用的具体规则……这的确不是万全之策，但是……这一行动已经向生物医学研究程序引入了公共政策审查的重要元素。"[6]

于是，作为首次对滥用自由裁量权行为的直接回应，传统上受医生个人良知左右的决策被置于集体监督之下。科研人员的善良意愿和伦理敏感性不再受到倚重，取而代之的是联邦法规、强制性同行评议、大学和医院的科研监督、详细的科研人员行为准则和一份负面行为清单。

新规则既没有像一些科研人员担心的那样过度干预，也没有提供一些拥趸所期望的保护。它的核心是同行评议委员会的监督，委员会被命名为机构审查委员会，同行科研人员将通过该机构进行科研项目审批。随着机构审查委员会的建立，临床科研人员不再能单方面决定自己研究的伦理问题，不得不依据联邦指导规则向同事做出正式回复。就这样，1966 年前后发生的事件完成了纽伦堡法庭未能完成的使命：将医学试验推向公共领域，并明确了将临床研究决策权留给科研人员个人的后果。

尽管这些回应足够新颖，由内部人设计并主导的政策改革仍有明显的局限性。例如，NIH 高层起初并未决心邀请科研领域之外的人参与集体决策程序。NIH 1966 年的政策仍然让科学家审查自己的同行，并评价人体受试者是否得到充分告知和妥善保护。参考 NIH 对利益冲突的观点，监管法规要求审查委员会成员应当

"对被审查的项目没有既得利益"。但法规对其他标准闪烁其词，规定委员会成员应"不仅具备理解科学内容的能力和素养……还要有能力做出必要判断"。因此，20 世纪 60 年代期间，多数机构都将机构审查委员会成员限定为同行科研人员，只有少数机构允许外部人（多为律师和神职人员）加入委员会。

第二点甚至更为重要，NIH 的回应在审查程序上花了大把精力，却没有特别关注同意程序。事实上，NIH 对同意原则的重要性有所认识，因此将临床中心手册从《临床研究程序的集体磋商》（*Group Consideration of Clinical Research Procedures*, 1953）改为《临床研究的集体磋商与知情同意》（*Group Consideration and Informed Consent in Clinical Research*, 1967）。它为科研人员制订的指导规则的确指出了取得"知情同意"的需要，但是，NIH 还是保留了科研人员对程序终极价值的怀疑态度，这是一种弥漫于整个科研共同体的态度。比彻的一名哈佛同事针对他论文的一份早期草稿回应道："应该要求知情同意吗？不！原因很简单，因为这样做是不可能的。应该要求任意形式的同意吗？是的！任何教学与研究医院都应在接收患者时……表明自己的身份……患者请求进入医院看病，就代表着默示同意。我们该如何理解默示同意？它不是一种许可，而是一种信赖。它增添而非减轻了我们的责任。"[7]

NIH 临床中心新版手册附上的内部备忘录延续了这一倾向，

它写道："尽管取得知情同意的必要性已经成为共识，但也存在一些保留情形，因为将一切信息告知受试者或患者，并指望他们据此做出明智决策是不可能的。我们有一种强烈的感受，即集体磋商和同行判断才能为受试者带来最有力的保护。"此外，NIH 准备不足，没能详细阐明"知情同意"等短语在实践中的意义。"许多关键术语"，主管科研资助的 NIH 副院长尤金·康弗里（Eugene Confrey）承认，"要么缺少严谨定义，要么由于定义不完备，难以广泛应用"。但问题的症结在于，NIH 的官员难以掌握征求同意的完整内涵。NIH 的出版物向"正常志愿者"解释，在临床中心参与研究完全是自愿的，并宣称："您将被要求签署一份显示您理解项目内容并同意参与的声明。如果您认为项目任务难以忍受，可以退出项目。"退出的唯一理由是难以忍受试验项目，这可不是让受试者了解选择自由的好办法。8

实际上，NIH 领导层既不愿意完全放弃医生应当保护患者的理念，也不想全盘接受受试者应当自我保护的替代性想法。1966年的指导规则具有创新意义，但作用有限。NIH 的首脑依旧寻求专业人员保障非专业人员的福祉，即使现实迫使他们正视信赖专业人员个人的缺陷之后，他们还是选择将权力交给专业人员集体。这样做的目标是保障受试者不受伤害，而不是让他们得到表达自身意愿的机会和激励。9

FDA官员还不得不应对临床研究领域的人体试验造成的麻烦。按照FDA的自我定位，它不仅支持前沿科学研究（就像NIH），还要做好消费者保护工作。FDA高层的确试图扩张消费者权利——在当前语境中，也就是人体受试者。他们没有效仿NIH给予同行评议关键角色，而是为同意程序寻求并引进新的意涵。

1962年的基福弗听证会刚一结束，掺水版本的贾维茨修正案也通过不久，FDA就要求科研人员在测试试验药品前取得患者同意，但在接下来的几年里，这项义务的确切性质尚不明确。按照规定，当科研人员认为征求同意"不可行"或"不符合受试者的最大利益"时，他们就不必这样做；尽管为了敦促FDA澄清这些条款，多方付出了巨大努力（包括比彻的努力），FDA还是坚定地回绝了。因成功阻止沙利度胺获批而闻名，时任FDA试验药物部门负责人的弗朗西斯·凯尔西已经准备公开声明，这些条款将仅适用于例外情形。但是，当比彻在1965年要求FDA首脑重申这一立场，他说的不过是："必须取得患者同意是一项基本规则，除非审慎的职业判断认为此举不可行或违背患者最大利益。我现在的意见是，我们当前还离不开这样的泛泛之论。"[10]

不过，比彻的文章引发的行动和切斯特·索瑟姆癌症研究引起的报道让FDA有所意识，并于1966年转变了立场。1966年8月30日，FDA官员发布了《关于对人体使用试验性新药的同意政策声明》（Statement on Policy Concerning Consent for the Use of

Investigational New Drugs on Humans），它不仅释明了 1962 年法令的全部条款，还规定了威廉·柯伦（William Curran）——对 NIH 和 FDA 政策了解得最透彻的研究者之一——描述的"有关临床药物试验患者同意的细化规则"。

FDA 的第一步是填补漏洞，尽管没能完全排除它们。FDA 将研究分为治疗性和非治疗性两大类［符合 1964 年《赫尔辛基宣言》（Helsinki Declaration）等国际公约的精神和比彻等人的呼吁］，并立即禁止一切未经受试者同意的非治疗性研究。如果研究涉及"正在接受治疗的患者"并拥有治疗潜力，也应征得患者同意，除非属于 FDA 政策制订者从容划定的"例外情形"，即同意不可行或不符合患者最大利益。FDA 的工作人员试图将这些条款定义得更准确些。"不可行"指医生无法与患者沟通（如昏迷患者），"不符合最大利益"则意味着同意将"严重影响患者病情"（如医生不希望患者知道自己罹患癌症）。此外，FDA 没有像 NIH 那样详细说明同意的意义。为了表达同意，受试者须具备做出选择的能力，并得到关于试验程序的"公平解释"，解释应包括试验目的、持续时间、"可合理预见的一切不便和危险"、是否包含对照试验（使用安慰剂的可能性）以及是否存在其他替代性治疗方案。[11]

毫无疑问，FDA 的监管规则标志着科研人员与受试者的权力制衡进入新阶段。全面要求非治疗性研究取得受试者同意，不但将避免二战期间的悲剧重演，还能消灭大部分名列比彻名单的案例。在同意的定义方面，FDA 超越了 NIH 的模糊规定，为程序赋予了实质意义。当然，模棱两可和摇摆不定仍然存在。FDA 继续混淆了科研和治疗，关于治疗性研究的管理规定也给医生—科研人员（doctor-researcher）留下了不小的裁量空间。尽管 FDA 要求，只有例外情形才能免除同意，可它却允许科研人员决定什么是例外。如何对待欠缺行为能力的患者，或在什么情况下拒绝为他们诊断，这样的决定权仍在科研人员手中。

尽管限定条件终于出台，但随着权力从医学职业的内部人向外部人转移，从医生向一组截然不同的人转移，人体试验的规则已经改变。这场运动还将持续，并加快步伐。NIH 领导意识到这样的未来，在修订监管规则的同时，他们预言人体试验（最终是整个医学领域）监管原则将走向新方向，接受"律师、医生、心理学家、社会学家和哲学家对该问题日益增长的关注产生的结果"。[12]

人体试验的确引发了这些专业人士的密切关注，他们几乎一致反对科研人员的效用主义计算，但反对的理由并非不言自明。的确，把原因推向科研人员对真理和名誉的追逐相对容易；但弄明白其他人为什么要选择一条不同路径，拒绝接受科研人员的解释，反对牺牲毫无抵抗能力的少数群体和边缘人群，则要困难一些。但是，新来者没有选择更容易的那条路。外部人跨入医学王国，是为了纠正在他们看来错误的事情，他们拒绝出于潜在的社会利益牺牲个人利益。也就是说，在科研人员视为进步良机的地方，他们发现了危害。为了理解观点的实质性分歧背后蕴含的多种缘由，我们将进入余下章节。因为，对人体试验的态度和对医生、医院的态度盘根错节——然后，它们又与对待医学新程序、新技术的态度密不可分。不过，以下几点有必要即刻探讨。

首先，比彻、香农和 NIH 的其他人都意识到，传统医学伦理不再适用于实验室，科研人员—受试者关系中的根本利益冲突出乎意料地冲击了医学的外部人。事实上，正是对这些假设的共同认识引起了哲学家、法学家和社会科学家对医学的关注。由于传统的医学伦理观应对人体试验问题时力不从心，脱胎于治疗语境下的"不伤害"和"患者利益至上"等神圣信条似乎也难以保护试验语境中的受试者，有必要从不同的传统和源流寻找指导性原则。这正是外部人着手做的事情，他们起初还犹豫不决、谦恭谨慎，之后则采取了激进和对抗的方式。

有两个例子生动体现了这种变化。最初，将人体试验话题引入医学的是普林斯顿大学教授保罗·拉姆齐（Paul Ramsey）。拉姆齐是一名哲学家，他后来深刻地影响了生命伦理学领域。按他自己的话说，就像他先前的著作《基督教伦理与静坐示威》（*Christian Ethics and the Sit-In*）和《战争与基督教良知：现代战争如何取得正当性？》（*War and the Christian Conscience: How*

Shall Modern War Be Conducted Justly?）显示的，他将基督教伦理应用于当代议题。1968—1969 年，他受邀在耶鲁神学院举办医学伦理学讲座，为此，他在乔治城医学院花了一年时间做准备。讲座内容后来被整理成《作为人的病人》（*The Patient as Person*）一书，他在书中解释，讲座任务令他畏缩不前："当我头一次有勇气对医学实践中的伦理问题做一些研究，我下定决心不冒险发表任何意见——不论与这一话题相干不相干——直到我足够熟悉医生和医学科研人员内部如何讨论和分析他们面临的决策。"拉姆齐认为他们的讨论"不同寻常"，并坚信没有其他职业"能像医学那样，灌输、传播、坚持完善从业者行为的管理准则"。[13]

不过，拉姆齐的沉默没有保持很久，他认为不该放任医学为所欲为。他宣称，医学的伦理问题"绝不是只有专家（也就是医生）才能过问的技术性问题"，他举出的第一个例子就是人体试验。在仔细读过比彻的文章并研究过一些案例（特别是克鲁格曼的肝炎研究）之后，他确信生命的神圣和尊严已经面临挑战。拉姆齐观察到，如果对医生提出这一观点，他们将立即以相反观点回应："不做科研才是不道德的（或即使这项试验将不可避免地发生欺骗，也必须要做）。"他还担心，"下一步就会有人说，由于我们的'社会'将个人抬升到绝对不容侵犯的地步，医学进步遭遇了阻碍。这会唤醒医学和科学共同体的幽灵，它已经挣脱了文化范式的镣铐，并将以完全自我的道德观为基础继续发展"。[14]

医学走上这条道路的推动力是科研人员对更多信息的渴求，这种渴求压倒一切，甚至可能给人的神圣性带来冒犯。"我不觉得"，拉姆齐强调，"医学伦理规范和那些承诺信守规范的医生……能顶得住科学研究贪得无厌的胃口……科研有自己的动力和生命"。[15]实际上，就像其他人也开始注意到的，拉姆齐发现利益冲突不可避免。科研目标与受试者福祉难以调和，人体试验让社会利益与个人利益紧张对立。在本质上，效用计算将每个人（受试者）置于险境。

该如何应对这一威胁？拉姆齐给出了两种策略。其一，直接将医学推向公共领域。我们不能再"在可供遵循的伦理原则都未能澄清的情况下，继续臆想'可以做的事'就'必须做'或'应该做'。现在，这些问题完全属于公共讨论，不再局限于科学专家的疆土。"其二，拉姆齐更加旗帜鲜明地赞同了同意理念。同意对人体试验的意义，如同审查和制衡体系对行政权力的意义，它是对权力行使的必要限制："人类因共同目标走向合作的本能让共识关系成为可能；人类因贪功而欺骗合作者的倾向让同意变得有要，即使欺骗是出于正当理由。"因此，拉姆齐总结道："医学职业不能再偏信医生的诚信……任何人都不该在未获同意的情况下利用他人开展试验。"[16]也就是说，人体受试者必须自行界定并保护自己的权益，不能靠科研人员。

同样的关切也引发了其他外部人对医学的兴趣。1967年

11 月和 1968 年 9 月，《代达罗斯》（*Daedalus*）杂志两次举办会议，致力于探讨"人体试验的伦理面相"（Ethical Aspects of Experimentation with Human Subjects），这是这份涉猎广泛的跨学科出版物头一次深入讨论医学问题。[17]会议的 15 名报告人中，6 人来自卫生科学领域（包括亨利·比彻），其他人的背景则五花八门：来自法学界的有 5 人［包括吉多·卡拉布雷西（Guido Calabresi）和保罗·弗罗因德（Paul Freund）］，人类学［玛格丽特·米德（Margaret Mead）］、社会学［塔尔克特·帕森斯（Talcott Parsons）］、哲学（汉斯·约纳斯）、法律与精神病学［杰伊·卡茨（Jay Katz）］各一人。诚然，对于将自己的学科洞见迁移到医学方向，有几位学者此前已经表现出浓厚兴趣（尤其是塔尔克特·帕森斯和杰伊·卡茨）。不过，他们中的大部分才刚刚踏入医学领域，但他们将在这片沃土上完成杰出的工作（如保罗·弗罗因德、吉多·卡拉布雷西和汉斯·约纳斯）。

作为从自己的学科跨入医学的先驱，他们不乏困惑与迷惘。今天，前人已经走出一条宽广大道，很少再有人像纽约社会研究新学院（the New School for Social Research）哲学教授汉斯·约纳斯那样，在叙述自己初窥门径的经历时如此谨慎。他表示那是一种"如履薄冰的状态"，并宣称："我第一次被要求从'哲学角度'评论人体受试者问题，就像外行被迫面对相关领域顶尖专家发表看法，我自然犹豫不决。"[18]但他与拉姆齐一样，认为这些问题吸引力十足，也确信它们令人担忧，有待持续的哲学分析，直到新的第一原则的确立。

约纳斯的出发点，是横亘在求知的崇高目的和保护受试者的道德义务之间的内在冲突。他也分辨了社会利益与个人利益——在实验室话语中，对足够样本量的需求和把人作为"被动操作对象"的隐晦降格与个人福利激烈冲突。对于社会有权命令受试者基于社会契约做出"牺牲"的观点，约纳斯持反对态度。对于解决冲突的方式（"我们必须与模糊性共存，与每个人狡诈的不洁共生"），他也不是完全满意。于是，他加入了同意程序拥趸的行列。事实上，同意在他看来不只是个人参与试验的正当性源泉，还是区分谁应该被要求参与试验的分级手段。试验应该首先询问最有能力表达同意的人——也就是受教育水平最高、选择余地最大的人。因此，科研人员在约纳斯的名单上高居榜首，囚犯则位于底端。约纳斯承认，这种"降序"原则可能阻滞试验的进度，但是"对科学进步过于残忍的追逐，将令它最闪耀的成就显得一文不值，并导致道德价值的崩坏"。[19] 这种危险更甚于疾病给社会造成的危险。因此，约纳斯和拉姆齐得出了相同结论：逃离困境的唯一出路是重拾同意原则，尽管这样做还不够。人体受试者必须做自己的"保护神"。

来自哲学家的第一原理的路径，与来自改革家的社会原则的路径恰好契合。为什么自 20 世纪 60 年代起，公众不再认同科研人员和他们可能从实验室取得的成功（20 世纪四五十年代可并非如此），而选择站在受试者一边，转而关心他们可能在实验室里遭受的伤害？从第一原理和社会原则的契合中，我们能找到一些答案。观念的变化反映出，社会思想领域发生了更大规模的转向。与集体利益相比，保护和促进个人权利如今更受关注。20 世纪 60 年代的政治文化培育了对弱势和少数群体的特别认同，民权运动的策略成为其他人的效仿对象，也说明了上述事实。活动人士运用权利话语反对歧视，妇女、儿童、同性恋和学生权利的倡导者也是这么做的。把上述群体统统看作少数群体（妇女真的是少数群体吗？），或从传统意义出发理解那些对权利着了魔的术语（孩子在多大程度上享有对抗父母的权利？），可算不上浅显易懂，甚至算不上正确。但是，这些诡辩不会影响改革目标。同样的思维方式也塑造了受试者的临床研究经历，比彻的例子足以说明，多数受试者是穷人、身体或精神残疾人、老年人和被监禁者。结果，智力缺陷或年老糊涂的受试者容易遭受剥削的事实收获了认同，科研人员和研发肝炎疫苗或治愈癌症的前景却没有。

　　这一趋势造成了对正式权威的不信任。有许多群体深切感受到对家长式作风新兴起的怀疑主义和对独断权力的不信任产生的影响，医学科研人员正是其中之一。"失去信任的群体"，20 世纪 70 年代，我有机会写道，"就像这份清单一样冗长：大学校长和医学院院长、高中校长和老师、丈夫和父母、精神病学家、医生、科研人员，很明显还有监狱看守、社会工作者、医院和精神病院负责人"。[20] 改革浪潮不仅席卷了一个又一个科研机构，随着限制科研人员权力的理由更加具体和充分，研究员也登上了清单——比彻、香农、拉姆齐和约纳斯分别从自己的角度给出了理由。自由裁量权诞生于进步时代（the Progressive Era）[1]，原意是为专业人员和其他人如家长、丈夫提供善意安排的机会，允许他们利用更丰富的知识替自己的患者、学生、子女或配偶决策。但现在，自由裁量权似乎满足了私利——院长出于学校利益行事，枉顾学生诉求；丈夫满足了自己的愿望，而不是妻子的；看守唯监狱利益是图，不顾服刑人员。科研人员如出一辙地追逐自己的目标——生涯发展、科学发现、奖项和名声——对受试者面临的风险却漠视不理。在实验室内外，这都是一场零和博弈。如果科研人员要取胜，受试者只能承受失败。

此外，层出不穷的丑闻和解读丑闻的利益冲突视角，使得向医学引入权利话语至关重要。不仅如此，为长期以来恣意任性的程序制订正式而明确的指导规则也很关键。在社会福利领域，与其让福利妈妈[2]依赖社会工作者的自由裁量权，不如明确领受政府救济的确切资质；在少年犯矫正工作中，最好加强程序保护，而

---

[1]　进步时代，美国历史名词，指 19 世纪 90 年代至 20 世纪 20 年代，美国社会改良运动在这一时期勃兴。——译者注

[2]　指依赖政府救济抚养孩子、维持生活的母亲。——译者注

不是仅仅依靠少年法庭的法官或监狱看守的善意。因此，人体试验最好也能建立一套谨慎的审查机制和正式的同意程序，而不是依赖科研人员出于个人良知的保护。一言以蔽之，所有社会运动都假定"他们"与"我们"之间存在冲突，善意话语的斗篷下面是自私自利的动机，多数人不会放过任何压榨少数人的机会。在这个充满争斗的世界，个人只能依赖规则确保公平，情感是指望不上的。

最后一个因素有利于这些运动的结合：那就是集中爆发于1966年，作为社会冲突升级标志的一系列事件的重大影响。民权运动在这一年发生转向，它本来是马丁·路德·金掷地有声的"情同手足的美妙交响"，上帝的全体子民都能携起手来，欢庆自由；此后，它认定"黑人力量"（black power）是从压迫他们的白人统治阶层夺回控制权的唯一途径。这一年还见证了民权运动在国会的第一次惨痛失败，那场失败事关一个影响深远的全国性社会问题：公平住房。[1] 同样在1966年，比彻在《新英格兰医学杂志》发表文章，一石激起千层浪。社会变革是一个缓慢渐进的过程，不能看着日历数日子（社会史家的时间维度往往是代际和时代，而不是天和周）。但是，1966年对这个故事有特殊意义，并且拉近了故事各部分之间的联系。

---

[1]　1966年，时任美国总统的林登·约翰逊（Lyndon Johnson）试图推动一项反住房歧视法案，消除居住领域的种族歧视和隔离，但以失败告终。——译者注

｜第六章｜
床旁伦理学

重塑医学科研人员和人体受试者关系，以及扩张同行正式权力（机构审查委员会的监督）、提高受试者地位（新兴起的对知情同意的强调）以削弱科研人员自由裁量权的努力不论看起来多合理，这些变化都很难与医患关系沾上边。尽管科研人员与受试者的利益冲突随着丑闻曝光被公之于众，双方信任摇摇欲坠，然而至少从表面上看，治疗性试验没有遭遇任何问题。除了患者照护和治疗，主治医生似乎不关心其他事；即使 NIH 官员和其他批评科研现状的人意识到，医学伦理学的基本原则——医生是患者权利的维护者——不适用于人体试验，他们也不曾怀疑该原则对医学本身的意义。医生不同于科研人员，汉斯·约纳斯强调："医生既不是社会的代理人，也无法代表医学科学……或同类疾病潜在受害者的利益。"[1] 医生唯一的大事是眼前患者的福祉。

事实上，医生共同恪守着一个强大的伦理话语传统，它源于希波克拉底并延续至今。它既是高尚、慷慨甚至英雄主义的，然而也相当保守狭隘、自私自利。医生近乎排他地划定问题并得出解决方案，让协商成为自给自足的一言堂。因此，任何向医学引入新规则、向治疗王国引入程序以限缩科研人员特权的尝试，都必须有十足的正当理由。监督科研人员是一回事，干预执业医生是完全不同的另一回事。况且，任何类似努力都必将引起强烈的反抗和敌意。已经习惯自己制订规则的医生，当然觉得外部干预不仅完全没必要，而且是公然的冒犯。如果医学伦理学将与其他伦理传统交锋，不论是宗教伦理还是更加系统化的哲学伦理，这样的会面都可能充满对立。医学伦理学不是非专业人士的伦理学或"生命伦理学"——这个标签更流行也更时髦。

古典时代以降，医学伦理学的主导者基本是执业医生，而不是严格意义上的哲学家，这也是它最显著的特征。只有在少数情况下，一个人才会身兼二职，迈蒙尼德就是一例。医学伦理学话语的书写者往往是医生，同等重要的是，读者也是医生。迟至20世纪50年代，著名精神病学家卡尔·门宁格（Karl Menninger）的评论恰如其分："在几乎所有伦理学文献中，健康与医学伦理学都是一个怪异的盲点，只有天主教道德家是个杰出的例外。卷帙浩繁的一般伦理学和宗教道德著作几乎覆盖了个人与社会伦理可想到的每一个方面，医学与健康除外。"约瑟夫·弗莱彻（Joseph Fletcher）是最先与这一传统决裂的当代哲学家之一，他赞同门宁格的观点，"关于医生和他的医学技艺，过去的哲学家几乎无话可说，这实在令人费解"。[2]

医生构想并书写的医学伦理学具有浓重的实践色彩，它不关心第一原理之辨，更注重总结格言，指导实践。可以预见的是，伦理问题的建构方式和解决方案的选择路径反映了医生的优势地位——参考这些问题：医生享有哪些权利，负有哪些责任？他们应该怎样对待患者？以及同样重要的问题，他们应该怎样对待同僚？

在不少当代读者看来，那些小册子最突出的特点是让医学行规凌驾于医学伦理之上。它们从曾经的高尚训令——不伤害——迅捷地摇身一变，成为职业内部的牟利托词——不要诋毁同行或与他接待的患者打交道，也不要当着患者的面反驳他。在这种话语下，打同行患者的主意，恐怕是比打同行老婆的主意更严重的冒犯。但是，对于这些小册子的作者或他们的执业医师读者，行规和伦理的区别无关紧要。这些不是哲学话语，而是指导手册，目标读者是致力于做到医治患者和职业发展两不误的医生。

尽管行规占据上风，然而把所有小册子一概当作指导医生赢得患者、影响同事的商务推广手册加以忽略也是不对的。医学伦理学著述阐明了医生承担的一系列义务，这些义务要求医生不但要负责任地行事，还要出于善意，抛开个人私利、心系患者福祉。让我们再讲讲美国的例子，早在1801年，费城的名医、《独立宣言》（the Declaration of Independence）签字人之一本杰明·拉什（Benjamin Rush）就曾围绕医生的"恶行与美德"发表过系列演讲。他的演讲设定了苛刻的行为标准，他认为品德高尚的医生应该过节制甚至禁欲的生活："他的职业性质令剧院、赛马场、狩猎场，乃至疾病流行期间气氛欢快的餐桌，都成为不合时宜的休憩之地……由于对疾病的复杂症状欠缺及时和经常性关注，许多人失去了生命；但更多人因一种医生带入患者照护的罪恶倾向而丧生，这种倾向包括安逸、贪图享乐和追名逐利。"[3]（在这里，我们或许能找到医生与世隔绝的传统根源；不过，拉什却与他所处的社会联系甚密）此外，在拉什看来，理想的医生不会财迷心窍；他们能意识到自身对穷人的长期责任，绝不会因患者的经济状况而拒绝治疗或趁火打劫。而且，高尚的医生英勇无畏：如果瘟疫袭击社区，医生将义无反顾地留下来抗击病魔，将个人安危置之度外。

一个世纪之后，哈佛医学院教授理查德·卡伯特博士（Richard Cabot）扩张了医学伦理议题（例如，费用分摊也被纳入该议题），并对传统问题做了突破性回答（例如，支持通过避孕手段控制生育，以及始终向患者告知真相）。可见，尽管医生主导的医学伦理学往往欠缺智识严谨性，但它绝不卑劣。它认为，学生学习伦理学不能只在教室纸上谈兵，而要走进病房效仿他们的老师，让资深的主治医师成为后来者的榜样。20世纪20年代中期，卡伯特写道，"我知道，没有一家医学院正在系统地教授职业伦理"。直到50年代，这一情况也没有实质性改变。[4]

美国医学会的言论显示，医生对于医学伦理的诚信和公允满怀自信，并且小心翼翼地保护着这片特别的自留地。例如20世纪30年代，美国医学会就呼吁构建医生主导下的永久性伦理标准，以支持它对多项政策议案的反对意见，其中包括全民医疗保险、集体行医（group practice）和医生广告。"医学经济学"，美国医学会的政策制订者宣称，"一直以医学伦理为基础"。医学伦理原则无处不在，不以时间（古代或现代）、地点（欧洲或美国）或政体（君主制或共和制）为转移。"它得以在如此多样的环境中长期存续"，他们表示，"从'生存检验'（survival test）的标准判断，似乎说明医学伦理已经显示了自身基本的社会稳定性"。伦理之所以具有如此惊人的稳定性，是因为它建立在经验基础之上："每一种新规则或旧习惯都经过实践检验"，下一步的判断标准是，它们能在多大程度上维系"患者与训练有素的医疗顾问之间的紧密私人关系"，以及"从发病率和死亡率来看，是否增进了患者的健康"。这样一来，美国医学会领导层解释，"伦理就成了医学实践不可或缺的一部分。任何旨在对抗疾病的东西都是'好的'，任何耽误患者康复或损害患者健康的东西都是'坏的'"。可是，当自信滑向傲慢，他们总结道："与全社会的伦理学发展状况相比，医学伦理学的发展和讨论的意义要更为重大。"一般伦理学的思想流派总是互相攻讦，而医学伦理学逃过了"形而上学或哲学纷争"。

以上种种因素共同形成了一个根深蒂固的信念，它认为医学伦理应该完全留给医学处置，这意味着卫生政策也应该完全留给医学。例如，既然"患者与训练有素的医疗顾问之间的密切私人关系"是医学伦理的关键要素，那么通过医疗保险或者对集体行医的赞助对医学施加公共干预就是错误的。的确，外部人对这些流传数百年的规范横加改写或冒犯的任何企图都将破坏医学实践的完整性，更甚者还将颠覆社会秩序，因为"伦理规则和传统是影响社会稳定的最基本要素的组成部分"。[5] 总之，医学伦理属于医生，外部人无权插足。

这些主张并非全无争议。例如，天主教神学家在分析医学伦理方面有自己的强大传统，尽管他们的分析和提议的影响力局限于天主教内部。利用天主教教条解释医学问题的文章在《利纳克尔季刊》(*Linacre Quarterly*)这样的刊物上比比皆是。例如，不少天主教伦理学家争吵不休的问题是，是否应允许在输卵管妊娠[1]的情况下取出胎儿——事实上，就是杀死胎儿——以挽救母亲的生命；抑或只能让胎儿留在原处，即使不加干预将导致母亲和胎儿双双殒命。（多数评注家会在区分直接伤害和间接伤害的基础上选择干预；作为治疗输卵管缺陷的间接结果，胎儿的死亡可以被道德接受）[6] 事实上，医学伦理学的天主教传统之强大，甚至给医学伦理学的批评者带来了启发。新闻记者保罗·布兰沙德（Paul Blanshard）就是一例，他猛烈抨击了天主教神职人员以权威干涉天主教医护人员履职的行为。但不论这一传统在天主教内部有多强大，它没能对医学施加更广泛的影响，也未能引导天主教以外的人将医学伦理作为核心智识关切。[7]

最先试图通过打破医生垄断以探索医学伦理问题的成果之一，

---

[1]　一种最常见的宫外孕。——译者注

是约瑟夫·弗莱彻于 1954 年出版的《道德与医学》(*Morals and Medicine*)。与后来的保罗·拉姆齐一样，弗莱彻进入这一领域的通路是新教的宗教伦理，而不是正统的学术哲学。不过，弗莱彻的目标不是应用宗教信条指导医学实践，而是高度自觉地从"患者观点出发"分析伦理学命题。他的指导思想来自医学以外，他强调，为了成为负责任的道德存在，个人必须具备做选择的自由和知识；否则，"我们就无法承担责任，也就不是道德主体或人格存在"。这一原则被引入医学，意味着处于懵懂状态、任由医生摆布的患者不是道德主体，只是木偶戏里的木偶，"《潘趣和朱迪》(Punch and Judy)[1] 可没有道德意味"。8 因此，弗莱彻声称医生有义务将诊断和病情的真实情况告诉患者，不是因为职业信条或法律规定要求这样做，而是因为患者必须拥有做选择的机会。

同样的想法影响了弗莱彻关于生殖的立场，导致他与天主教教义发生根本性分歧。按照他的观点，避孕、人工授精和结扎不是"非自然行为"(unnatural acts)，而是促进个人选择的程序，避孕"提供了一个让患者成为人，而不仅仅是躯体的途径"，人工授精避免了自然意外（不孕不育）凌驾于"人类的自决权"之上。弗莱彻还想把结扎的决定权留给个人，因为"道德责任要求，此种选择应出于个人决策，而不是自然的必然性"。他甚至赞成主动

---

[1] 《潘趣和朱迪》是一部历史悠久的英国木偶戏。——译者注

安乐死，既然另一种选择，即"自由、学识、自我支配和自负责任等人格特征全部丧失，徒劳地延长生命就是对人的道德地位的侵犯"。[9]

尽管弗莱彻探讨的主题相对传统——生殖伦理和安乐死在天主教话语中早已有之——但方法并不老套。弗莱彻将讨论从医生特权或教条要求转移到患者特权上，这样的创见在1954年非常新颖。也许正是因为他的工作太过新颖，才没能立即在医学伦理学领域引发不同的对话。至少在之后的十年里，《道德与医学》都还是一项怪异的贡献，不像现在这样被看作一个全新开端。要带外部人进入医学决策，让哲学家在床旁占据一席之地，实质是以生命伦理学取代医学伦理学，仅仅一个人接纳这种新路径还远远不够。这无异于在医学从业者和医疗机构中掀起一场公共态度革命，这场革命将削弱对医生的信任，并相应引起对床旁伦理学适当性、公平性和明智性的怀疑。

这场观念革命正是在1966—1976年发生的。实验室的新规则扩散到诊室，限制了医生个人的自由裁量权。医生—患者关系也是按照科研人员—受试者关系的模型构建的；与试验一样，正式和非正式的控制机制和患者权利的新话语对于治疗意义空前。这一变化最初对医学实践的环境——例如，准入许可事项或报销明细表（这些晚些时候才出现）——影响不大，它改变的主要是医学实践的内容——发生在特定患者床旁的治疗决策。约纳斯曾构想，诊室里只有医生与患者（以及上帝），如今这一图景已经被挤满医院委员会成员、律师、生命伦理学家和会计师的诊室取代。他们人多势众，几乎要把医生挤出去了。

从20世纪50年代出发观察，转型既惊人又意外。毕竟，治疗学在这一时期取得了前所未有的成就，消灭了对人类健康威胁最严重的传染病（在发现艾滋病之前，可以说一切致命传染病已被消灭），包括脊髓灰质炎和结核病。同时，癌症和心脏病等慢性疾病的治疗取得了长足进步。面对这样振奋人心的进展，人们或许已经期待着一个医患关系黄金时代的来临。当其他职业在20世纪60年代遭遇个人权利表达的挑战时，医生和患者之间强劲的信任纽带都不曾被削弱。但好景不长，如果将20世纪70年代关于健康照护的论文结集汇编并概括主题，那就是医学蓬勃发展，患者的状况却更糟。

无须多言，医生对这些变化高度敏感。我们将看到，一些医生成为这场运动的推动者和引导外部人思考新问题的向导；事实上，如果没有他们的帮助，这场事关谁将统治医学的转型就不会发展得如此迅速或彻底。但是，大部分医生是在医学出版物的评论专栏和国会听证会的证人席上表达见解的，而且毫不掩饰对这场运动的轻蔑和敌意。他们猛烈攻击新的监管计划，反对将权力赋予非专业人士参与的机构和委员会。然而他们旋即失败，并损失惨重。

对于信任的削弱，以及医生像科研人员一样丧失与患者的共同利益之后的感受，我们应该如何理解？为什么权利话语和权利运动的政治会进入健康照护领域，并挑战医学自由裁量权的行使？为什么医学伦理学传统在医患关系中显得不够充分？就像任何影响深远的变革，其原因是多方面的。1945 年后，特别是联邦医疗保险推行以后，医生收入的急剧增长使人们相信，与患者相比，医生更关注自己的钱袋。医疗保险（Medicare）和医疗补助（Medicaid）计划激发了照护质量评估的初步系统化尝试，评估揭示了医生工作的重大变化（最明显的是外科手术频率）。从这些变化可以看出，医学职业的贪婪和冷漠比想象中的更严重。于是，批评者开始分析准入许可的不足之处，并且更加仔细地审视了医学职业在惩戒违纪从业者方面的失败。[10]不论这些因素在多大程度上破坏了医患之间的信任感，都不该忘记是一个更加触及根本的考虑首先扩大了裂痕。二战后，一个持续过一段时间的社会过程（social process）达到高潮：医生成为陌生人，医院成为陌生的机构。医生疏远了他们的患者，也疏远了社会，把自己封闭在一个内部互不接触、外部与世隔绝的宇宙里。亲切感曾经是医患关系的突出特点，现在它被距离感所取代，这让医生与患者的互动不再亲密，而是更为官方。同样地，曾经连接医生及其所在社区的纽带——不论是俱乐部生活、经济投资还是市民活动——都被职业疏离感和排斥感所取代。最后，邻里关系和族裔纽带也曾让医院成为患者熟知的地方，如今它们也被割裂开来，让医院充满陌生而肃杀的空气。简言之，三重因素破坏了医生与患者、医生与社区，以及医院与患者、社区的联系。

社会距离的扩大，解释了医学为什么会迎来新规则和新参与者，以及生命伦理学为什么会取代医学伦理学。当生死攸关的大事到来，让素昧平生的医生行使自由裁量权可能无法令患者放心；因此，越来越多的人呼吁改变信息的分享规则。这样一来，不论病情多么险恶，医生都必须对患者说明真相。医生不该获准单方面决定终止或放弃治疗；因此，越来越多的人要求，坚持患者明确同意和医生集体协商的正式准则应该取代护士在患者病历上做的铅笔记号。人们对医生的怀疑情绪异常高涨，于是开始诉诸第三方——如临床生命伦理学家或医院伦理委员会——保护和强化患者的决策地位。

战前，医生和他们的患者以及社区的关系更为紧密，留意这一事实，并不是为了将过往医学的实践罗曼蒂克化。[11] 面对情况各异的社会阶层和地理空间，这种泛泛之论难免是不公正的。不过在 19 世纪末和 20 世纪初，健康照护事业几乎曾试图从各个方面加强医学与外部世界的联系。不论公众对医学职业的怀疑有多强烈（1910 年以前尤其严重），都没有造成人们不信任自己的医生或医院。与其说行使医学自由裁量权是在患者面前维系职业霸权的阴谋，不如说它是一种善意的自信表达——医生有意愿，也有能力让患者不必承受选择的负担或独自面对死亡。

当代观察家以"沉默"描述传统医患关系，如耶鲁大学法律与精神病学教授杰伊·卡茨，但他们的视野太过狭隘。例如，卡茨认为医生不应向患者透露任何负面诊断，但他的观点几乎完全基于规范性声明、伦理准则的规定或毕业典礼演讲人的呼吁。[12] 然而，对历史记录更大范围的审视足以发现，医生对患者的诊断结果保持沉默，恰恰是因为他们多年来从未沉默过。医学危机时期的医患互动有着在先的历史基础，足够强大的信赖因素让医学家长主义显得合情合理。

医生保持与患者的紧密联系，并非对行善原则的抽象承诺，而更多源于维系日常工作的迫切需求。除了与患者本人和他们的邻居建立私人关系，医生几乎没有其他手段招徕或维护患者。有时候，医生或许还能仰仗自己的资质或专业知识。到20世纪二三十年代，约翰·霍普金斯大学或哥伦比亚大学内科与外科医师学院颁发的医学学位受到重视，而且有的医生已经掌握了其他大多数医生做不了的手术（如胸外科手术）。但是，由于当时的诊断工具（门槛最高的可能是读心电图或X光片）和干预手段很有限，医生难以纯粹从职业背景区分彼此。[13]

事实上，由于职业标准太过无足轻重，警告非专业人士谨防庸医的医学著作为数众多。毫无疑问，这样做有时候是出于自利和推销。究其动机，对同行的嫉妒和对患者福祉的关心可能一样多。不论出发点有多高尚，这些警告往往消极负面、令人沮丧：不要信任那些承诺治愈的人——实际上，这些人讲了患者最想听到的话。

从更积极的方面看，医学著述和通俗作品突出了人际关系的重要地位：像选择朋友一样选择医生。1871 年，著名的医生奥利弗·温德尔·霍姆斯（Oliver Wendell Holmes）在对贝尔维尤医学院毕业生发表的演讲中，花了大部分篇幅指导学生如何与患者相处：准时赴约；别把病情写在你的脸上；如果你想隐瞒诊断结果，可以借用常用语淡化病情，比如"您患了'脊柱刺激征'"；而且，永远别忘了，"我们市里有一位医生，大家都认为他的微笑每年能为他带来 5000 美元的回报"。霍姆斯还确立了可供患者自主选择医生遵循的原则，并以身作则："选一个讨你喜欢的人，请一名聪明、和蔼、友好、富有同情心的人并不会比请一个懒汉或莽夫花更多钱。"[14] 当然，提出上述建议的这位哈佛解剖学教授，也是最先认识到临床试验在验证治疗效果方面有其价值的医生之一。大约 60 年后，一位耶鲁医学教授欣然重申了同样的建议：选择医生时，潜在的患者应与医生充分交流；"如果他在其他事项上都能侃侃而谈，那他精于己业的可能性也很大"。[15] 当然，这样的建议造成了意外结果，因为它让区分江湖庸医和济世良医越发困难。正如一名医史学家所说，"我们很少高估医学技艺在心理层面的重要性，但庸医能在很大程度上满足心理需要，这不假"。[16]

患者倾向遵循一些主观和个人判断来指导自己的选择，例如共同的宗教、族裔和社会经济背景。在东部和中西部的主要城市还划分聚居区的时代，移民更愿意选择与自己有相同族裔背景或宗教信仰的医生。天主教徒会找同样是天主教徒的医生，犹太人找犹太人医生——这在不经意间激励了各个群体的成员选择医学职业。正如我们将要看到的，这些就医选项的真实性不仅源于轶闻证据（如果有一些包括邻家医生随笔和医学先驱著述的档案能流传下来就好了），教派医院（sectarian hospital）的结构和功能也证实了它们的存在。

出于同样的原因，富人倾向于接受同一阶层医生的服务，为（有医疗需要的）乡村居民提供照护的医生往往同情他们的生活方式或至少在一定程度上理解他们。[17] 实际上，这样的选择和策略绝非肆意或天真之举。医生最重要的特征可能就是个人性格以及他与患者关系的性质。在选择医生方面，个人风格、文化程度、宗教信仰和家庭背景都是行之有效的标准。

大部分医患接触发生在患者家中，而不是医生办公室或医院，更强化了以上趋势，也体现了这些趋势的重大意义。一项1928—1931年面向（18个州的）8758个家庭开展的调查称，每1000人当中平均有526人得求医问药，其中294人（或56%）接受过一次或以上的上门诊疗。[18] 也就是说，一半以上的患者是在自家等候医生上门的。这一时期，另有一项关于医生执业模式的调查显示，上门诊疗在全部医患接触的占比略高于 1/3，这同样体现了住宅在医事接触中的核心地位。[19]

尽管上门诊疗的各种心理和社会影响难以确切把握，出诊叙述的情绪化也令人生疑，但医生能在出诊中更深入地了解患者需求，患者也能增进对医生的信任。20 世纪 20 年代任哈佛医学教授的弗朗西斯·皮博迪（Francis Peabody）充满浪漫色彩地指出："当全科医生来到患者家中，他能从过往经验中获悉这个家庭的全部背景；不过，即使他以陌生人的身份造访，他也有不少机会了解自己的患者是什么样的人，什么样的境遇造成了他的生活现状……所谓的'临床画像'不只是一张患者卧床的照片，而是一幅描绘患者被自己的家庭、工作、亲属、朋友、兴趣爱好、悲伤、希望和恐惧包围的印象派画作。"[20]一位儿子这样回忆自己陪伴做医生的父亲出诊的经历："整个下午的剩余时间里，我们都在患者家中跑上跑下、忙里忙外。他总能受到热情的欢迎，这给我留下了深刻印象，让我记忆犹新。焦急地期盼他说点什么的人总是拿出茶、蛋糕或饼干招待他，并对他的到来千恩万谢。而我的父亲——他似乎认识每个人的朋友和亲戚——与患者叙起旧来没完没了。除了医治患者，每一次登门也是热情交流的机会。我还记得，当时我为他感到骄傲，甚至嫉妒他（'我们怎么不知道他这么厉害？'），当然我也很疲惫。"[21]

在上门诊疗的路上穿过大街小巷，也是医生自传中反复出现的记忆。刘易斯·托马斯（Lewis Thomas）直白地描述了旅程的频次："我父亲要在路上花几个小时。一大早，他要先去本地医院出诊……接着从早晨到下午，他要造访患者的家。"[22] 还有人将出诊之路美化成皇家巡游："家庭医生身着长礼服，头戴丝绸礼帽，乘着一对漂亮的深灰斑纹骏马拉的车，威严地穿过大街。那一刻，街坊邻居仿佛都要停下手里的活计，向这位尊贵的绅士和他的随从致意；他是他们的顾问、导师和朋友……他深谙人情世故，这似乎能让他贴近每一个家庭的心。"[23]

一些评论家援引诺曼·洛克威尔（Norman Rockwell）[1]式的全科医生出诊形象，以讴歌过往的黄金时代。那时，患者信任医生，他们身边也没有纠缠不休的律师和政府官员。但其他人将这种形象作为历史批判的起点：一位历史学家强调，"20 世纪的头几年，全科医学就算没灭亡，也行将就木。作为顾问和导师的家庭医生太过理想化……这类家庭医生……大部分在 1915 年就消失了。为赤贫人口提供全科医疗服务的是城镇医院的门诊部，美国中产阶层则直接找专科医师"。[24] 但是对于中产阶层甚至很多穷人来说，这份讣告发布得还太早。

的确，专科医学在 20 世纪 30 年代蓬勃发展，地方医学会的

---

[1]　诺曼·洛克威尔是 20 世纪早期的美国著名画家，画作注重反映城镇日常生活。他有一些作品表现了家庭医生上门诊疗的场景，从中可以管窥医生与患者及其家庭的亲密关系。——译者注

历任会长都围绕"家庭医生的消亡"做告别致辞。德高望重的医学教育家和声誉正隆的全国委员会也抱怨，专科医师正让医学变得更糟。"专业化的趋势"，弗朗西斯·皮博迪强调，"正往过界的方向发展"。[25] 无独有偶，受美国医学院协会（the Association of American Medical Colleges）指派，1932 年《医学教育委员会报告》（ the Report of the Commission on Medical Education ）的作者们发现，"在多数社区内部，专科化的发展已经超出现实需求……亟须在更宽泛意义上认识非专科医学对公众和医学职业的重要功能"。[26]

然而，尽管有抱怨声出现，但专科化趋势还远远不足以颠覆全科医学。一项 1928—1931 年的健康照护调查报告称，81% 的患者就医仍由全科医生接诊，由专科医生接诊的只是少数（19%）。人员比例方面，专科医生也相对较少；直到 1940 年，全科医生仍占压倒性多数（约 70%）。[27] 而且，专科化的最初面貌与此后也不能同日而语。专科医生的 30% 在儿科或妇产科，40% 在外科。[28] 如果在某一专门领域拥有超强技术能力、主要靠其他医生和专门程序推荐患者的医生就能被称作掌握霸权的专科医生，那么可以认为，专科医生在二战前还没有到达美国医学的中心。从这一模式看，儿科和妇产科医生都不达标，而外科与全科医学分离的社会影响可能（并且曾经毫无疑问地）被严重夸大了。

诚然，这些变化确实把患者的钱从全科医生手中拿走了——

儿科医生赢得了年幼患者，妇产科医生夺走了女性患者，外科医生承包了手术患者——这无疑导致了很多埋怨。1930 年，已卸任的密歇根州医学会会长扼腕叹息道："据我所知，如今家庭医生尚未面临竞争的唯一业务是夜间急诊。"其他情况下，"他只能得到略带歉意的通知：父亲最近在工厂里受了伤，当然驻厂医生正在照顾他；最近，萨米找到一位扁桃体手术大夫切除了扁桃体；要是女儿感染肺炎，家长当然想请最好的大夫，于是他们请来了内科医生；而妈妈的上一个宝宝，则是她的产科医生接生的"。[29] 不过，全科医生不但健在，而且活得很好；几乎没有专科医生精研或掌握全科医生的神秘程序，他们难以与患者保持持久的个人接触。

　　二战前，几项面向特定社区的调查显示，家庭医生力量仍存。例如，在《雷奇维尔的健康》(The Health of Regionville) 中，社会学家厄尔·库斯 (Earl Koos) 经过调查很快发现，医生不仅在社区中受到欢迎，而且威望很高；一位受访者将 X 医生置于本地最有影响力市民的前列，他解释道："他是这里最有文化的人之一，收入很高——例如，他开着一辆好车，还加入了扶轮社 [1]，诸如此类。"库斯还发现，他定义的 1 类家庭（"雷奇维尔的成功人士"）的 80% 和 2 类家庭（"工薪阶层"）的 70% 拥有家庭医生。当他询问那些家庭如何选择医生，最常被提到的标准是社区整体评

---

[1]　扶轮社是旨在加强职业交流、提供社会服务的区域性社团，1905 年第一个扶轮社诞生于芝加哥。——译者注

价（居民对医生的正面评价）、朋友或亲属推荐，以及曾长期接受该医生的治疗。不少受访者还说，他们选择某一位医生是因为他们"与这位医生打过交道"。尽管库斯因为社会属性在决策指导方面盖过业务素养感到懊恼（"这可能是个悲伤的消息……在专业人士的选择上，他们没有更细致的标准，或至少没有适用这样的标准"），但他的数据已经清晰地体现了他自己的想法是多么不符主流。[30]

较低阶层体验的医疗照护当然有所不同，但即便如此，医生与患者的熟悉程度也很高。穷人没有完全依赖公共服务（市立医院的住院床位或门诊部），也没有像人们经常想象的那样彻底远离私人医生。的确，深陷贫困的人几乎只能求助医疗救济院或它开办的诊所。[特别"有价值"或"有意思"的病例将有机会转到志愿医院（voluntary hospital）[1]或大学医院。]但贫困一般是暂时性状态，而不是固化和永久性状态。穷人境况总是在临界线附近上下摆动，具体情况取决于特定时期的地方经济状况、家庭主要劳动力健康状况以及家庭劳动力人数。而决定他们选择何种医疗照护的因素，正是他们生病时的具体情况。

格拉迪丝·斯瓦克哈默（Gladys Swackhamer）在1938年做的研究对这一机制的表述最为确切。当时，她研究了365个来自

---

[1]　志愿医院起源于英国，是运营资金来源于公众、社会组织、慈善团体的私营、非营利性医院。——译者注

纽约三个毗邻区的下层家庭（其中 81% 的家庭年收入不足 2000
美元），它们来自下东区（犹太裔和意大利裔为主）、切尔西区（这
里的居民操多种语言，包括东欧裔、希腊裔和其他族裔）和东哈
莱姆区（意大利裔为主，还有一些东欧裔）。半数家庭同时依赖私
营和公共医疗资源，近 30% 的家庭仅依赖公共资源，而 20% 则
仅使用私营医疗资源，这一模式不算复杂。对于家庭自行治疗或
本地药剂师推荐的疗法不能治愈的急症，只要手头有钱，家庭一
般会选择按次收费（fee-for-service）的医生，而非诊所或公立机
构的医生。另外，如果急症发展成慢性病，或发生需要长期照护
的情况（包括怀孕），患者就倾向于寻求诊所服务。但如果诊所治
疗确定无效，小病发展成棘手问题或影响劳动能力，患者就可能
回到私人医生那里。例如，K 先生及太太先带着生病的宝宝前往
婴幼儿健康诊所看病，但发现孩子康复缓慢以后，他们就带着孩
子找到了朋友推荐的一位邻近的私人医生。同时，K 太太怀孕了，
于是她前往附近的公立妇产医院做产前检查；但当她在怀孕期间
生病，她仍会求助 K 先生的家庭医生，从她的丈夫还是个孩子的
时候，那位医生就开始为他看病了。[31]

　　这并不意味着穷人与医生之间建立了稳定的人际关系，或者
被问到家庭医生姓名时他们能答得上来。尽管这些家庭有 2/3 以
上曾在过去 12 个月看过私人医生，但据报告，拥有家庭医生的家
庭只有 1/3。事实上，这正是斯瓦克哈默的研究中反响最大的发现；

例如，《纽约时报》曾连发多篇报道，痛陈家庭医生的缺位。[32] 但研究成果远比这些复杂：第一，下层社会有 1/3 的人拥有家庭医生。第二，虽然大多数穷人连一位医生都不认识，但他们寻求邻近医生帮助或依靠朋友推荐的做法相当一致。当被问到如何选择自己的私人医生时，58% 的家庭说他们靠的是亲戚或朋友的推荐；有 8% 的家庭关注医生地理位置的远近；还有 7% 的家庭（通过商务合作、宗教信仰或语言纽带）与医生存在私人联系。虽然大部分穷人连一位专职医生都没有，但他们拥有作为社区一分子的医生。

从医生的角度看，不难发现社区声誉在维系拥趸方面最重要。与患者建立联系的关键因素不是学历、资质、任职医院或专业技能，要吸引并留住患者，医生必须敏锐、体贴、善于倾听、尽职尽责、反应迅速——这不是因为他们是圣人，而是因为市场要求他们这样做。在这些因素的激励下，亲密关系和社区参与格外重要。毫无疑问，倾听患者终将得到回报。他们不仅会回到你这儿就诊，还会把你介绍给自己的朋友和亲人。

医学实践的变化节奏也强化了医生与患者之间的私人联系。过去，诊断工具的数量和功能十分有限，医生不得不主要依靠病史做判断。患者对症状的描述，如疼痛沿胳膊转移的路径或肠胃不适的频率，往往是医生能获得的最佳指引。医学教育家和行业领袖之所以对家庭医生的缺位如此担忧，原因之一正是诊断技术不足，他们格外重视对患者体质和家族病史的了解。患者的过往病史——或患者父母、兄弟姐妹的病史——是诊断当前疾病的关键线索。霍姆斯在自己的《医学随笔》(*Medical Essays*)中解释道："年轻医生了解自己的患者，但老医生了解患者上上下下几代的家属，不论去世或健在。老医生能预测患者家里尚未出生的孩子将会得什么病；以及如果足够高寿，家人将由于什么原因离世。"[33] 无独有偶，小说家乔治·艾略特（George Eliot）借《珍妮特的忏悔》(*Janet's Repentance*)的一个角色之口说道："在她这个年纪，离开一名对她的身体状况了解有加的医生，可不是一件小事。"[34] 直到 20 世纪 30 年代，医生仍然强调，"对个人习惯、家族病史和环境背景有充分了解的家庭医疗顾问"能够理解疲倦、食欲不振、咳嗽、眩晕和头痛的"特殊含义"。[35]

总之，对患者的私人信息的掌握有着医学诊断和治疗的意义，这在今天很难获得认同。这些信息自成一体，正如两名医患关系研究者观察到的，诊疗记录"很少有人保存，对于知晓患者及其家庭情况、过往病史，并且无须笔录就能记住的医生来说，这样做没必要"。[36] 这也有助于解释为什么即使在 20 世纪二三十年代，都鲜有声音呼唤增加医疗照护中的人义关怀。医疗照护实际就是由人际接触构成的，没有必要呼吁教育家或批评家推动显而易见的事情。

医生与他们所在的社区也更紧密地联系在一起，他们很好地融入了社会生活网络。在对医生的文学描写中，我们能发现一个更隐蔽的标志。如果持续关注 19 世纪末和 20 世纪初富于多样性的描绘——有些医生宛如妖魔，其他的则平庸无能——不难发现这些叙事为医生赋予了诸多不同于职业治疗者的形象。[37] 医生可以是邻居、恋人和朋友——他们找你喝茶，甚至留下来调情。在医院之外，不穿白大褂也不戴听诊器的时候，他们形象百变。换句话说，医生并没有寡居在自己的世界里。

在对 19 世纪晚期医生的描写中，最引人入胜的形象是乔治·艾略特的《米德尔马契》（Middlemarch）中的利德盖特（Lydgate）。尽管它是一部英国小说，但艾略特的叙述在大西洋彼岸亦不乖离。利德盖特是一名医生，这对叙事非常关键；可他是个彻头彻尾的起居室动物，待在自家客厅的时间远比待在自己的发热门诊的时间长。艾略特时常提到医学和医疗实践的蹩脚水平，这在美国和英国都千真万确。但是，利德盖特对待自己职业的态度非常端正，当他的妻子罗莎蒙德（Rosamond）劝他另谋一份更受尊敬的营生时，他坚决反对："'这是世上最光辉的职业，罗莎蒙德'，利德盖特笃定地说。'要说你爱我，却不爱我内心的医生，就如同你说自己喜欢吃桃子，却不喜欢桃子的味道一样。'"不过，这部小说的焦点是利德盖特其人，而不是他的医生职业。起初，罗莎蒙德被他吸引，不是因为他的职业，而是因为他相对较高的门庭，这一点"把他与米德尔马契的其他爱慕者区别开来，让婚姻附带了阶层跃升的前景……与平头百姓无关"。利德盖特的弱点主要是他的"傲慢自大"，这种自大往往体现在他对待同行，而不是对待患者的态度上，以及"他……一贯带有偏见的作风上……他求知欲中的思维差异没有影响他对家具或女人的品鉴，以及期望别人（在他自己没说的情况下）知道他比其他乡村医生出身更好的想法"。[38]简言之，他的美德正是医生职业美德最优秀的部分（他的求知欲），而他的缺点也是平凡人会有的缺点（无聊的偏见）——我们会发现，美德与恶行的并存在 1945 年以后的文学作品中就不那么常见了。

艾略特笔下的利德盖特也是安东·契诃夫（Anton Chekhov）在《万尼亚舅舅》（*Uncle Vanya*）中塑造的阿斯特洛夫医生（Astrov）的真实写照。"我的工作太苦了"，初次登场时他就解释道，"我从早到晚忙个不停，简直不知道休息为何物……打你认识我开始，我就没过一天清闲日子……大斋节的第三周，我去了玛利茨科耶，那里正流行……斑疹伤寒……棚屋里，人们成排躺在地上……污秽、恶臭、烟雾……我一整天都在忙，一刻都没有坐下歇歇，一口饭也没吃，而我回到家以后还是不得安生"。可是，故事的核心是阿斯特洛夫误入歧途的爱人，而不是医生本人。医生拒绝了爱慕他的女人的追求，却为追逐一个不爱自己的女人洋相出尽。在追求中，阿斯特洛夫越发可悲，他仅存的力量只与医生职业有关："看看医生过的是什么日子！……在泥泞难行的路上，穿过迷雾，迎着暴风雪，路途遥远，还要面对粗鲁无礼的人，被穷困和疾病包围——让一个人日复一日地在这样的氛围中工作、挣扎，还要保持朴实和纯洁，实在太难。"他的弱点是一个面对窒息、枯燥和粗鄙生活的人的弱点，这样的人会着迷于庸碌的富贵，并因此毁灭。他在全书尾声部分对自己的情妇叶连娜·安德烈耶夫娜（Elena Andreyevna）讲的话很契合这种二元性和矛盾性："你随你的丈夫来到这里，然后，我们每个勤劳地忙碌着做点什么的人都不得不放下手中的活计，整个夏天只想着你和你丈夫的痛风。你们俩——他和你——把你们的懒惰传染给了我们。我对你入了迷，一整月什么事都没做；那时还有人生病呢……我确信如果你们留下来，将造成巨大的破坏。"[39]

最后，利德盖特和阿斯特洛夫都是成熟的角色——医生和爱人；的确，作为医生的他们都比作为爱人的他们更好——这也是《米德尔马契》和《万尼亚舅舅》的故事主线。这些医生都是他们所在社区的社会生活的一部分，绝非孤立或与世隔绝。叙事发生在客厅，而不是医院；交流发生在朋友和爱人之间，而不是医生与患者之间。医生这一职业在作品中不是不重要，但这一事实并不能主宰或决定他们的每一个行为。

到 20 世纪 30 年代，上面的话渐趋失灵。那个时代最受欢迎的戏剧之一——西德尼·金斯利（Sidney Kingsley）的《白衣人》

（*Doctors in White*）——的核心冲突正应和了这一点。即将成为年轻医生乔治·弗格森（George Ferguson）妻子的劳拉（Laura）恳求他拥抱医学之外的生活："乔治，有尊严的人，是知道该如何生活的人"，这显然是她做医生的父亲、乔治的导师不曾学到的。"他们一点业余兴趣都没有。他们静如止水——他们全无色彩。他们不是人——他们是讽刺漫画！"然而，弗格森拒绝了她，这段爱情故事也就此结束。不过这样的场景在描述医生的文学或戏剧作品中并不常见，至少在20世纪50年代以前，医生更普遍的形象是富有个性的人，而不是一根筋的职业怪物。[40]

二战前，流传最广的有关美国医学的书无疑是辛克莱·刘易斯（Sinclair Lewis）的《阿罗史密斯》（*Arrowsmith*）。主人公马丁·阿罗史密斯博士（Martin Arrowsmith）抛下包括妻儿在内的一切，逃遁到佛蒙特州的森林里追逐自己的事业。但这一行为体现的是科研人员的固执，与执业医师无关；阿罗史密斯抗拒着专横的科学建制，在这些问题上启发刘易斯的，是保罗·德·克鲁伊夫（Paul de Kruif）所说的"军营精神"（barrack spirit）[1]。作品前几章赞扬了乡村家庭医生，即德·克鲁伊夫所说的"极为优秀的老派全科医生"，他们完全没有脱离社区生活。[41]

---

[1] 在德·克鲁伊夫看来，美国医学在20世纪初呈现的集中化、科层化的僵化趋势是科学发展的危险倾向，他将其概括为"军营精神"。延伸阅读 Charles E. Rosenberg, *No Other Gods: on Science and American Social Thought* (Baltimore: 1997), esp. ch. 7。——译者注

二战前的美国医生自传是一种截然不同的文本，但它们同样展示了医生、患者与社区之间的距离有多么亲近。尽管 19 世纪就出现了医生自传，但直到 20 世纪二三十年代，这种文本才因一种共同的动机接二连三地出版：记述一段注定要消逝的经历，即家庭医生职业。这些医生意识到，医学已经处于变革边缘，他们想为自己职业的呼唤、局限和收获留存一份记录，诸如《马车医生》（The Horse and Buggy Doctor）和《蓖麻油与奎宁》（Castor Oil and Quinine）这样的书名就体现了这一点。正如一位作者解释道，是他的家人劝他撰写自传的，因为"过去的乡村医生应该拥有某种形式的记录"。另一位写道："我已经做了 30 多年的家庭医生……我的故事可以叫作为家庭医生辩护的'病案史'……家庭医生对于社区和国家都是不可或缺的。"[42]

考虑到这样的目标，这类作品并非是十分有趣的读物。自传多是稗官野史，故事也似乎都是些鸡零狗碎之事，而读者希望医生解答的问题（例如，他们如何面对无能为力的情况）却不在其中。相反，我们读到的是一个不承认自己怀孕的女人实际怀了孕；或在大半夜喊医生上门的家庭总是夸大患者病情，而且拖欠诊费；以及医生是如何冒着疾风骤雨（或暴雪、飓风）接生新生儿、接上骨折的腿或照看发热的孩子的。但是，这些细枝末节恰恰是问题的关键："担任家庭医生就意味着要做这类事情，与普通百姓打交道，处理微不足道的小事。"这些故事与治病救人的英雄事迹或解决疑难杂症的睿智无关，它们讲述的是医生与自己的邻里和社区紧密相连的职业生命。医生的视角立足本地，思考格局并不宏大，他们的辉煌与落魄也与医药关系不大，而更关乎性格是否相投。他们为自己是医生而骄傲，原因是医生"能不假思索地适应人性的每一个阴暗面"，而不是因为自己是诊断、治疗或手术大师。

如果利德盖特和阿斯特洛夫经常出没的地方是起居室，那他们的美国同行则经常出现在社区俱乐部，并定期与本地精英交流。弗雷德里克·卢米斯（Frederick Loomis）的回忆录《诊室》（*Consultation Room*）讲述了他在 20 世纪二三十年代做产科医生的经历，书中描绘了他每周三例行前往乡村俱乐部的场景："衣帽间里挤满了银行家、律师、医生和经纪人。"在卢米斯所在的"储物柜通道"，有些人是他"最亲密的朋友"，包括银行行长和一名顶尖律师。"每个星期，我都热切期盼与这些人以及俱乐部里的其他人交流。我的日日夜夜都不得不花在女人身上——全是病号——虽然我喜欢自己的工作，但步入另一个属于男人的世界也是个令人愉悦的改变。"[43] 实际上，医生在衣帽间谈业务的时间可能不比找乐子的时间少。在社会关系对维系和发展业务至关重要的年代，不论多么技能娴熟或训练有素的医生都不敢超然物外。"医生的优劣取决于他身边的人"，D. W. 卡瑟尔博士（D. W. Cathell）建议年轻同行说："不要与那些'不受欢迎'、臭名昭著或胸无大志的人打交道，要尽可能把精力花在业内同僚和其他真正有价值的人身上。"[44] 〔出自《医生其人，以及如何助益他的科学成就》（*The Physician Himself and What He Should Add to His Scientific Acquirements*），这个标题倒是恰如其分。〕

医患互动中的亲密关系和熟人模式深刻影响了一些传统医生对待患者的方式，尤其在是否讲真话方面。关于是否与患者分享信息，或在启动治疗之前征求患者同意（一些历史学家认为，医生的这一责任在 19 世纪早期就出现了，但其他人认为这个时间是 20 世纪 70 年代），不同医生的做法固然存在差异，但希波克拉底以来的医学伦理都要求医生对坏消息守口如瓶——医生要播撒希望，而不是传播厄运。奥利弗·温德尔·霍姆斯向新入行的人提建议时，也呼应了延续已久的智慧："就像患者无权知道你的挂包里装着什么药，他同样无权知道你掌握的每一个真相……得到对他有好处的信息就足够了……夺走自己同类的希望，每一个留在尘世的希望，都是一件糟糕透顶的事。"[45]

然而，隐藏在建议背后的，是医生对自己能够判断哪些信息有利于患者的自信。医学的这一传统不仅源于家长主义和医生干预手段的相对不足，还因为医生臆测了患者的愿望，并自信能够替患者做决定，解除他们的痛苦。因为医生连自己的患者"过世和在世、上下好几代的"家人都认识，霍姆斯总结说，医生知道的不仅仅是高龄患者将因为什么原因离世，还有"他们是经历了还算满足的人生，还是像拥有一只失去持有价值的股票那样，仅残留着未能实现的可能性"。[46] 医生可以一路无阻地代表患者做出决定，因为他们的宗教信仰、社会阶层或族裔相同；因为医生曾造访过患者的家，陪伴他渡过了几次病痛难关。

　　直到 20 世纪，到医院就诊的患者都不会面临陌生环境。首先，他们一般会去同一族群开办的医疗机构，来到圣文森特医院、贝斯以色列医院、西奈山医院或慈悲修女医院，就意味着在危急时刻来到了熟悉环境。例如，到 1930 年，美国约有 640 家天主教医院（占非公立医院的 1/7），天主教医院协会（Catholic Hospital Association）因"每 231.2 名天主教徒拥有 1 张病床"备感骄傲。相比之下，拥有 1 张病床的一般人口数量要翻一倍。[47]1925—1945 年，纽约市 58 家综合性医院有 60% 接受宗教资助（大部分来自天主教或犹太教）；西边的（人们也许认为这里的族裔影响力稍弱）辛辛那提在 1925 年拥有 9 家综合性医院，其中 4 家由新教教团支持（主要是循道宗），2 家由天主教支持，还有 1 家由犹太裔支持。同年，赴医院看病的 308 名辛辛那提天主教徒患者当中，165 人（54%）选择了 3 家天主教医院中的一家；相应地，71 名犹太裔患者中，有 54 人（76%）选择犹太医院。（在清教徒群体中，这一比例要低一些，因为大多数清教徒缺乏类似动机。）值得注意的是，天主教医院和犹太医院并不仅仅接待天主教徒或犹太裔患者——天主教医院协会估计成员医院接待的患者有 49% 不信奉天主教——不是每个族裔或宗教的成员都忠于所属团体的医院。但多数天主教徒确实会选择本教团的医院，比例甚至比犹太裔还高一点。[48]

宗教和族裔社区建立并经常光顾自己的医院有多种原因。例如，他们会出于自我意识向美国社会献礼，表达对美国价值观的敬意和忠诚。眼前的自利也发挥了作用，每一家少数群体开办的医院都为其成员提供了学医和行医的场所。那时，医学院和大型医院规培项目对犹太裔和天主教徒申请者的偏见相当普遍，让这样的机会更显珍贵。教派医院是为那些可能被医学拒之门外的人的职业生涯所做的投资，这也意味着医生与他们诊治的患者很可能拥有共同的族裔或宗教背景，以及共同的语言、习惯和价值观。

教派医院的使命也强化了患者与医疗机构之间的信任纽带。天主教医院与其他医院的不同之处在于，前者的员工不仅强调满足患者的医疗需要，还追求其他人文需要的满足。他们重视患者的精神福利，这促使他们在治疗之余，还关注更宽泛意义上的健康。只有这些医院的病房里，才有宽慰患者的修女护士和准备好为患者做终傅圣事的神父。也只有这些医院的墙壁上，患者才能找到耶稣受难像和阐释"最深沉的天主教虔信"的绘画。一名天主教医生解释称，给患者开药了事远远不够。如果"把患者当作'意外出现的一堆麻烦'"，这样的治疗就毫无用处。一名天主教牧师强调，"宗教的甜蜜影响，一直是驱散患者焦虑和阴郁的方式，不良情绪对患者的康复有害无益"。[49]

犹太医疗机构也秉持着同样的想法。成立于 1900 年的贝斯以色列医院坐落于纽约下东区，它的目标首先是满足"该区域密集廉租公寓街区极其必要的便捷就医需求；其次，是为了建设一家在饮食和其他方面严格遵守正统教义的医院"。[50] 只有犹太医院才能确保患者的餐盘盛着洁食，并让患者加入每日祈祷的队伍；也只有犹太医院才能确保讲意第绪语的患者在病危时身边能有准确理解其语言的医生，并得到宽慰。

教派医院的诸多特质，在众多服务本地社区的小规模志愿医院和私立医院重新出现。典型的社区医院床位往往不到 100 张，旨在服务特定阶层和种族。也就是说，富人区的社区医院服务富人，下层社会的医院服务低收入人群。不论这样的安排在多大程度上造成了社会不平等，它还是提升了患者就医的熟悉感和舒适度。因此，患者也会主动前去就医。例如，1983 年，位于皇后区的医院接待的患者有 89% 是当地人，位于布鲁克林的医院接待的患者则有 88% 是布鲁克林居民。（布朗克斯的比例是 85%，史丹顿岛达 98%，只有曼哈顿低至 62%。）而且，社区医院的医生一般也居住在本社区——获得治疗权威对他们来说不难——这令他们的身份更像是本地社区的一分子，而不是科学共同体的一分子。[51]

考虑到这种同质性和亲密关系，"空置床位"的概念还没有它在今天的意义。医院和州行政人员警惕空置率问题，但并没有特别担心。20 世纪二三十年代，多数综合性志愿医院的入住率是60%，这比当时的健康政策文件颁布的标准低了 10%。但志愿医院低于标准的入住率并未引起担忧，在某种程度上，这样的心态反映第三方支付者没有什么压力——联邦政府官员没有强硬要求医院管理人员提高床位使用效率。这种自我满足也证实，医院病床被定义为一种应该在需求产生之前开放供给，而不是永远处于占用状态的资源。可供满足不时之需的空余床位数量比相对较低的床位使用率（57.5%）更令天主教医院协会感到骄傲，因为如果有一位天主教徒忽然需要一张床，医院理应有能力即刻供应，以免他或她在其他教派的医疗机构度过最后时光。医院床位不可互换：新教医院的床位对天主教徒或犹太人而言不合适；100 英里外的床位对附近的人而言也不合适。[52]

患者住院时间的延长也降低了医疗机构的陌生感。20 世纪 20年代，综合性医院的平均住院时间（含新生儿）比私立医院的 11天略高。当患者在医院里度过几个星期，而不是区区几天的时候，患者亚文化就会兴盛起来。或许最具戏剧性的是，患者不仅在慢病护理机构成为彼此的导师，在照护急症的医院也是如此。他们之间的交流让新来者迅速了解了医院情况——如果交流发生在同一族裔或社会阶层、街区的成员之间，效果会更好。更长的住院时间也给了医生更多与患者交谈的机会，尽管这个说法的证据大多是传闻，但这些很可能实际发生了。[53]

总之，医生与患者处于同样的社会空间中。医患关系的主旋律不是沉默，而是追求共同的目标。在这些条件的作用下，医生与患者的相互信任足以让陌生人远离病床，也能让床旁伦理学既符合专业人员的要求，也满足外部公众的期待。

| 第七章 |
陌生的医生

　　战后，医学的每一次发展几乎都造成作为一方的医生和医院与作为另一方的患者和社区的疏离，并且扰乱了人际关系、割裂了信任纽带。不论划分标准是什么——朋友联系、宗教、族裔或智识活动——其结果都是外部世界和医学世界的泾渭分明。到 20 世纪 60 年代，医生与患者已经相当疏远。如果你问一个非专业人士最近一次和医生交谈是在什么时候，当时他穿了什么衣服，他可能完全想不起来。同样，如果有人问医生在职场外还有什么社会联系，他们也很难举出例子。人们与医院的隔阂越发极端，专栏作家梅格·格林菲尔德（Meg Greenfield）在发表于 1986 年的评论《医院的土地》（The Land of the Hospital）中声称，她"刚刚从一个有报道价值的陌生地方回来……那是个与世隔绝的宇宙"，在那里，她感觉自己像一个"身处变幻莫测的险境的游客"。[1]近期，一部又一部医疗自助图书面世，作者们建议患者按前往尼泊尔徒步旅行的标准做入院准备——带上食物，动员家人和朋友提供必要帮助。他们甚至建议患者把孩子的毕业证书和照片挂在病房里，好让那个异乡的首领知道，自己在外面的世界是有价值的人。

　　这些改变造成的一些结果已经清晰地出现在我们眼前，并引发了无穷无尽的讨论。家庭杂志和医学期刊有一个共同议题，就是抱怨医生丧失了与患者建立联系的能力，医生既缺乏意愿，也没有时间与患者沟通。尽管这个主题在某些方面似曾相识，对正在上演的变化予以细致分析也非常重要，因为我们还未能充分认识它的全部诱因和意义。对于意义的认识，甚至更加重要。

读过一些评论之后，可能有人认为解决问题的关键在于教育医学生重视沟通技巧（这样一来，医生将学会更好地询问和倾听患者）和向教学计划增加人文学科（学习古典学有利于增强同情心）。不论这些工作能有多大价值，以教育未来从业者作为变革途径，能够将重塑医患关系的结构性障碍最小化。医疗照护的组织和供给方式决定了危机之中的患者在陌生环境接受陌生人的救治几乎将成为必然。这改变了许多患者的行为，使他们更像谨慎的消费者，而不是感恩的求助者。此外，距离的增加也解释了为什么大批外部人认为自己有必要进入医学领域，并推动更加正式和集体化的医学决策模式，例如监管规则和委员会监督。

1945 年以后的数十年里，一些结构性变化让患者远离医生，最先出现也最明显的一个标志是上门诊疗的消失。截至 20 世纪 60 年代早期，上门诊疗占全部医患接触的比重不到 1%。[2] 令人惊讶的是，对上门诊疗消亡现象的探究并不多。这一现象是职业考虑和技术考虑相结合的结果。医生把患者领进办公室和医院，增加了自己的效率和收入，因为他们能在更短的时间内接诊更多患者。此外，患者等候医技检查的时间也缩短了（起初是 X 光和心电图，随后出现计算机化扫描和磁成像）。但不论出于什么目的，这一变化都导致患者离开了自己熟悉的环境，医生失去了掌握患者生活环境一手信息的机会。从象征意义和现实意义来看，医生和患者都被拆散了。

二战后，医学职业随着学科的再三细分发生转型，医患距离进一步扩大。20世纪30年代的恐慌终于在五六十年代成为现实；现在，只有20%的医生认为自己是全科医生，借助社区医疗或家庭医疗训练项目扩大医生规模的零星努力也收效甚微。一方面，医生接受的高强度训练局限于特定器官或系统的功能，导致他们容易忽视患者的整体存在；另一方面，专科化意味着患者很难有机会在疾病发生前见到医生，更别说建立私人关系。由于哪个脏器将成为疾病的温床难以捉摸，患者不确定自己需要心内科医生还是神经科医生，也就不可能在危机爆发时恰好认识桌子对面那位医生。拥有保健医生的患者也不能确保医生会跟随自己前往医院；由于三级医疗中心有严格的准入限制，那里的患者疾病风险更高，面临的决策也更为关键，这意味着患者更有可能身处陌生环境，并被陌生人包围。[3]

随着专科化的推进，医院和患者在选择医生时空前关注医生的成就。尽管"老年版"关系网在一些诊室或专科幸存下来，医学还是惊人地接近精英政治，单凭个人才干很少能在其他领域获得如此受人尊敬的职位。当然，这样的情况在多数时候都可喜可贺，但我们必须注意到一个意料之外但不容忽视的后果：唯成就论可能抹杀个性。医生得到现在的职位，靠的是个人成就，与患者的宗教信仰、族裔认同或社会价值无关。谁最有资格胜任岗位，谁才能赢得胜利，这也推动医生向陌生人演变。

20世纪50年代以后，甚至教派医院选拔住院医师和高级医师时，大部分情况下也不再遵循宗教或族裔标准。也就是说，择优选拔加速了族裔医院与患者的特殊联系中断的进程。在长老会医院定义谁是长老会教友，或在西奈山医院看谁是犹太裔，都变得越来越困难。族裔特征在患者和主治医师身上都很难找到了。（天主教医院在一定程度上顶住了这股潮流，但与20世纪30年代修女护士主导下的早期天主教医院相比，它们也已经面目全非。）例如，1985年，纽约蒙蒂菲奥里医院的管理人在庆祝建院100周年时修订了医院章程，删去了犹太裔必须在医院董事会占多数的规定。修订尊重了普遍主义科学观，但也反映了医院族裔特色的弱化。还有极少数管理战略试图保留一部分传统——巡房牧师或洁食订购——但这些努力微不足道，没能缓解医院的肃杀气氛。族裔医院只是名义上的，现在，从各方面看它都是一个公共空间。它与患者的私人关系，同闹市区的酒店与入住的宾客之间没什么两样。[4]

同样，主要城区的人口流动也打破了患者与医院的联系纽带。不少志愿医院成立之初的目标是服务邻近居民，但随着大批居民搬到郊区，就只剩下极少数继续使用医院服务的原住民了。取代他们的，是背景、身份和语言迥然不同的群体。例如，西班牙裔患者时常觉得医院变得更加陌生，因为那里的员工只讲英语。

无独有偶，作为社区医疗机构的医院也消失殆尽。以纽约市为例，35 家医院在 1963—1978 年关闭，它们往往是规模较小的医疗机构，以服务某一类特殊人群为宗旨。一篇报告的作者断言："这些医疗机构赖以生存的社区——一般来看，要么由文化程度高、经济条件好的人群组成，要么由某单一族裔的移民组成——已经随着大规模人口流动不复存在。"[5] 同样的进程也影响到规模更小的社区。20 世纪 70 年代以来，为数众多的乡村医院和小镇医院相继关闭，主要原因是成本持续走高、规模效率低下，而且患者更愿意前往拥有专科医生和先进技术的医院就诊。[6] 当然，代价是病情危重的患者必须忍受一番舟车劳顿才能抵达区域医院，然后接受陌生人的照护。

维系患者和健康照护提供者之间的私人关系和亲密纽带几乎不大可能，原因除了医生和医院的去个性化，还包括医学实践新形式的出现。即使医生和患者有共同的背景或价值观，他们可能也不会发现这种共同点，因为当代医学实践的步伐和节奏是一道不可逾越的障碍。随着病情越发严重，患者更倾向于前往医院而非医生办公室就诊，医生与患者相处的时间也减少了。不论住院医师还是主治医师都很难在病床边久留，这不是因为他们冷漠无情或训练不够，而是由于照护下一名患者的外部压力太大。与战前相比，大型医疗中心接诊的患者病情更加危重。危重程度的增加解释了患者住院时间的缩短——一般通过缩减住院休养期和康复期来实现——以及对初诊患者更细致的检查，这将确保他们的确需要一张病床。不论这样做是为了削减成本、减少患者身处陌生环境的时间或预防院内并发症，其结果都改变了医院里的医学实践。

在病房里，医生往往要面对接踵而至的危机。他们刚设法让一名患者的情况稳定下来，走上康复之路，这名患者就得离开医院，他的病床马上会迎来下一名重症患者。实际上，这些棘手工作大部分由住院医师完成，他们总能想出巧妙的办法安排患者卧床休养，这样做的动机不是照顾患者，而是减轻自己的工作量。然而，安排额外检查这样的花招不会一直奏效，住院医师们很聪明，可医院的管理层也不傻。于是，医生很快又回到周而复始的新患者检查、症状诊断、制订治疗方案和应对紧急情况中去了。他们知道在救回患者那一刻，自己又将不可避免地陷入轮回。

诊断和治疗方法要求高频和精准干预的结合，这也是医生不再徘徊于床旁的原因。以照护心脏病患者的节奏为例，到20世纪60年代末，整套治疗模式都变了：患者要接受一系列侵入性很强又耽搁时间的诊断试验，包括插入动脉导管测量血压，还要跟进检查导管以确保没有感染。使用新药进行治疗需要严密监控，一般每15分钟就要测量一次血压，接着调整药物剂量。于是，医生与患者建立或维系关系的机会就成为日渐强势的医学兵工厂里的炮灰。

此外，从诊断意义上讲，病床边的逗留成为一种放纵。因为患者的症状既无趣也揭示不了什么信息，远不如技术实用。20 世纪 30 年代，与患者交流是诊断和治疗不可或缺的步骤，对患者开口讲话的重要性不言自明。30 年后，这种交谈可有可无——它成为医生的道德义务，而非履职义务。毫无疑问，随着医生时间压力的增大和能量的枯竭，谈话就是第一波被省略的东西。

当然，医院长期以来都是收治重病患者的首要场所，甚至是唯一场所。这令医院与患者的家人和朋友发生隔阂，而医院政策加剧了这一情况。对这种改变最激烈的批评来自伊丽莎白·屈布勒—罗斯博士（Elisabeth Kübler-Ross），她是最早以死亡为研究方向的医生之一。"我记得孩提时代一位农夫的死亡"，她在自己 1969 年的畅销书《论死亡与临终》（*On Death and Dying*）中写道，"他只是简单地要求在自己家里度过最后时光，这个愿望不出意料地得到了满足。他唤回了孩子，交代了后事，邀请自己的朋友再来看看自己，好向他们道别"。可现在呢，我们"不允许孩子探视住在医院的临终父母"，患者自己也饱受煎熬："他声嘶力竭地要求得到喘息、安宁与尊严，实际得到的却是注射、输血、人工心肺机或气管切开术。"最孤独也最残忍的地方就是重症监护病房。屈布勒—罗斯讲述了一名老人绝望而痛苦的故事，他只获准与身患绝症、住在重症监护病房的妻子每小时相见五分钟。"这将是他与相伴近50年的妻子告别的方式吗？"屈布勒—罗斯充分理解"管理制度和规章"，"重症监护病房难以承载太多访客——如果不是为了患者，或许是为了保护敏感的仪器设备"？但毫无疑问，必须为缩短医院、患者和家庭的距离想想办法了。[7]

不论这些结构性因素有多重要，它们都不是故事的全貌。要理解医学世界与非医学世界的分离，必须同时考虑二战后医学人才选拔和训练机制的变化。因为这里也存在导致医生与世隔绝并独立于非医学世界的因素，这些变化严重削弱了患者对医生行使自由裁量权的信心。早些时候，信任医生的智慧或许还有道理，患者知道医生的决定不仅基于他更加丰富的经验——他之前已经多次这样做了——还基于同一共同体的伦理观念。但是，这种信心在战后的几十年中渐渐消亡。医生的决定和科研人员的一样，似乎仅能代表他们自己或他们学科的乖僻判断。

医生将自己装进自我宇宙的进程从他们的生涯早期就开始了。20世纪50年代，一项针对宾夕法尼亚大学连续六届医学生的研究显示，在13岁前就考虑从事医学职业的学生刚刚过半；如果他们的父辈是医生，这一比例将攀升至75%。[8]高中教职员工（更别说同班同学）很容易得知哪些学生将进入医学院。弗兰克·博伊登（Frank Boyden）在迪尔菲尔德学院（Deerfield Academy）[1] 任校长多年，他确信"医学能在所有职业中脱颖而出，是因为男孩们很早就认定了它，而且有着明显的倾向性"。医生自传证实了他的想法，一名医生回忆，"我想不出自己年少时有什么时候不想做医生"。9

作为大学申请者和准大一新生，医学预科生能很快形成身份认同——比法学生快得多。一项对照研究显示，44% 的医学生在进入医学院之前就打定主意学医；而在法学院学生中，这一比例为 15%。大三学年开学时，3/4 的医学生已经确定了自己的职业目标，法学生只有 1/3。（一名观察人士打趣说，医学生刚脱下尿布时就决定上医学院了，而法学生开学一周前才决定。）10 医学预科生在教室里自成一派，他们已经形成了自己的学习节奏；认为大学竞争"激烈"的医学生大约为法学生的三倍（49% 对 18%）。11 因此，如果某一门课程是医学院要求必修的（如基础化学），开课院系往往会为非医学预科生开设一门变种课程（如诗人的化学），这些学生不愿意同医学预科生竞争。一名研究生表示，医学预科生"限定了自己的视野，过分强调物理、化学和生物的学习，在本应接受博雅教育的三年或四年里限制了自己学习通识的机会"。12

一旦进入医学院，大部分学生都面临时间压力——更不用说

---

[1]　这是一所著名的寄宿制中学，位于美国马萨诸塞州，该校相当比例的毕业生能进入知名高校就读。——译者注

课程本身的内容了——这进一步导致他们疏远了其他同学。与法学、商学或其他人文与科学专业的研究生相比，医学生的课表和学期都更长；医学院校园也远离大学的其他园区，所以即使医学生想与其他研究生打交道，事实上也做不到。在住院医师和专科医师规范化培训期间，这样的隔阂只会加剧。没有花在病房里的时间一般用于补觉。当医生终于得到必需的学位，通过国家和专门委员会组织的考试，从高中算起，他们已经在医学训练体系中度过大约 15 年时间，其中大多数时候都在医学世界里独处。

医学从业者同样与世隔绝。终日面对伤病、疾苦、缺陷和死亡，意味着与他人相区别。现代社会围绕疾病构筑了固若金汤的壁垒，把它们包围在医院里，几乎让医院成为医学职业的自留地。实际上，医院对于疾病的意义，就像精神病院对于精神病患者：它们都把疾病限定于专属区域。这一进程当然不是什么新鲜事，但近几十年里它肯定在加速。人生篇章的两大重要仪式——出生和死亡——全都移步医院，前者在 20 世纪 20 年代得以实现，后者在 50 年代。然而，人类还没能完全隔绝疾病。流行病引起了公众注意，不论是军团病还是艾滋病；慢性病则更多在社区内治疗；书店老板则为自助书籍预留了前所未有的巨大地盘，它们能解释人们想知道的任何关于心脏病、糖尿病和癌症的事。然而，恶性疾病还不是日常讨论的内容，这一现象将超出人们的第一印象，从更多方面割裂医生与他人的联系。

与其说医学的话语枯燥乏味，不如说它充斥着令外部人震撼的悲伤和恐惧。没有外部人希望在晚餐饭桌上听到这些故事，当然他们也不希望在其他场合听到。让我以一段个人经历解释一下。我刚进入医学院任教不久就见了多个科室的主任和服务主任（儿科、内科等），以了解各科室对社会科学的哪一方面感兴趣。会面是非正式的，不过这些初次交谈大都转向了"有趣的病例"，它们往往涉及毁灭性疾病。各位科室主任讲过自己的故事后，我回忆起自己的祖父母。只要听说别人患了重病，他们就会念一些仪式性的咒语以保护自己的家人免遭同样厄运。起初，我把这些故事当作入行仪式——历史学者接受的训练能让他们把档案工作做得像医学从业者这么好吗？但我慢慢地领悟到，这并不是入行仪式，而是奇闻轶事和流言蜚语分享会；他们认为，既然我也是教职工的一员，当然也会着迷于行业话语。然后，当我的朋友询问我会面的情况时，我也乐于分享故事；但当我发现他们的面色越发紧张凝重，我学会了搁置并切换话题。我发现，医学的残酷现实是最容易与行内人谈到的话题，这倒不是因为它的技术性或枯燥性，而是因为它将人的软弱性和苦痛的程度暴露无遗。

最近，医学院毕业生关于专业选择动机的叙述多次反映了同样经历。完成一项人类学研究之后，梅尔文·康纳（Melvin Konner）在《成为医生》（*Becoming a Doctor*）一书的开篇叙述了扣人心弦的图景，那是一场比田野工作更"充满异域风情……不乏戏剧性和可感危险"的旅程。他对医学中的暴力的叙述更具价值，他提及的第一个病例是玛德琳，她身受重创，胸部有多处刺伤。为了帮她插管辅助呼吸，住院医师在她肩胛骨下方、两根肋骨间做了麻醉。他"若无其事"地要求其他人按住这个赤身裸体、"一边扭动一边号叫"的女人，接着将手术刀深深地刺进胸壁；"刀刃进入身体时，玛德琳几乎从担架上跳了起来，她尖叫着，蜷曲着，神志都有些不清了"。[13] 为了引导非专业人士接近医学，康纳选择的这一幕不同于原始传统，他笔下的活动会在其他语境中被视为酷刑，而且在任何情况下都令人厌恶。

不论医生的孤立地位是他们自己造成的还是社会强加的，其后果在多种语境中都显而易见。医生以甚少参与政治著称，尤其是考虑到他们较高的社会地位和收入。由于美国医学会喋喋不休的游说，人们可能会忘记大多数医生其实是远离政治的。例如，1959 年和 1963 年两次面向哈佛医学院学生分发的问卷显示，只有 4%—6% 的学生有意主动参政。[14] 他们和其他医生表达出的倾向有数据支持，只要看看身居高位或活跃在州、市政府的医生数量——如果排除与卫生或卫生政策研究直接相关的机构，人概还不到 100 人。

行医几乎没有给别的活动留下空间。据报告，医生每周平均工作时间达 45 小时，这还不算阅读专业期刊或参加教学活动的时间。大约 30% 的医生每周要为工作投入 60 小时以上，基本从上午八点工作到下午六点，每周六天。他们的兴趣爱好不多，范围也窄。一组受访医生曾报告，他们每周花在文化活动上的时间不到三小时，每周家庭外出时间不到四小时。[15]

这样的生活方式有助于理解关于医生家庭生活的研究为什么要取诸如莱恩·格伯（Lane Gerber）的《许身事业》（*Married to Their Careers*）这样的标题了。职业规范也印证了事实，它认为医学不但将主导，甚至会垄断从业者的生活，将家庭和社区排除在外。例如，美国心脏病学院（the American College of Cardiology）院长在对同事演讲时宣称，"电视、假期、乡村俱乐部、汽车、家用电器、旅行、电影、赛马、纸牌、置地、钓鱼、游泳、音乐会、政治、市民委员会和夜总会"统统是"令人分心的诱惑……没有什么时间留给医学了……对于心脏病专家，研究心脏病学就是唯一乐趣"。从各地医护人员被要求接受的价值观来看，他的这番话既非暗含讽刺，也不离经叛道。正如一名入行刚一年的儿科住院医师所说的："你能从自己投入医学院和医院的精力和时间中学到的东西之一，就是你不能过多投身其他兴趣爱好。你可以简单涉猎，但点到即止……也就是说，一个人在做个好医生的同时，就无法成为好妻子或好母亲。"这种态度无疑让医生距离患者更远了。另一名住院医师说："有时候，全身心地投入工作会让你对社会上的人……产生某种怨怼……好像他们都是局外人，与我们完全不同。他们对我们投入的时间、面临的压力一无所知，完全无法理解。"[16]

医生与患者生活在两个世界，20 世纪 80 年代以来的大众文学也证实，为双方的疏离感到悲痛可不是无病呻吟。医生在现代文学作品中销声匿迹，更准确地说，他们脱下白大褂的个人形象消失了，这为医患社会距离提供了饶有趣味的证据。战后的小说和故事经常描写医院或诊室里的医生，但他们极少出现在其他地方。画家、教授、作家、律师、篮球运动员、体育记者、软饮料贩、商业大亨、记者、农民和木匠都扮演过主角、爱人或晚宴宾客，医生却凤毛麟角。作家不会——多数作家至今仍不会——随意将医生写进自己的作品，只有少数例外。像《米德尔马契》和《万尼亚舅舅》的情感中心都是医生的时代一去不复返，这显然是因为医生需要太多笔墨交代背景，也需要太多聚光灯。（读者会问，怎么还有个医生来聚会？）医生已经远离了作家想象，他们在作者和读者的世界里太过陌生，再也不能在餐厅或卧室里安身了。

有时候，如果疾病或住院不是故事的一部分，就连起初不是医生、后来投身该职业的角色也会无影无踪。爱丽斯·亚当斯（Alice Adams）出版于 1984 年的小说《高傲女人》（*Superior Women*）讲述了拉德克利夫的五名女性从大学时光到中年生活的故事。其实，故事只描绘了四个人：第五人名叫珍妮特·马尔（Janet Marr）——犹太人，有上进心，最不合群——她决定进入医学院，随即从书里消失了。五人团还有个成员叫梅甘·格林（Megan Greene），她撞见了自己大学时就认识的一名年轻医生（这是作家将医生带入故事情节的惯用技法）。两个人"聊了他在哥伦比亚长老会医院的工作。他给她讲了几个医学冷笑话，还称自己的同事是'一群很优秀的家伙'……实际上，他们的交谈太过敷衍，缺少人情味，有个瞬间梅甘疯狂地怀疑他是否还认得自己"。我们也可能心生疑窦：为什么让医生与他人发生联系仿佛超出了作者的能力。[17]

另外，菲利普·罗思（Philip Roth）的小说《解剖课》（*The Anatomy Lesson*）中的人物内森·朱克曼（Nathan Zuckerman）畅想成为一名医生，他把这当成缓解身体和心灵痛苦的方式。幸运的是，他的大学室友博比·弗赖塔格（Bobby Freytag）正是芝加哥大学的医学教员。（不然朱克曼还有什么办法结识一位医生呢？）朱克曼向他寻求建议，当然他得到的回复是40多岁的人应该忘掉念医学院这回事。但朱克曼没有轻易放弃，他造访了弗赖塔格，并备感羡慕。就像弗赖塔格的德语名字[1]显示的，他有全身心投入工作的自由。"'这就是生活，真实的痛楚蕴藏其中'，朱克曼惊呼。"这里百无禁忌："医生想知道什么，患者都会告诉他。没有谁的秘密是可耻或丢脸的——一切都昭然若揭，一切也都生

---

[1] "弗赖塔格"（Freytag）的德语谐音词"Freitag"，意为"星期五"，也有"自由的一天"之意。——译者注

死攸关。而敌人总是邪恶而真实。"敌人的邪恶表现在患者的病痛中：一位女士的脸被癌症吞噬了一半，还有一名患者必须接受咽喉切除术。"另一场浩劫——每时每刻发生在每一堵墙壁背后，就在隔壁，那是任何人都能想象到的最可怕的折磨，惨绝人寰的痛楚和无法逃避的真实，嚎哭和受难实在值得一个人竭尽全力地反抗。"朱克曼在这里找到了能量之源。

　　然而，医学实践与其他人的生活相去甚远。阅读《解剖课》，你就能明白为什么多数非专业人士会放心地请医生为自己治病。医院简直好极了，里面到处是小说家（还有人类学家）想要的材料，取之不尽、用之不竭，但也不是人人都想频繁造访。博比和其他医生除了穿白大褂时都没精打采，这也不是巧合。实习生们让朱克曼震惊，他们都是"天真烂漫的孩子，好像带着自己的医学院文凭离开了讲台，然后转错了弯，一头栽回了二年级"。关于博比，我们所知道的就是他离了婚，有个不听话的儿子和一个终日悲伤、近乎疯狂的父亲。在博比的同事中，与我们见过面的只有一个，也就是急诊科医生沃尔什（Walsh），他缺乏"日复一日……长年累月地"抗击疾病所需的特质。"你看着他们死去，却要保持镇定"，他说，"我做不到"。[18]因此，做医生就是在追逐一个包罗万象、价值连城的责任，可是尽职尽责的人却依旧默默无闻。医学是英雄主义的，但它的骑士籍籍无名。

　　即便不是这样，他们也同外部脱节了。C. E. 波夫曼（C. E.

Poverman）于 1981 年出版小说《所罗门的女儿》（*Solomon's Daughter*），书中的矫形外科医师所罗门与自己的两个孩子罗丝和尼克相处得都不融洽。如果作家想塑造一名深深关爱着孩子，却无法与他们有效沟通的父亲，医生显然是他最合适的职业。尼克的心理医生向所罗门解释，尼克是那种"感到接触他人没有任何好处，就会直接放弃接触他人的孩子，这类孩子认为自己难以获得理解或得到任何真正的回应"。罗丝在经历一段不幸的婚姻之后，险些在车祸中丧命，精神和身体都遭受重创。所罗门为她做了自己能做的一切，包括亲手为她做了一次徒劳的手术。可是，他的能力和爱都对女儿的遭遇无能为力。所罗门医生尽责而慈爱，可他与亲人的亲密关系却超出了他的能力范围——这或许是当代医生形象的写照。[19]

大众文学中最正面的医生形象，是一位 20 世纪二三十年代作风古怪的医生。在约翰·欧文（John Irving）的《苹果酒屋法则》（*Cider House Rules*）中，威尔伯·拉齐医生（Wilbur Larch）是缅因州圣克劳德孤儿院的创始人兼院长，他的工作包括接生有人要的孩子，以及堕掉——这是非法的——不想要的孩子。拉齐与现代医生截然不同，他与后继者的相似之处，还不如奇普斯先生（Mr. Chips）[1] 与高水平大学资助驱动下的科研人员的共性多。拉

---

[1] 奇普斯先生是英国作家詹姆斯·希尔顿（James Hilton）小说《再见，奇普斯先生》（*Goodbye, Mr. Chips*）中的人物，曾一度年轻气盛却碌碌无为，过着单调乏味的教书生活。——译者注

齐不算保守，但也不是很开化。他爱着孤儿院的孩子，特别是霍默·韦尔斯（Homer Wells），并竭尽全力给他们一个真正的家；同时，不再让这个世界有更多孤儿也是他热衷的一种智慧和伦理观。他既不是高官，也不是执业医师，却执掌一所收容院，而且还吸食乙醚成瘾。选定霍默·韦尔斯作为继任者后，他把霍默当作学徒来训练（忘掉医学院吧），还精心设计了一个骗局让韦尔斯取得了医师资格，并顺利被指定为继任者。拉齐做这些是为了确保霍默和他的孤儿院的行动准则是爱，而不是僵化的规则。于是，当我们终于迎来一位医生主人公，却发现他并不现实，是对早些时候的倒带——他没有将现代医学的各种冲突统一起来，而是向世人宣告，现代医学仿佛已惨遭失败。拉齐是个充满魅力甚至迷人的角色，但无关紧要。[20]

医学从不缺少批评者。历史学家约翰·伯纳姆（John Burnham）在 1982 年发表的一篇文章有个恰如其分的名字——"美国医学的黄金时代：它怎么了"（American Medicine's Golden Age: What Happened to It），他指出从阿里斯托芬（Aristophanes）到莫里哀（Molière）和伊凡·伊里奇（Ivan Illich），诋毁医生的传统早已有之。[21] 但随着医生和医院的陌生化观念渗透美国社会，批判的重点发生变化，公共政策的影响也有所转移。

从 20 世纪 30 年代到 50 年代，大部分攻击因健康照护供给体制的短板而起。尤其是穷人经常得不到照护，中产阶层因医疗背上的财务包袱日渐沉重，老年人的负担则更加严峻。在一些批评者，如新闻记者理查德·卡特（Richard Carter）看来，问题在于美国医学会成为一个强大的商业游说集团，医生成了奸商。1958年，卡特出版《医生买卖》（*The Doctor Business*）一书。作品开篇提到一起小男孩坠井事故，志愿者不知疲倦地挖了 24 小时救出了孩子，当父母带孩子去本地医生那里就诊时，医生为自己的服务索取 1500 美元的酬劳。此举引发了公众的强烈谴责（一名联邦参议员称自己"怒火中烧"），连美国医学会都没有站在医生一边（"1000 个医生里都不会有一个赚这种钱"）。针对这则故事，卡特批评了医患之间的"费用导向关系"（fee-based relations）。他总结道，"无须僭越地教一位医生如何治疗阑尾，公众在集市上就能推动医学进步"。[22]

这种吹毛求疵的态度持续到 20 世纪 60 年代。另一位记者塞利格·格林伯格（Selig Greenberg）在《烦恼的呼唤》（*The Troubled Calling*）一书中这样描述医生的地位："他使命的神职属性和他职业的经济考虑激烈碰撞。"让格林伯格困惑的是，"在取得伟大成就的同时，美国医学承受着强烈的不满和焦虑情绪"。他认为，公众的敌意可能源自开凯迪拉克的医生和身着貂皮大衣的医生妻子，这略显偏颇。"与人们已经得到的相比，医学能带来的更多……在最富裕的国家，健康照护需求仍有巨大缺口……医学职业一再坚持过时的顽固个人主义观念，这与盛行的动荡气候有关。"[23]

20 世纪 60 年代末和 70 年代，一种截然不同的批评尤为典型。它不是由于经济原因而起，而是因为距离和不信任感；不是由于开支因素而起，而是因为情感因素。别忘了，公众对麻木不仁或无暇关心患者的医生早有抱怨，但从未像这波抗议者一样激烈，或成为新团体的群众基础。在健康与人类价值学会（the Society for Health and Human Values）的筹建过程中，两大不满源头的区别有所显现。女权运动甚至更鲜明地体现了这一区别，这场运动曾因隔阂感壮大自身，但也助长了隔阂感——医生是陌生人，男性其实也是。

丹尼尔·福克斯（Daniel Fox）重组的健康与人类价值学会，缘起于小部分与卫生部门有关的神职人员于 20 世纪 60 年代早期自发组建的医学教育与神学委员会（the Committee on Medical Education and Theology），他们最担心的议题是"去人格化""机械生物学的中心地位"和"机械医学的教学"，他们希望以各种手段阻挠医学教育的新趋势。尽管它是一个临时委员会，没有资金支持，工作目标也有一定含混性，但它代表着一种新忧虑的出现。1968 年，团队扩大了规模，世俗色彩超过了宗教色彩；它改名为健康与人类价值委员会（the Committee on Health and Human Values），吸纳了埃德蒙·佩莱格里诺（Edmund Pellegrino）等对上述议题有着深思熟虑和持久兴趣的医生。

结合自身目标，委员会在1968年的会议上提出了人体试验导致的具体问题并很快获得一笔供它研究学术机构人体试验审查机制的资助，这毫不令人意外。不过，它更核心的任务是成立一个机构以"澄清医学研究和实践中缺失或不足的人类价值，并开始亡羊补牢"。在福克斯眼里，这一构想反映了某种"对医生的攻击"；生命伦理学的引入就明显含有敌意。但委员会正在更大的框架内努力重整医学价值和社会价值，利用人文知识消解医学世界的孤立隔绝。它的手段和策略过于模糊不清，不能奢求短期内见成果，但它的纲领说明人们对问题严重性和解决问题的力量源泉有着日益清楚的认知。[24]

新兴的女性主义通过完全不同的话语和路径，挑战了医生办公室里的社会实践。它重新定义了一度看似自然、正当的医患关系（百依百顺的患者才是好患者），认为这种关系是一种男权设计的扩大版本，是维持女性无助状态的一部分；同时，这种关系也是一种职业设计，是维持一切非专业人士无助状态的一部分。女性主义学者和倡导者既指责性别政治的遗毒，也谴责职业政治。因此，男性凌驾于女性之上的议题，与医生凌驾于患者之上密不可分。实际上，医学是个活靶子，因为统治医学的几乎都是男性；然而，至少产科和妇科的患者又都是女性。此外，医学建制扩张了势力范围，医生视野之外的现象也被医疗化，例如生殖、分娩和性行为也被纳入医学职业版图。对于女性主义者及其支持者（如伊里奇）而言，这些事属于外部世界，尤其属于那个世界的女性。

女性主义学者研究医学史，不是为了欢庆伟大的发现或追踪医学的进程，而是为了分析男性医生排斥女性、扩张领土的动力学。文章和书籍激情洋溢甚至充满苦涩地讲述医生反对女性接受教育（因为她们脆弱的身躯难以承受紧张的节奏），医学院排斥女性学生（臆想她们无法全身心地投入医学，或性格不适合学医），私人领域才是适合女性的地方（相信生理决定论，认为上帝创造了子宫，并围绕子宫创造了女人）。女性主义科研人员进而探索了更一般意义上的美国社会医疗化问题。当医生把助产士赶出产房，或取代女性成为流行育儿手册的作者，遭受角色弱化的不仅仅是女性，还有所有非专业人士。当男性医生歧视、排挤女性医生，他们正在极力贬低同情心的角色，抬升科学在医学职业中的地位，进而鼓励缺乏人情味、疏远人际关系的医学实践。

在 1971 年出版的畅销书《我们的身体，我们自己》（*Our Bodies, Ourselves*）中，女性主义者向更广泛的公众传播了同样的观点。女性主义者的首要目标是妇科医生，后来扩展到一切（男）医生以及医生处方不尊重性别差异的现象。例如，这本书对医生的总结段落写道："医生作为人道主义者的形象和神话，在过去50 年里一直被煞费苦心地向美国公众贩卖，现在它们已经过时了。如果以前还有这样的医生，现在大多数也都不见了……今天，多数医学从业者更像美国的商人：郁郁寡欢、咄咄逼人，只认钱（和病程）不认人。"作者将首要责任归咎于医学教育和人才选拔，并表示"医学生往往由那些希望自我复制的人精心选出，这些人通常都成功了。经过四年训练，医学生几乎无一例外地成为……比开始学习时更加冷漠和僵化的人。作为一个群体，他们在情绪和性的方面也不如同辈或其他人群成熟……在心理意义上，刚完成训练的医生基本还处于青春期晚期"。在批判之后，自然是对女性——实际上是对全体患者——的结论性建议："我们希望你更加注意自身在医患关系中的责任，就像你在购买服务等其他成年人关系中所做的一样。"[25] 患者的规矩变了：一味地顺从让位于审慎的消费主义。因此，如果等候太久，患者应该换个地方看病；如果索取信息被拒，患者应该另觅信源。"永远不要相信陌生人"的谚语，现在扩大成"永远不要相信医生"。

还有最后一则证据显示了上述判断在 1965 年后的受认可度，即医疗事故诉讼危机感的持续上升。显著增加的诉讼数量（由于各州案件的记录规则差异很大，不易得出真实增长情况的确切结论）催生了一项 1969 年的国会研究项目［由亚伯拉罕·里比科夫（Abraham Ribicoff）主持］，项目旨在回答联邦政府在解决这一问题的过程中能扮演的角色。两年后，理查德·尼克松总统（Richard Nixon）委任了一个卫生、教育与福利部的委员会研究问题起因并提供政策建议，美国医学会也组织了一次调查。尽管各式各样的委员会都指出，美国社会越来越喜欢通过诉讼解决问题，但它们也认同医疗事故诉讼增加的关键因素之一是医患关系的崩溃。专科医生作被告的案件占据压倒性多数，因为与全科医生相比，他们与患者的距离更远。因此，向医生提供建议的往往是医疗事故法律专家，而非消费者权益活动人士："当医患之间有着较高水平的信任和信心，多数患者都能安然接受负面结果；如果医患关系不够融洽，或有可能在互动过程中持续恶化，诉讼就会紧随其后。"[26] 现在，患者不但不信任陌生人，还打算送他们上法庭。

新兴起的社会态度和实践重新定义了"好患者"的概念，以及健康照护从业者和机构的义务，没有任何文件对这一过程的揭示比《患者权利法案》做得更好。1970 年，它由美国医院认证联合委员会（JCAH, the Joint Commission on the Accreditation of Hospitals）首先提出，并于 1973 年被美国医院协会（the American Hospital Association）正式采纳。文件的最初灵感来自全国福利权组织（the National Welfare Rights Organization），这十分切题。全国福利权组织致力于将权利导向引入受慈善和价值概念支配的领域，为了让救济与福利政策契合自身权利观念，它的领导人下了很大功夫。不过，它也关注其他影响到穷人生活的组织，包括公立学校以及在我们的话题中极为重要的志愿医院和公立医院。全国福利权组织对医院系统的双轨性有所认识：穷人一般会被打发到拥有 12 个床位的病房，由医学生和住院医师治疗，明显也会被科研人员不适当地利用。为此，它尝试在医院推行一种权利模型。1970 年，全国福利权组织向 JCAH 提交了一份包括 26 条建议的清单，经过谈判，不少条目被 JCAH 列入了本机构"认证手册"（Accreditation Manual）的序言部分。在得到《我们的身体，我们自己》一书赞扬并重印的文件当中，这篇序言是唯一由健康照护从业者撰写的。[27]

序言与全国福利权组织的最初构想相呼应，首先指出了严重困扰穷人的重大议题。第一，"任何人都不应因为……种族、肤色、信仰、族裔或支付来源的性质（the nature of the source of payment）……失去获得治疗的公平机会"。基于这一精神，全体患者都享有隐私权，包括未经同意不接受"与医院无关机构的代表"访问的权利，"无关机构"指福利机构。患者隐私权还包括对"身体隐私"的尊重，不论支付来源是什么，患者都应在接受检查时"免受他人窥视"，并仅在自愿前提下参与（医学生的）临床训练项目。阐明上述观点后，序言进一步指出影响全体患者的重大关切。在定义权利的过程中，它从对穷人的关怀转向对人人的关怀，不论他们的社会或经济状况。因此，文件继续指出："患者有权得到……与自身健康问题的性质、程度、治疗方案和预后相关的详尽信息。"简言之，一切患者都有权获悉自己身体状况的真相。

这篇序言成为 1972 年《患者权利法案》的基础。经过一个委员会长达三年的讨论之后，《患者权利法案》最终获得美国医院协会通过。这个委员会的成员不仅包括美国医院协会的管理人，还包括四名代表消费者组织的外部人。这部权利法案的前 12 个条款是关于"周到而礼貌的照护"的概括陈述，之后它触及患者同意这一最核心的问题。它扩张了 JCAH 的真实陈述标准，强调解释说明应以"能够合理期待患者理解"的方式进行。它还明确了在治疗和试验中取得患者同意的要求，这令人回忆起 FDA 的规定。其他条款重点关注了患者隐私权和得到"适当"持续性照护的权利。

诚然，这一文件让不少患者权利活动人士大失所望。[28] 他们迅速指出，这些权利在医学建制内部层层下达以后很难真正落实。精神病学家威拉德·盖林（Willard Gaylin）当时正在协助组建黑斯廷斯社会、伦理与生命科学研究所（the Hastings Institute of Society, Ethics and the Life Sciences），他批评这一程序无异于"小偷教受害者自我保护"。[29] 其他人发现，这些文件（或个别医院自行制订的类似文件）没有一份包含任何强制履行或处罚程序。这些真实陈述规定留下了巨大的例外空间，为此他们批评说：如果医生认为坏消息对患者有害，他们应该把消息告诉患者的家人。事实上，关于同意的规定只是自利性、前置性的法律声明，其目的是减少患者对医生的不满以及由此引发的医疗事故诉讼。[30]

尽管面临反对意见，序言和权利法案仍然兼具象征意义和现实意义，它同时影响了医患双方的态度和实践。例如，真实陈述的观点承认医生有必要按新标准行事，并贯彻落实。20世纪60年代伊始，几乎所有医生（一项研究中的90%）都报告，他们的"惯常做法"是不把罹患癌症的消息告知患者。到70年代末，同等比例的医生表示，他们一般会向患者如实告知诊断结果。[31]实践不一定总与既定原则一致，但与传统习惯相比，一场小规模的革命无疑已经见效。

《患者权利法案》反映了一种新的观念取向，这样的取向在不断强化美国社会的权利意识。作为对外部压力的回应，顶尖的全国性职业团体在解释医疗义务时也接受了权利的话语和观念。在转型的背后，人们首先意识到医生与患者、医院与社区日渐扩大的社会距离让传统的格言和实践落伍了。但是，要完全理解这一转向，我们必须继续讲述我们的故事。因为，医学决策的转型也是医学内部一系列发展的反映。我们必须回到20世纪60年代，审视卓越创新——器官移植的理论与实践带来的影响。

| 第八章 |

死里求生

人体试验丑闻和医生的陌生感率先向曾是一片孤岛的医学输送了新玩家和新规则。与丑闻相比，医生的陌生感更抽象，却同样有力量。然而，不论这些早期变革有多重要，它们只不过是开胃菜。20 世纪 60 年代，医疗程序和技术引发了新问题，器官移植领域尤其突出。一些医生——甚至更多的非医生群体——违背了医学伦理基本原则或医生专业知识，到了社会必须干预的地步。一个又一个的医学进步带来的问题，似乎需要在公共领域而不是医生办公室寻觅解决之道。也就是说，这些议题让医学伦理（在某种程度上还有医学决策）脱离了医生的掌控，让新来的一群非专业参与者登上了舞台。

只要提到医疗程序和技术，总会冒出一大把老掉牙的威胁论。现在，当人们意识到医学技术向他们强加了痛苦的抉择并制造出无解的难题时，探讨这些议题的电视纪录片或辩论型谈话节目就处处可见了。但笼罩在迷雾中的，是一系列注定留下浓墨重彩的关键性进步。一方面，变革的动因不单单是医学技术，技术出现的特殊节点也很关键。那个时候，美国人借助机器实现长生不老的浪漫梦想渐趋破碎，实际上他们对医生的信任也在崩塌。另一方面，技术以既无必然性也不可预测的特别方式来到世间，作为新事物的技术十分稀缺，并且迫使医生做出了非比寻常的权衡和选择，因而挑战了医学伦理的传统感知。我们很快会发现，器官移植（与人工器官置换相比）正是造成一系列新困境的典型案例。

此外，尽管人们因这些问题没有正确答案而遗憾，更紧迫的问题是全新的一组人员已经准备发出质疑甚至尝试解答了，他们可能来自政府、法律界或学术界。最后，这些进步导致医学内部发生了引人注目的分化。有的医生延续比彻的先例，警告医学内外的人关注眼前的麻烦事。其他人目前占据上风，他们强烈谴责外部人的越界行为，用尽办法重筑藩篱。这些努力基本是徒劳无功的，但的确在整个医学阵营制造了好斗的论调。

率先对医生在医学伦理和决策中的权威造成挑战的技术革新之一是肾透析，它是最早也最成功的救生干预措施之一。透析机带来的问题就像是为了吸引从业者和非专业人士双方的注意而设计的，说得正式一些，如何确定技术的获取途径？或更通俗地说，谁负责分配救生艇上唯一的座位？答案未必是船长。

1962 年，由于莎娜·亚历山大（Shana Alexander）发表在《生活》（*Life*）杂志的非凡报道，这一议题引起举国关注。两年前，华盛顿大学医学院的贝尔丁·斯克里布纳博士（Belding Scribner）实现突破，将肾透析从一项短期治疗改造成为长期治疗。二战时期就有了急性肾衰竭的治疗技术，威廉·科尔夫（William Kolff）在荷兰被纳粹德国占领期间，已经发明了通过玻璃导管过滤患者血液以清除有毒物质的方法。难点是为了完成该程序，医生必须切开患者的动脉和静脉，让血液流经滤过器再流回身体——患者很快就没有合适的血管可供切开了。当肾脏遭遇创伤或短期受损，这种透析方法能帮助患者渡过危机，直至恢复肾功能。可一旦遇到慢性肾衰竭，它就无能为力了。

1960 年，斯克里布纳博士设计了一种永久性留置分流装置。患者的身体能通过该装置与透析机相连，就像插上电源一样方便。这个过程只需几分钟就能完成，此后也不必再开刀。如今，终末期肾病患者能借助这台代替肾脏功能的机器维持生命。但机器极为短缺，与亟须治疗的患者相比可谓杯水车薪。于是，这引发了亚历山大在文章中讨论的决策：谁将活着，谁又将死去。

为了回答这个稀缺资源分配问题，西雅图的医生们要求郡医学会任命一个由七名"不折不扣的平民"组成的非专业委员会，以决定"生存或死亡"的问题。亚历山大出席了委员会的会议，并描述了他们的程序和应对方式。在医院，医生要先筛选出医学或精神上不适宜透析的肾病患者。他们也做了一些"十分艰难的决定"，如排除儿童和 45 岁以上的患者；即便如此，申请者还是太多。委员会自己的意见是仅限华盛顿州居民使用这项技术，因为他们缴纳的州税支持了研究。这个决定有待商榷，但每个地方还是有四名候选人留了下来。为了选出患者中的幸运儿，委员会高度依赖家庭因素，优先考虑有妻儿需要照顾的一家之主。它还曾试图衡量每一名候选人的社区贡献度——如果我们给了你新生，你将为我们做些什么？按照传统中产阶级的标准：教会成员身份、童军服务经历等都是考虑因素。

尽管对西雅图委员会工作的回顾有着十足的吸引力，但对于我们的目标来说，它最关键的特点是，一群医生正以前所未有的方式颠覆传统，前瞻性地将生死攸关的决策交给一个非专业委员会逐案讨论。曾经由医生独享的特权被委托给了社区代表，医生为什么会做出这次不同寻常的权力授予？部分原因是非专业委员会能保护医生远离政治的余波或护短（当一名医生的妻子生病，需要透析）、滥权的责难，而且非专业委员会决策似乎比全凭运气或先到先得更可取。在这个意义上，委员会是希望（或信念）的象征，它昭示着稀缺资源的分配能与一切道德责任的履行并行不悖，生死攸关的大事绝不武断，"好"人理应首先得救。委员会的任务令人望而生畏，但它的替代方案就是让概率说了算，这种随意的程序看起来更糟糕。

最关键的是，当医生意识到要求每一名医生尽最大努力维护个别患者福祉的传统医学伦理面对新情况发生失灵时，他们也转而投奔非专业委员会。他们清楚地知道，如果每一名医生都忙于为个别患者的福祉奔走，并要求为自己的患者提供透析机，这一决策就无解了。因此，与其强迫医生放弃他们的责任，不如将权力交给非专业委员会。西雅图的医生群体没有要求医生首先忠于系统整体的职责，而是向外部人寻求帮助。

委员会通过决策传递了一个信息，正如亚历山大准确指出的那样："不仅是医学群体，一切社会阶层都应该共同面对谁将得到治疗、谁将等候死神的难题，这一原则受到认可。不然的话，社会只能强迫医生独自扮演上帝。"[1] 不论透析是多么个别化的经验，事实不容争辩：肾功能专家对裁决生命的相对价值并不在行。结局就是，一度由医生独享的权威如今变得社会化了。非专业委员会——注意，它是受医生之邀——走进了诊室。

虽然相当创新，但西雅图经验没有完全被美国人接受。不论是医生还是非专业团体，让任何人随随便便地扮演上帝都是不合适的——随着这些委员会的决策程序传了出去，这样做就更显不得体了。已婚者相比单身汉，受雇者相比失业者，教会成员相比非教会成员有更明显的优势；循规蹈矩者得到报偿，逾矩之人被忽视，这明显不像美式做派——正如一篇批判意味强烈的法律评论文章的作者所说，太平洋西北地区[1] 对于亨利·戴维·梭罗（Henry David Thoreau）这样的肾病患者来说太不宜居。于是，西雅图经验带来了第二个教训：不论委员会采用何种组织结构，都未必能完成困难重重的选择。人们需要建构原则或指导方针，以确保医学决策代表的不是小部分人累积的偏见，不论这些人是否接受过医学训练。[2]

---

[1] 太平洋西北地区（the Pacific Northwest）指美国西北部、加拿大西南部的一片边界模糊的地带，此处特指位于该区域的西雅图。——译者注

[2] 西雅图经验带来的又一个教训因其持久的影响力和争议性，有必要在此简要指出：稀缺医疗资源的难题可以利用金钱解决。国会最终负担了所有终末期肾病患者的照护费用，这是特定患者群体头一次得到无限制资助；由于资金充裕，透析机很快增加，透析中心也迅速发展。但我们即将发现，不是所有的分配决策都能这样解决，联邦预算是否应该继续支持类似项目也存在争议。——原书注

与透析的情况类似，医生发现传统医学伦理原则也不足以应对器官移植的创新。肾移植的新技术将损害健康人群、分配稀缺资源和定义死亡的问题抛给了处于中心地位的医生，他们又一次把外部人带进了医学的领地。

尽管自古就有从人或动物身体里取出一个主要器官并移植给其他人或动物的想法，19世纪和20世纪早期还曾出现零星尝试，但直到20世纪40年代末，这样的手术才不再是一个幻想。第一批试验是肾移植，因为肾是成对生长的（捐献者能在不承担过大风险的前提下捐赠器官），外科手术也相对容易（与肝移植相比）。成功的主要障碍是免疫系统，它会对新器官产生反应，把新器官当作异体物并极力排斥。1954年，波士顿彼得·本特·布莱根医院的外科医生成功在一对同卵双胞胎之间完成肾移植手术，这意味着如果免疫反应很轻微（因为双胞胎基因的相似性），移植就是可行的。但是，对于受体和供体没有血缘关系情况下的排异控制，这次壮举没能指明方向。

科研人员尝试了一系列办法，希望在减轻免疫反应的同时不削弱身体对感染的抵抗力。在起初的失败（包括利用大剂量X射线）之后，他们发现几种化疗药物能抑制排异反应，而且不会彻底摧毁身体抵抗力。肾移植数量和成功率随之攀升。1963年和1964年完成的肾移植手术共有222台，术后一年仍然存活的器官接受者约有一半。接受亲属捐献的患者成功率最高（从12个月生存率看，5 例同卵双胞胎捐献存活 4 例，45 例亲兄弟姐妹捐献存活 31 例，29 例无血缘捐献仅存活 9 例，与遗体肾脏捐献的成功率相仿）。不过每个人都认识到，更复杂的化学药物很快就会让移植手术更加有效。[2]

在试验阶段，肾移植，特别是涉及遗体器官的肾移植，引起的伦理议题相对容易化解。尽管第一批接受者的死亡率居高不下（大部分在术后几个月内离世），医生还是坚持下来。没有人责难他们，因为所有患者都身处死亡边缘，别无选择——慢性肾病患者透析还是未来的事。20 世纪 60 年代，特殊形式的移植研究也没有引起重大争议。当时在杜兰大学工作的基思·雷姆茨马博士（Keith Reemtsma）曾将一只黑猩猩的肾脏移植给一名因肾病垂死的患者，这件事几乎没有引发公众抗议，只有 NIH 的一些人表示不满。同时，科罗拉多大学医学院的外科医师托马斯·斯塔兹（Thomas Starzl）呼吁监狱在押人员捐献肾脏，但遭到小部分医生的非正式批评之后，他就不再坚持了。如果肾移植仅以一项试验的身份接受审查，那它完美地符合研究管理规范。[3]

然而，随着移植从试验发展成治疗手段，一系列新问题必须得到回应。与透析类似，医学伦理的基本原则——医生作为患者坚定不移的守护人——又一次未能解决眼前的问题。自从移植成为一个治疗选项，医生为患者提供最优照护的决心面临着一系列困境。

1966 年，CIBA 基金会（the CIBA Foundation）赞助的一次为期三天的会议清楚地阐明了这些困境。会议旨在讨论"医学进步中的伦理，尤其是与器官移植相关的伦理"，除了一名律师和一名牧师，绝大部分与会者是医生；可见，这次会议基本还是医学内部事务。尽管与会者对传统医学伦理的局限性有所认识，但这没有促使他们向从未在医学决策中占据一席之地的人寻求更广泛的建议。迈克尔·伍德拉夫（Michael Woodruff）是爱丁堡大学的移植外科医生，也是本次会议的组织者，他的开幕词表达了这样的观点："举办此次研讨会的起因是医学进步带来的一连串伦理问题引起了日益增长的关注，它们不仅事关执业医师，还影响到全社会。不经过跨学科深入研究，这些问题很难解决。"[4]

伍德拉夫认为，第一大伦理问题是移植外科医生需要取出潜在捐献者的健康器官，这样一台手术可能伤害捐献者，而且这是一种故意性质的伤害。不管接受者能收获多么大的益处，失去一颗肾脏对捐献者来说都是现实危险（麻醉风险虽然不高，但也真实存在，更别提手术风险）和长期风险——剩下的那颗肾脏可能出问题。一些医生回应，捐献肾脏与冲进着火的大楼救援被困的孩子没什么区别，但这种论调很快遭到反驳，因为救援人员与肾脏捐献者不同，他不会直接伤到自己。他的目标只是带走孩子，并确保自己和孩子安全脱身——任何后续伤害都是救援行动的间接和意外结果。可是，伤害与移植如影随形，这就是捐献行为的性质。[5] 依靠单侧肾脏生活的风险并不高，对于这一事实能否回应伦理困境，伍德拉夫并不确定。然而其他人反驳道，即使程度相对较轻，但伤害就是伤害。况且，不论风险大小，医学伦理似乎都不允许医生实施这样的手术。"医生受到激励和教育去治愈生病的人，我们却让正常人的健康陷入危险。不论这样做的动机是多么纯洁，我们的目标都发生了根本性转变。"[6]

捐献者同意手术的事实没能让这些困难消弭于无形。人体试验丑闻让全体与会者对捐献者同意的必要性有着清醒的认识，但他们不相信捐献者的同意能完全出于自愿。当双胞胎之一被要求捐献一颗肾脏给自己垂死的姐妹，她能做出不受强迫的选择吗？她真能自由地拒绝吗？如果摘取未成年人的肾脏呢？家长能代表孩子同意捐献吗？（布莱根医院的医生曾面临这一困境，他们请求法院批准捐献并最终如愿。）[7] 目前为止，医生一直相信治疗性干预中的患者同意不外乎是个技术问题，因为医生的操作不会违背患者的最大利益。但这个前提在器官移植领域不成立，从严格意义上的医学角度看，失去一颗健康肾脏不会增进患者的福祉。

其次，CIBA 会议的与会者发现，这种新疗法就像之前的透析一样，抛出了一个严肃但无法回避的分配问题，也就是向潜在受益者分配稀缺资源的难题。定量配给对于医学来说并不陌生，不是所有需求者都能得到服务，这在医学职业内外都是共识。但当时的定量配给是不为人知的，而且最关键的是，它没有出现在医生办公室。如果穷人没能得到与富人同等的照护，这并不是医生的选择，医生也不一定对问题有任何直观认知。（事实上，很多医生强调他们为低收入患者减免了费用，为慈善事业贡献了力量，这无可非议。）可是，器官移植将定量配给的麻烦直接塞给了医生。现在，被迫决定哪一名患者能得到救生医疗技术的是医生，而不是其他中立社会力量或政府机构。面临这样的选择，包括上述各方在内的所有人都缺乏经验。战场条件下的配给制也难以提供借鉴，在那里，医生会放弃无望医治或轻微伤病的患者，医治能因干预获益最大的人；器官移植（和透析）则要求，必须在全体最能因干预获益的人中做出选择。而且，医生坚决地维护自己的患者，让任何选择都变得不可能，结果就是僵局。也就是说，强有力的患者保护不但没有解决问题，反而让问题愈演愈烈。

最后，CIBA 会议提出了一个由器官移植以最戏剧性的方式塑造出的议题：死亡定义。为了提升移植手术的效果，这个议题是绕不开的；如果医生继续通过心脏停跳确认死亡，他们就会放大伤害的风险，因为肾脏即使短时间缺血也会发生功能损伤。我们还将看到，定义死亡的呼声也有其他源头，例如新出现的人工呼吸机。"很多人"，伍德拉夫指出，"都靠机器维持某种朦胧状态，机器在他们完全丧失意识之时取代了肺或心脏的功能……这些人当中有很多永远无法离开呼吸机独立生活了，但他们也不可能一直靠呼吸机活着……得有人决定什么时候关闭机器"。[8] 但是器官移植决策还是更复杂，如果患者全身器官衰竭，床旁的医生会做出一个在他们看来能代表患者意愿的决定。然而，移植外科医生的处境似乎存在冲突——他们可能更关心器官接受者的福祉，而不是潜在的捐献者。生命终结的标志是什么，这个问题难以回答，而器官移植把医生推上了直接面对这个难题的前线。不仅如此，他们还要面对一个更折磨人的问题：当其他人可能因一名患者的死亡受益时，这名患者的生命于何时结束。

转变从肾透析和肾移植开始，心脏移植的出现又猛踩了一脚油门。它带来的医学奇迹以其他战后创新不曾有过的方式俘获了公众的想象力，同样引人注目的还有随之而来的伦理问题和社会影响。心脏移植出现后，医学伦理或决策再也没有将权力单独交给医生。

出于各种理由，1968 年都堪称"心脏移植年"。1967 年 12月，南非的克里斯蒂安·巴纳德博士（Christiaan Barnard）完成了第一台心脏移植手术。尽管接受者路易斯·沃什坎斯基（Louis Washkansky）仅存活了 18 天，巴纳德还是立即跻身查尔斯·林德伯格（Charles Lindbergh）、约翰·格林（John Glenn）[1] 和其他英雄人物的行列。一时间，阿德里安·坎特罗威茨（Adrian

---

[1]　查尔斯·林德伯格，美国飞行员，1927 年驾机完成横跨大西洋壮举。约翰·格林，美国飞行员和宇航员，1962 年成为第一位进入地球轨道的美国宇航员。——译者注

Kantrowitz）和诺曼·沙姆韦（Norman Shumway）等一大批美国外科医生都完成了移植手术。外科医生对这种手术的新鲜劲超乎想象，仅 1968 年就有 108 台手术，而 11 月就有 26 台。

　　弗朗西斯·穆尔是哈佛大学和彼得·本特·布莱根医院外科学教授，也是一位能言善辩、关心社会的医生，他立刻意识到心脏移植对医学伦理的影响。20 世纪 60 年代早期，穆尔曾撰写过有关肾移植伦理的作品，内容翔实而富有洞见。[他出版于 1965 年的《给予与索取》（*Give and Take*）一直是关于肾移植历史的最优秀作品之一。][9] 如今，在 20 世纪 60 年代末，他相信心脏移植将给这个领域带来前所未有的喧嚣，甚至荣耀。就仿佛一名攀登者得知同行——以及业余爱好者——已经探索过自己最青睐的路线，穆尔因外部人可能造成的影响苦恼不已。他指出，心脏移植"给社会公众带来了一套全新的观念，也制造了新的困惑。在美国肾移植手术发展历程中最关键的几年里，数量惊人的知名人士看似因为有关心脏移植的公共言论感到吃惊、震撼和恐惧，实则都保持沉默、漠不关心，就像事不关己的旁观者"。穆尔期望他们对早期经验加以研究，尤其不要忽略自己和其他人曾围绕这些问题做过的讨论。否则，"由于这个问题已经由其他人发现并尝试解决多年了，等听众和读者逐渐察觉到它的时候，他们就必须接受新来者的长篇大论了"。[10]

　　穆尔希望新来者对率先直面问题的医生表示尊重和感谢，但这是不切实际的。心脏移植的确引发了不少与肾移植同样的问题，但现在的焦点是心脏，这意味着利益冲突、死亡定义和稀缺器官分配等问题得到了更广泛的关注，同时也表明这些问题与社会和政治后果有千丝万缕的联系，不能再允许医生垄断相关讨论。1968—1970 年，准备向医学决策施加影响的大军迅速膨胀，大众传媒、学术期刊和国会记录都反映了这一变化。

又一次，起决定性作用的不是医疗程序或技术，而是人们普遍感到老一套的医学规则对决策指导不再有效。心脏移植已经表明，关于什么时候应该为了拯救一名患者而终止对另一名患者的照护，保护患者和不伤害的伦理要求无法给出答案。一名俄勒冈的医生在《美国医学会杂志》撰文宣称，"人民、法律和医学必须围绕这一问题的道德、伦理、法律、人文和经济等层面达成宽容而务实的和解"，因为器官移植涉及"捐献者和接受者两个人"的利益。[11]还有一名神经外科医生甚至走得更远，他在《新英格兰医学杂志》发表文章敦促同事做的事情简直超乎想象：为了解决这个"至少从表面看属于利益冲突"的问题，应该借鉴律师的思维方式。律师"能在维持最好的朋友关系的同时……在法庭上为了当事人的利益毫不留情地针锋相对"。因此，医生也应该明确立场，保护自己的患者（潜在捐献者）的福利，哪怕同事（代表接受者）迫切需要器官。"这种思维"，他总结道，"不属于医生的典型气质，因为医生和自己的同事总是为共同目标工作"。但是，器官移植迫使医生认识"利益冲突、承认它的存在"，并接受全新视角。[12]

医学内外的人士完全认识到了器官移植施加给传统医患关系的张力。即使大众传媒对巴纳德的首次移植的报道只有寥寥几页，它也讨论了潜在利益冲突。"我还能不能确信"，据《新闻周刊》报道，一位女士问，"当我遭遇严重事故或重病，医生会尽全力挽救我的生命，而不是惦记着我对其他人的用处"？[13]事实上，心脏移植可能将医生等同于科研人员，将患者等同于受试者，没有人——不论医生或患者——能确信患者的最大利益是唯一甚至核心的关切。病床边的医生可能正在思考全人类的利益——例如完善心脏移植手术的程序——或隔壁病房等候新心脏的人的利益，反正不一定是他面前这名绝望患者的利益。

心脏移植还要求对稀缺医疗资源的分配进行精确计算，这一困局鼓励非专业人士加入医学决策。分配问题显然包括社会因素：为一台只有少数人能获益的手术投入大量资源符合公共利益吗？不论答案是什么，在很多观察家看来，医学职业明显应该更加开放，并将决策权分享出来。"公众有权知晓我们从事的活动"，芝加哥大学医学院外科学系主任勒内·芒吉博士（Rene Menguy）宣称，"原因很简单，我们的工作得到了美国公众的支持，而我们的社会信奉无代表不纳税 [1]……公众对我们的活动享有知情权。不论我们是否愿意，人类心脏移植就像肯尼迪角的航天发射，现在已经属于公共领域了"。14 随着心脏移植手术持续涌现，立法机关也将获准进入诊室。

不论死亡定义有多少模糊之处，肾移植或机械呼吸机都尚且能绕过它。然而，随着心脏成为这项议题中的器官，人们最终只能直接面对这些含混的问题。15 甚至到 1968 年，遗体肾脏移植和机械呼吸机依赖都没有成功地让脑死亡成为公共议题。无可否认的是，在重症监护病房使用人工呼吸设备的患者越来越多，处于生死边缘的患者也越来越多——很难说他们活着，因为他们深陷昏迷，无法自主呼吸；他们也没有死亡，因为他们的心脏和肺还在工作，尽管是在机器辅助下。但是，人们还不关心这时候应该做些什么（直到 1976 年，卡伦·安·昆兰的父母要求撤除她的呼吸机）。由于重症监护病房是一个封闭世界，其中的医生会在他们认为患者的死亡不可避免也不可逆转的时候关闭生命维持设备，这项议题还相对不为人知。"极少数医院"，1969 年，一个神经科

---

[1]　"无代表不纳税"（no taxation without representation）是 18 世纪六七十年代北美殖民地人民反抗英国征税的口号。殖民地人民认为，英国议会没有自己的代表，它通过的税收法令适用于殖民地就缺乏法理依据。此处援引这句口号，是说美国的科学进步和医学发展花了纳税人的钱，因此他们对这些进展的状况享有知情权。——译者注

医师委员会报告称，"就终止呼吸和循环机械辅助的问题制定了规则。没有人遇到任何医事法上的困难，同样地，几乎没有人寻求司法意见"。[16] 不论死亡的正式定义是什么，重症监护病房都是专属领域，医生在那里行使着他们的决断。

然而，心脏移植是一个更公共的行为，它迫使人们明确地考虑脑死亡标准的有效性。一旦医生把一颗跳动着的心脏从捐献者体内取出，并移植给接受者——媒体会为这一壮举欢欣鼓舞——重新定义死亡的需要就变得现实而急迫。一位知名外科医生指出，等候移植的心脏"应在确认捐献者死亡之后，尽可能快地取出并移植给接受者。这个事实让移植手术更具戏剧色彩，并且比其他领域的外科手术引发了更多的情感思考和讨论"。[17]

第一次系统地尝试重新定义死亡的努力来自哈佛大学，为了分析其中原因，我们再次与亨利·比彻相遇。比彻对试验伦理的关注，推动哈佛大学成立了一个人体研究常务委员会，它实际上是一个科研审查委员会，委员会主任正是比彻。比彻是一名麻醉医生，整日与呼吸机和重症监护病房打交道；他在麻省总医院的外科同事，尤其是约瑟夫·默里博士（Joseph Murray），引领了肾移植的发展。（默里后因该领域的工作荣膺诺贝尔生理学或医学奖。）这些因素促使他在 1967 年 10 月向哈佛医学院院长罗伯特·埃伯特（Robert Ebert）提议，人体研究委员会应该拓宽视野，关注重新定义死亡的问题："默里博士和我一致认为，现在是时候进一步思考死亡的定义了。每一家大型医院里，都有患者排队等候合适的捐献人。"[18] 埃伯特认为这是个不错的想法，但直到巴纳德的移植手术大获成功之后，他才任命了这样的委员会。"我们对器官移植的关注是先驱性的"，埃伯特对委员会的准成员们说，"我认为哈佛医学院的学人们已经整装待发，我们的准备比其他任何团体都更充分"。[19]

　　这个委员会为人所知的名字是哈佛脑死亡委员会（the Harvard Brain Death Committee）。经过 1968 年 1 月到 8 月的反复商讨，它的最终报告被《美国医学会杂志》刊登。在关于谁将统治医学的历史变迁中，这标志着一次重大转折。[20] 一方面，委员会对自身任务中的法律和伦理内涵有着敏锐的认识，它吸纳了非医生成员，迈出了不同寻常的一步。委员会成员不仅包括相关领域的医学专家——内科、麻醉科和神经外科（与脑电图仪的使用有关），还有法学家，例如卫生法教授威廉·柯伦。比彻还邀请哈佛神学院的乔治·威廉姆斯教授（George Williams）加入委员会，但威廉姆斯认为合适的人选"不应是本能地关注过去的教会史学家，而应是职业伦理学家"，是"主要面向当下和未来"的人。威廉姆斯推荐了自己的同事拉尔夫·波特（Ralph Potter），他曾就堕胎发表过著述，"目前专注的伦理学领域是原子时代的正义战争问题"。[21] 比彻听从了他的建议，这样一来，委员会既有法学家，也有哲学家。同时，委员会仍然保持着传统路径，它的成员对遭遇挑战的医学特权表示支持，徒劳地尝试以一种严格意义上的医学关切定义死亡。最终，该委员会的报告没有很好地解决脑死亡问题，也没能推动这些问题进入公共领域。

委员会的工作进展顺利、一日千里。它的成员同意，不可逆转的昏迷的开端应该成为"新的死亡标准"。他们没有费多大力气就制定了确认死亡状态的程序：在没有受到巴比妥酸盐[1]影响时，患者脑电图平坦，并丧失反射活动。委员会很快认定，全社会都迫切期望脑死亡定义的出台，实际上这个假定来得太快了。委员会成员总结道，"复苏和维持技术的进步……（使得）一个人在大脑已发生不可逆损伤的同时，心脏还在持续跳动"。每个人都相信，终止治疗的新标准正是大家想要的。"永久地失去意识的患者和他们的家人承受着巨大负担，昏迷不醒的患者占用了床位，这些床位的需求者面临的压力也不小。"的确，对社会最有利的——例如，增加医院床位供应——也是对个人最有利的。委员会也高度关注器官移植患者。"第二项议题，但绝不是次要议题"，一份较早版本的报告序言写道，"是随着器官移植经验、知识的积累和技术的发展，为救助那些仍然有救的人，对永久性脑损伤患者组织器官的巨大需求"。²²

最后，委员会强调定义并正式宣告死亡是医生独一无二的特

---

[1]　巴比妥酸盐（barbiturates），又称巴比妥类药物，中枢神经系统抑制剂，可用于镇静、抗焦虑、癫痫治疗等。——译者注

权：“患者状况仅应由医生确认。如果患者像以上定义所描述的，遭遇伤害、无望恢复，参与过该患者重大决策的家属和全体医护人员应有权知悉。患者将被宣告死亡，之后呼吸机将关闭。患者的主治医生在同一名或多名直接参与患者照护的医师商讨之后，将承担决策的责任。强迫家属做这样的决策既不合适，也不可取。”委员会对潜在的宗教反对甚至法律的角色都漠不关心。“如果这一（脑死亡）观点被医学界接受”，委员会成员宣称，“它将形成当前死亡法律概念的变革基础。实际上，法律认为这一问题应由医生决定，因此没有任何修订法律的必要”。[23] 其实，委员会的想法是，既然宣布死亡是医生的事，医生自然应该是死亡标准的制订者。

哈佛脑死亡委员会在医生群体中不乏支持者。医学期刊赞成委员会的提议，一方面因为脑死亡病例得到了证据支持，另一方面也表现出维护医生权威的愿望。[24]《美国医学会杂志》的一篇评论指出：“死亡的医学和法律定义之间存在多种冲突，在解决过程中，有必要制订规则的人似乎明显是医生，而不是律师……律师和法官不是生物学家，他们不常‘直面死亡’，无疑乐于跟从他人的领导。”[25]

然而，哈佛委员会的成员们感到自己操纵死亡定义的尝试很可能失败。毕竟，报告要求患者的主治医生咨询其他同事——这不是宣告死亡的通常要求——因为，这样做有助于“对后续可能发生的问题提供相当程度的保护”。委员会还意识到，患者的家人或许也想在关闭呼吸机的决策中说几句，但它坚称"强迫家属做决策既不合适，也不可取"。这样的想法也暗示现实比委员会承认的更复杂。如果医生将率先宣告患者死亡并关闭生命维持设备，家属再干预就不只是不合适了，而且还荒谬。要为家属的角色辩护，就要认识到识别脑死亡在某种程度上不只是个严谨的医学标准；无论委员会怎么说，这样的死亡宣告不同于其他任何版本。委员会或许非常希望维持自身权威，但就像法律界和宗教界所做的那样，家属不一定会放弃职责。

因此，哈佛报告立即引起批评和反对。一些医学界同仁批评了比彻，指责他推广移植技术的愿望恰恰违背了他自己提出的管理人体试验的格言，即有价值的结果不能粉饰不道德的手段。埃伯特审议初稿后，建议比彻修改有关器官移植的说明性话语。"这种说法暗含不当语义，它暗示你想重新定义死亡，是为了让需要移植的人更顺畅地获得可供移植的器官。读者将迅速考虑到这一原则将被滥用的前景……先抛出器官移植的问题，再表达过时的死亡定义将给移植器官的取得造成争议，这样处理岂不是更好？"[26] 比彻和其他成员同意了这一建议，并使用了更保守的语言："宣告死亡并关闭呼吸机的决定（应该）由不参与该死者器官或组织后续移植的医生做出。这很明智，能防止参与移植的医生的自利行为。"[27] 即便如此，依旧有人怀疑脑死亡是为了一部分患者牺牲另一部分患者的策略。

　　委员会希望死亡的时点也由医生单方确认，这在医学职业之外引发更大争议。争议声浪之高，从铺天盖地的媒体报道上就能看出来；如果这一直都只是医生的权力，人们就不会看到谈论"什么是死亡"的文章成为《读者文摘》（Reader's Digest）这类杂志的热门话题，或"死亡学"这样的词出现在《时代》的头条。[28]至少有些医生认为这些关注来得正是时候，《内科学年鉴》（Annals of Internal Medicine）有一则题为"我们何时让患者离世"的长篇评论宣称："公众对这些问题的认识更深刻了，他们想要知道，也应该知道；毕竟，他们不但是我们社会道德标准的最终裁决者，还是我们的患者。"[29]

　　脑死亡议题引发的无休止争论不仅限于公共领域，特定群体也强调自己的话语权，尤其是宗教团体。哈佛委员会混淆了事实（一名患者去世了）和价值（死亡的确切定义），但其他人谨慎地区分了两者。因此，一位清教伦理学家认为，只有宗教领袖才能"消解生存与死亡的神话"；如果他打定主意在这种情况下"对心脏去精神化，祛除它诗意和浪漫的神化，打破包裹着生死锁钥的迷信"，以便让宗教加入医疗服务，作为回应，医学付出的代价将是放弃"试图保卫职业自主权的'自由放任'态度，因为这种态度总是期望医学职业独自应对巨大的社会伦理问题"。[30]出于同样的原因，正统派犹太教的发言人反对脑死亡定义，其教义认为心脏才是生命本源。天主教领袖担心，在医生的引领下，国家将很快通过其他事关生死的法律——这一次的主题是昏迷，下一次受影响的可能就是胎儿了。作为对该情绪的回应，医院开始举办有关脑死亡的神职人员—医师联合会议。它们发现，人的死亡时间问题"不仅与医生有关，还牵扯到哲学家、神学家、道德家、立法者、法官，事实上这事关每一个人"。[31]

心脏移植带进公共领域的议题不只是医疗资源分配和定义生死，还有医学能否维持自身固有秩序的问题。第一次移植手术的氛围宛如马戏表演，医生似乎更关心自己的声望地位，而不是促进患者的福祉。"医学史册里从未有过这种事"，美国心脏协会主席欧文·佩奇博士（Irvine Page）在美国医学会特别召开的全国医学伦理大会上说道。有了巴纳德的先例，外科医生发疯一样地寻找曝光机会，盼望媒体赶快报道自己；可他们却疏于在学术刊物上陈述自己的发现，并且理所当然地无视患者的隐私和秘密。佩奇总结道，"我担心公众已经对医学产生一些看法，这将贬损医学在知识创造和人性关怀方面的努力"。[32]

此外，医学界内外的观察家都相信，外科医生已经加入"从众大军"。心脏移植的发展过于迅猛，但它的产出却没能像频率一样辉煌。心脏移植的死亡率居高不下（到1969年7月，前100名接受心脏移植的患者只有9人在世），[33]而作为主要失败原因的身体排异，人们尚未掌握清楚。1968年1月，《纽约时报》读者从医学撰稿人霍华德·腊斯克（Howard Rusk）那里了解到，"心脏移植在国际上的流行"让"本来还可以观看电视的人……几乎不可能离开手术台或心脏病诊所"。他进一步表示，更糟糕的是旁观者和医生对此都无能为力，因为"技术进步和外科技巧已经远远走在预防排异所需的基本免疫学知识之前"。[34]几个月后，国家科学院医学委员会宣称，心脏移植应作为试验性程序管理，它是"对未知事物的科学探索"。委员会呼吁，只有严谨科研方案指导下的跨学科团队——不仅是技术娴熟的外科医生——才能实施手术。此外，该团队应该发布"系统性观察结果"，而不是新闻报道。[35]接着，英国顶级医学期刊《柳叶刀》刊发于1968年6月的评论强调，"（移植手术的）尝试太多，也太快了"。此外，他们坦陈"全球业界都无法淡然面对……过去几个月里发生的事。报刊和电视报道过早地得意忘形了，问题不止这些……手术技艺和雄心壮志显然优先于免疫学家和病理学家关于控制排异和感染的确切建议"。[36]到1968年冬，手术事实上被叫停。虽然官方从未承认，但它标志着一次彻底的态度转变，几乎所有团队的手术台数都发生锐减（只有斯坦福大学诺曼·沙姆韦的示范团队例外）。

这些宣言和决策得到了大众传媒一五一十的报道，在华盛顿也是如此。正如社会学家勒妮·福克斯（Renee Fox）和朱迪·斯瓦齐（Judy Swazey）当时指出的那样，"关于心脏移植利弊的辩论在每日发行的报刊上和医学职业内部同步发生"。[37]《时代》《新

闻周刊》和《国家》(*Nation*)等刊物对这些故事谨慎跟进，它们
的叙述频繁使用这样的字眼作为头条——"移植不够成熟吗？"
（WERE TRANSPLANTS PREMATURE？）或"太多，太快？"
（TOO MUCH, TOO FAST?）受到报道的包括国家科学院的提案、
佩奇的负面评价、一群医生关于暂停移植手术的呼吁，以及一场
"医生、律师和神学家……共商移植的法律、伦理和实践问题"的
会议。媒体还做了数据统计：1968 年 12 月，《时代》在首例心脏
移植成功一周年的日子指出，器官接受者死亡的病例"几乎每天都
有"。[38]

移植引发的一系列事件进一步扩张了时刻紧盯医生的外部人
队伍。医学职业对此有着清醒的认识，但反应却很保守。不论外
部人对移植持什么态度，医生都希望自己掌握医学决策权。医生
的诉求和评论清楚地显示了，他们是多么厌恶非专业人士指手画
脚。欧文·佩奇在将移植斥为马戏的同时，同样也对"过多的委
员会、工作组和其他有关移植的讨论忧心忡忡，它们的任何新发
现都令人猝不及防。"佩奇还对依靠法律解决死亡的定义或临终
患者的生命必须维持多久等问题表示担心："把卫生立法的数量与
患者利益、医生行为的伦理性挂钩大错特错！法律开始取代良知
是一件好事，但我们绝不能把好事做过火了。医生不能因患者放
弃权利而免责。"[39] 莱曼·布鲁尔博士（Lyman Brewer）在《美国

医学会杂志》发表的文章也对"笼罩在一台外科手术周边的狂欢气氛"表示遗憾，他完全理解移植手术引发了诸多伦理问题，尤其是"稀缺的移植器官"的分配问题。尽管如此，他强调："这个问题应由医生解决，而不是非专业群体……医学职业掌控着心脏移植的大环境。立法机关通过的严苛法律，以及法律和神职人员委员会或其他团体制订的规则很难拨开迷雾，反而可能让情况更复杂……在照护患者时保持独立性，是医学实践不可或缺的条件。一旦这一原则被破坏，单纯按照呆板的规则填填表格和报告就能让手术合法化的做法是没有意义的。"[40]

在佩奇看来，规则和法律对医患关系的调整无疑是僵化、徒劳而有害无利的，布鲁尔持同样看法。尽管业界起初对器官移植的回应不够全面，外部干预只会让事情变得更糟。或者，正如此后很快加入移植外科医生行列的迈克尔·德贝基博士（Michael DeBakey）所言："人类心脏移植的道德、伦理、法律和心理影响无疑将远远超出当前经验的预期……这些问题出现时，如果医学科学家在解决的过程中放弃了他们对患者和社会的责任，由外而内的约束就会到来。"[41] 后来，这一预言成为现实。

| 第九章 |

委员会伦理学

随着关心医学伦理和决策制订的人群不断壮大，美国国会也于 1968 年加入了他们的行列，争论从专业期刊和学术会议转向华盛顿的委员会办公室。尽管医生持反对意见并采取拖延策略，国会还是在 1973 年成立了负责提供人体试验政策建议的国家委员会；1978 年，国会又任命了一个继任者性质的委员会，负责审查医学伦理领域的几乎所有亟须解决的问题。成立委员会的想法最初因心脏移植的争议而起，它很快受到对医学新技术的普遍关切的推动，最终随着人体试验层出不穷的丑闻走进现实。在历次事件中，不论面前的案例是心外科手术还是遗传学和行为修正的创新，外部人都倾向于认为医学职业无法自律。结果是，我们一直在追踪的转型成为板上钉钉之事。直到 1966 年，医生都把持着医学伦理的发言权；不过不出十年，伦理标准就要由掌控国家委员会的非专业人士制定了。医学决策成为每个人的事。

1968 年 2 月，也就是克里斯蒂安·巴纳德完成心脏移植壮举三个月后，时任明尼苏达州联邦参议员的沃尔特·蒙代尔提交了一项关于成立卫生科学与社会委员会（Commission on Health Science and Society）的议案，该委员会将负责评估和报告生物医学发展的伦理、法律、社会和政治影响。器官移植引发了新问题，而传统医学伦理难有用武之地，这令蒙代尔感到震惊。在呼吁参议院政府研究小组委员会（the Senate Subcommittee on

Government Research）针对自己的提案召开听证会时，他解释道：
"在近半个世纪的耀眼历程中，医学和生命科学取得了前所未有
的进步。而几个月前出现的突破性科学进展，是其中最高光的成
就……这些进展和其他即将到来的成果，将给我们的社会带来重
大的、根本性的伦理和法律问题——谁将活着，谁将死去；生命
应该维持多长时间，如何改变这种状态；谁将制订决策；社会应该
为此做哪些准备。"蒙代尔呼吁成立国家委员会，使之成为医生、
生物医学科研人员和非专业人士代表共同议事的平台。"一些专业
人士必须理解，自己从事的行当与社会息息相关。社会不仅有必
要知道他们正在做什么，还要知道这些工作的影响。"来自俄克拉
荷马州的参议员弗雷德·哈里斯（Fred Harris）是小组委员会主
任，他与蒙代尔有共同关切，并对专家持有一种民粹主义式的不
信任感。"这些问题"，他宣称，"应该交由不同背景、不同观点的
人公开讨论——不论他们的专业是神学、医学、法学、社会学还
是心理学"。[1]

　　不少医生和科研人员，特别是在各自学科前沿攻坚克难的人，
对于成立联邦支持下的国家委员会感到失望，而且这样说已经避
重就轻了。有一些人同意少数法学或哲学界代表踏入医学草坪并
加入由医生主导的委员会，但如果让国会组织一个医生仅占少数
席位的卫生科学与社会委员会，大量吸纳非专业人士并提出约
束医学职业的建议，在他们看来这将引起不必要的麻烦。由于对

NIH 科研经费规模的影响力，蒙代尔设法说服了一些医生作证（尽管他们热情不高）支持成立委员会，但坚决的反对声留下的印象更加深刻。1968 年，医学领袖仍在固执地为了维持对医学事务的全面掌控而努力，他们敦促蒙代尔和其他人认清事实：不论外部人打算施加何种影响，它们都将被排除在医学职业之外。

听证会召开后，最初的证人提供的支持不温不火，巧的是他们都是移植外科医生——约翰·纳贾里安（John Najarian）、阿德里安·坎特罗威茨和后来的诺曼·沙姆韦。他们先是热切地要求小组委员会增加联邦科研资助，之后才含混地表示有必要组建委员会以解决器官移植造成的伦理和社会问题。"我认为，业界同仁不能继续躲藏在医学的神秘氛围中"，纳贾里安承认，"长期以来，我都理所当然地认为我们必须这样做。我们或多或少是这样工作的，结果不过是保留下了近于虚伪的神明……但今天……我们积累了足够的科学知识，进而站在坚实的基础之上"。他认为，委员会应致力于脑死亡定义的标准化。但他同时警告，委员会必须非常小心，不能干扰主流科学工作或领先科研机构正在进行的研究："对于人们关心的普遍性伦理问题，在我看来……如果实施移植手术的地方是大学，那么你已经来到最具社会良知的地方了。"他指出，大学医学院和附属医院已经在着手成立自己的审查委员会，"应该自行处理这些问题，而且……不应受到联邦政府干涉……然而……如果手术将在教学中心以外进行……那就有必要施加一些外部约束"。[2] 也就是说，小联盟的运动员在很大程度上需要委员会监督，但大联盟的运动员与委员会没什么关系。诺曼·沙姆韦则不情愿地同意，"不论这是幸运或不幸，心脏移植的实施不能脱离公众关注和支持……医学将迎来令人惊叹的新时代，而我们正站在它的门口。为了透彻了解医学的潜力，医生需要支持"。[3] 但是，当务之急应予明确：委员会要协助医生，而不是胁迫医生。

到非专业人士或比彻这样的非典型医生作证时，局限和犹豫就统统消失了。在他们看来，公众以各种方式参与医学发展方向的塑造是天经地义的。比彻的证词以人体试验的教训为基础，他支持成立委员会：非专业人士必须把自己的伦理规则引入医学，因为"科学不是碾压其他一切价值的最高价值……它必须在价值序列中排队。"[4] 得克萨斯医学中心宗教研究所的肯尼思·沃克斯神父（Kenneth Vaux）持相同意见，他援引 J. 罗伯特·奥本海默（J. Robert Oppenheimer）的警句佐证自己的观点："在技术方面带来甜头的东西虽然诱人，却未必是好东西。"哈佛大学科学史家埃弗里特·门德尔松（Everett Mendelsohn）曾是哈佛脑死亡委员会成员，就像其他人已经开始做的，他通过区分健康照护的技术要素和社会要素，明确界定了委员会的职权："社会要素方面，医生的判断……不再比非专业人士或立足社会实际需要的社会科学家更高明。"[5] 芝加哥大学神学院院长杰拉尔德·布雷弗（Jerald Braver）则欣欣鼓舞地预言，委员会有利于确保"卫生科学无法在脱离社会或完全独立自主的情况下开展研究"。[6] 总而言之，对于这部分证人来说，给医学带来新规的时候到了。[7]

不论蒙代尔及其支持者的想法是多么在理，它都与众多顶尖临床医生和科研人员能接受的事实相去甚远。对这些诉求反应最强烈的证人是克里斯蒂安·巴纳德，他的反对缺乏根据，甚至不怀好意。这也许反映了他所在国家的医生权威尚未受到削弱，或他的科研资金不依赖国会和NIH。巴纳德于3月8日出庭作证，那是一个周五的下午，他的首例移植手术过去了仅仅三个月。他吸引来的媒体关注，充分地体现了器官移植已彻底俘获公众想象。（"我可以这样说"，蒙代尔指出，"这是……你在现代社会的地位象征——如果你好好想一想，为什么会有这么多媒体和电视记者在周五下午五点簇拥在华盛顿的这间屋子里"。）风趣的寒暄没能给参议员带来回报。巴纳德先是简要介绍了开普敦的移植手术，然后立即声明，自己坚决反对成立公开的非医学专业委员会。对于蒙代尔不满足于以医院为基础的医生委员会，而希望成立其他机构的想法，巴纳德回应："我必须指出，我认为您这是缘木求鱼。如果我正在和美国同行竞争……那我将对这样一个委员会表示欢迎。因为它会让（美国的）医生远远落后于我，妨碍他们的发展，让他们永远都不可能赶上我的步伐。"[8]

蒙代尔和支持委员会的同僚用尽办法，希望巴纳德承认医生在一些问题上确实需要指导，但巴纳德寸步不让。"有人说"，他评论道，"我们现在需要全新的死亡定义……我们应该让其他人告诉我们在什么时候宣告患者的死亡。我没发现这样做的理由。在医院，每天都有医生被召唤来确认患者的死亡……他们往往是低职级的医生——例如实习生——医生过来，为患者做检查，然后确认他已离世……而在器官移植手术中，做出决策的是医生组成的专家团队……那么，我们为什么还需要新的死亡定义，或需要委员会告诉我们何时应该宣告患者的死亡？作为医生，我们有着多年的经验"。关于委员会对稀缺资源分配的帮助，他说："决定权应交给医生——因为他们一直在做这样的决定。"有人问他，每个地方的医生都要面对一长串等待手术的患者，他们该如何决定谁优先呢？他回答："当然是权衡哪一名患者最需要手术。"[9]当康涅狄格州的参议员亚伯拉罕·里比科夫逼问他是否真认为"应该在众多患者之间做选择的只有医生"，巴纳德答道："您今天所见到的，以及不少人提到的问题，医生多年以来都得心应手，它们不是新问题。您不能因为在我们的心脏移植手术中发现了一个孤立的新问题，就说我们这么多年来从未处理过它。"里比科夫反驳道，医生决定谁生谁死就是个全新的问题，医生是否应独自决定也存在争议。对此，巴纳德回答："我不认为公众有能力做这样的决定……你们无法掌控这些事务，必须把它们交给有能力掌控的人。"[10]

蒙代尔不希望这位关键人物如此旗帜鲜明地反对自己的提议，

他转变了思路："关于人的死亡时间、谁将向谁供给关键器官，以及在多数人将会死去而只有少数人能够得救的情况下谁将负责决策，我们还面临很多伦理问题……难道您不觉得，由医学人才、卫生行政官员、负责任的神学家和律师等组成的委员会更适合研究这些议题吗？他们业务纯熟，并且兢兢业业。"巴纳德毫不犹豫地提出反对："参议员先生，要想成立委员会，您必须占据以下两个理由之一——您要么发现了新问题，要么对过去的医生处理问题的方式不满意。唯有如此，您新成立委员会的呼吁才站得住脚。"蒙代尔不再发问，而巴纳德没有停火："如果我们（在南非）能把事做好，而不依赖委员会的管理和指导——您是否还认为有必要在这个国家搞些委员会来指导您的医生和科学家？我觉得，这样做是对您的医生的侮辱，也是严重的倒退。"[11]

　　要知道，参议院小组委员会一般在证人邀请上有着广泛的自由，反对成立委员会的声浪之高，反映了医学界的巨大敌意。蒙代尔隆重介绍了欧文·旺根斯滕博士（Owen Wangensteen），他在1930—1967年长期担任明尼苏达大学医院外科主任；然而，他对这个委员会并不感兴趣。神学家可能对医学问题发表看法，让他想起清教牧师对天花疫苗的怒斥。最让他担心的不是伦理问题被忽视，而是医学创新将"被虽出于善意但好管闲事的入侵者把持"。他告诉委员会，"我竭力呼吁你们把这个题目留给有良知的专业人员，是他们正在开拓进取，推动医学发展"。[12]蒙代尔仍不放弃，他问道："您不觉得有些非医生人士，也就是医学职业以外的人能给这个问题提供有价值的见解吗？或您是否认为这个问题仅应留待医学职业处理？"对此，旺根斯滕回答："专业的事最好交给专业的人……如果您希望神学家、法学家、哲学家或其他人在这里指点迷津……我不觉得他们能提供什么帮助，而宁愿把决策权留给有能力负责的业内人士。"[13]

这也是美国心脏协会主席杰西·爱德华兹（Jesse Edwards）的看法。社会公众一旦参与这种调查就会过度情绪化，他也担心委员会可能稚嫩地对移植手术限制过多。心脏协会的领导人对于制订指南并引入一些非医生成员的必要性有所认识，但他们认为，如果国会进入这一领域并授权非专业团体监管医学，将带来灾难性后果。爱德华兹总结道："我们希望避免陷入一个让限制性立法变得过于容易的技术状态。"[14]

不论反对派有多么冥顽不化，蒙代尔和他的支持者都相信，这场战斗有必要发起，而且必须打赢。在他们的医学调研中，医生的洞见不足以解决的问题能列出长长的榜单，器官移植不过是其中的头一个。事实上，很多引起他们担忧的医学进展看起来与（传统意义上的）医生关系不大，与机械和科研的关系倒更紧密。至少就医学的外部人看来，亟须新玩家参与规则制订的不是病床边的医生，而是仪表盘边的技术员和实验室里的科研人员。

于是，蒙代尔听证会把重心从器官移植转向其他两项创新——基因工程和行为控制。这两个领域的突破尚未到来，但潜在的社会和伦理后果看上去就够吓人了。器官移植至少是一个以造福患者为唯一目标的手术项目，引起争论的是有关平等的考虑。然而，不论拥有什么样的治疗潜力，基因工程和行为控制都唤醒了乔治·奥威尔的《1984》中的末日观念——政治权力的滥用和最可怕的社会控制。"人体器官移植"，蒙代尔解释，"已经引发如此严重的公共问题，例如谁将活着、谁将死去。基因干预和行为控制这两项即将到来的技术将导致更加深层的道德、法律、伦理和社会问题，因为终有一天，社会将拥有管制公民的身体和心灵的力量"。[15]

然而，出席听证会的遗传学家和精神病学家与外科医生一样，对成立委员会的想法嗤之以鼻。议员们眼里显而易见、毋庸置疑的议题，再次被证人视为无关紧要甚至惹是生非之事。蒙代尔的话里满是"美丽新世界的恐怖"和"核灾难的浩劫"，但科研人员确信这些都是幻想。在他们看来，政府的首要义务是资助他们的研究，接着靠边站就行。

因DNA生化领域的工作荣获1959年诺贝尔奖的亚瑟·科恩伯格博士（Arthur Kornberg）的证词显示了两派的巨大分歧。用科恩伯格自己的话说，他已经合成了一个携带六个基因的简单病毒的DNA拷贝，复制品拥有天然DNA的完整遗传能力。然而在非专业人士看来，科恩伯格已经"在试管里制造了生命"。科恩伯格意识到，媒体更愿意使用抓人眼球的词，例如创造而不是合成。他还明白，当人们发现"遗传学或遗传，不过是化学"，而且基因工程已成为近在眼前的"可能性"，恐怕会大惊失色。科恩伯格也意识到"这种可能性令人着迷，也让公众担心，我能理解为什么会这样"。但对于可预见的未来，他相信困难"不是知识太多，而是知识匮乏。我没有发现基因和基因作用的新知识涉及的伦理或道德问题与我们当前面对的问题在种类或数量方面有什么不同。"科恩伯格渴望国会投入必要资源以"抓住拓展我们的知识的机遇"，但除此之外的事务，国会不该插手。

然而，蒙代尔一方对此不大满意。里比科夫参议员立即问道："您是否发现，您的工作将制造出一个优等种族？""并没有"，科恩伯格回答，"这非常遥远"。"遗传学的确引发了法律和伦理问题"，里比科夫追问道，"谁来决定谁将使用它，以及对什么人使用"？科恩伯格认为这个问题很幼稚："对于一些指向不明又脱离实际的问题，我实在无法回答。我从经验中学到，聚焦当下面临的问题对我来说更有意义。我们面前的机会是开创……理解人类机体化学基础的先河。"里比科大仍然保留意见："科学与道德全然无涉吗？科学是否关注了自身活动和成果引发的伦理、社会和人文后果？科学家能在多大程度上关注自己工作的良善属性，而不仅仅是工作的成功？"科恩伯格补充道："我只能重申，基因研究的很多严重后果离我们还远着呢。"[16]

　　蒙代尔又将话题转回委员会。谈到科恩伯格和同为遗传学家的乔舒亚·莱德伯格（Joshua Lederberg，他也作证了），蒙代尔指出他们俩都"非常乐意"审议自身的"财务问题——但对于审议科研可能造成的社会问题极其排斥"。蒙代尔继续说道，"你们不愿意迈出第二步……让我有些迷惑不解"。科恩伯格不耐烦地解释说，这是他头一次在国会面前作证。"作为科学家，我们没有经过在这里表演的训练，对这里也本能地没有好感。"实际上，这不只是喜好问题，还是次序先后的问题，科恩伯格以蒙代尔难以忘怀的口吻宣称："科学家卷入公共议题绝不会得到任何回报，也无法实现科研技能的提升……研究分子的生物化学家一刻也离不开分子，今天我不在实验室，我就不知道实验台上发生了什么。明天，我处理分子特性和行为的技能就会退化……如果科研工作者成为公众人物，这对他科学家的身份将是毁灭性的。"成立委员会只会妨碍或分化科学家，完全是徒劳无功之举。"在今天来看，对我们在试管里制造小人和超级物种的关注完全没有必要。"[17]

　　行为控制是委员会的最后一个主要关切，转向这一议题时，它的计划相对成功。通过哈佛医学院精神病学教授西摩·凯蒂博士（Seymour Ketty），委员会了解了生物化学和脑生理学领域的进展，它们正为行为和情绪研究带来全新的维度。凯蒂报告称，植入动物大脑的电极能引发愤怒情绪或攻击性，"当类似技术通过神经外科手术应用于人体，已报告的症状包括……回忆过往、思维障碍和情绪变化，例如紧张、恐惧、友好或开心"。[18] 加州大学伯克利分校心理学教授戴维·克雷奇（David Krech）告诉委员会成员，一些药物似乎能提升实验动物的记忆力和问题解决能力，参议员们认为这一信息也应纳入委员会议事日程。他们有必要深入探究利用改变情绪或提升智力的技术，来操纵人类行为造成的影响；他们甚至还考虑过将一粒药丸扔进水库，把全社会的人变成……政治奴隶或超人、大思想家、工蜂的可能性。

与其他科研人员一样，凯蒂考虑过这些问题——以及成立委员会——只是不算成熟。如果奥威尔式幻想成为现实，它将沿着政治路径而非科学路径而来："借助任何在可预见的未来开发出的生物技术控制人的大脑，都将严重侵犯隐私、人格完整和其他不容剥夺的人类权利。一旦应用这些技术，行为控制将降临现实世界，哪怕电极并不产生电流或药丸只不过是安慰剂。"此外，克雷奇对成立委员会热情高涨："在应对伦理、价值和社会利益问题方面，医护人员和科学家……不如其他深思熟虑并长期关心这一领域的人准备充分。脑科学研究人员……不会告诉人们：'别用你们不科学的大脑杞人忧天了，我将（以一己之力）拯救社会。'他们既缺少必需的智慧，也没有足够的经验和知识。"蒙代尔把赞美送给了克雷奇："我对这样出色的证词推崇备至。"[19]

1968 年，蒙代尔关于成立国家卫生科学与社会委员会的提案没能立即通过，背后的原因是多方面的。首先，尼克松当局不愿意搭建平台，让蒙代尔、哈里斯和里比科夫等自由主义者有机会扮演深谋远虑的政策分析家，而且这样的议事机构会给政府职能部门自己的委员会以及卫生、教育与福利部的审查体系带来竞争。此外，提案本身太过宽泛，没有人能准确地说出它的任务究竟是什么。这个委员会不仅要审查一切器官移植、遗传学、行为修正和人体试验并提出建议，而且还要在一年内做到？几名证人还指出，美国医学面临的最紧迫问题不是未来技术的影响，而是少数群体难以获取现有技术的眼前问题。［刚刚发布的克纳委员会（the Kerner Commission）报告中的美国宛如两个不同的国家——一个富裕，一个贫穷——报告强调了健康照护供给的不平等。白人期待寿命达到 71 岁，非白人则是 64 岁。白人婴儿死亡率为千分之十六，非白人婴儿则是千分之二十五。］[20] 蒙代尔意识到，有必要对医疗照护的可及性予以反思了，他提出委员会也将承担这一任务，这让它的使命更不可能圆满完成。

不过，委员会之所以遭遇当头一棒，最主要的原因是蒙代尔没能准确预估反对的顽固性。他对委员会的定性是"微不足道的研究型委员会"，但医生和科研人员将其视为医学统治权争夺战的一次关键战斗。蒙代尔回忆此事时，对他们的反对相当苦恼："我们不过是说，'让我们成立一个公共研究委员会'……引发的反应却大得出奇。1968 年，他们撺掇克里斯蒂安·巴纳德在这里告诉我们，为什么这样做会让南非在医学科学方面领先美国。巴纳德说，'你会使每一间手术室里都冒出一位政客'。大多数美国公众都买他的账……他们还找到了成果卓著的科学家科恩伯格博士，而他说了什么？和分子打交道的生物化学家一刻也离不开他们的分子……也就是说，他在质问我们'为什么在这儿浪费我的时间'？我感受到对公共进程近乎病态的抗拒，他们担心公众的参与将制订出反科学的程序，于是走向敌对。"蒙代尔总结道："在我看来，医学不想对自己的所作所为做出解释，部分原因是它在一种理想状态里……度过了（20 世纪 50 年代）这段时光，就像显赫一时的联邦调查局。我认为，现在美国医学有必要为自己做出一些解释了。"[21]

不过，分歧的根源比 20 世纪 50 年代的思维方式更加深层。蒙代尔和科恩伯格的对立几乎无法弥合，他们的预设截然相反，因而得出不同的结论。他们自说自话，对他人的立场没有丝毫认识。在这样的割裂下，人们既找不到向医学引进新规则的其他推动力，也没有更多理由能指引当前的运动迈向成功。

在任何情况下，都不能把这场争论归结为技术性争论。在声称技术没有引发社会或伦理挑战时，克里斯蒂安·巴纳德的确有一套说辞。在疑难决策制订方面，医生曾经深受信任，现在公共政策希望他们重获信任。但是，很多外部人不能苟同，部分原因我们已经知晓——人体试验丑闻、医生的社会疏离感和传统医学伦理的不足。尽管如此，蒙代尔听证会还是引发了另一个考虑：医学技术发展让一些奇迹成为可能，这将使医学从辅助性职业成为一门工程学科。证词里的医生形象不再是病床边紧握着患者之手的人，他们现在是重症监护病房里摆弄机器按钮的人。听证会的焦点不是医患关系——没人提及这个议题或与之相关的话题，例如真相告知——也不是居高不下的医疗开支，没人提到国民生产总值应有多少比例作为医保支出。听证会的首要关切是技术滥用的可能性——这源于技术在其他非医学领域引发的多重忧虑以及喜忧参半的感受。这多少有些自相矛盾，也很不公平。不过，随着医学更趋于技术化，医学建制将技术在20世纪60年代末和70年代制造的一切不信任都扛在了自己身上。就在医生和科研人员有条件地允诺"化学带来美好生活"的同时，这一口号已经变得可疑，甚至沦为笑柄。

于是，期望约束医学职业自主权的一方赢得了力量。他们的胜利不是由于医学技术不可避免地需要约束，而是由于技术的社会定义呼唤约束。当时有一个推定认为，患者只要用上呼吸机，一个联邦委员会就有必要进场检查伦理问题，抑或伦理委员会和哲学家必须在场，这既不是理所当然的做法，也不是通行的成例。相反，因为机器在辅助患者呼吸，在外部人看来，这些干预是合法且必要的。

蒙代尔敏锐地察觉到了这些态度，他在听证期间时常发表这样的意见："社会正在与不断前进的技术不间断地赛跑，社会要赶上技术、理解技术，并评价技术是否得到了建设性应用。我们在很多情形下都太过迟钝、保守和肤浅，导致的典型后果之一是自动化造成的失业恐慌，还有核灾难恐慌……关于原子的经验教导我们，必须密切关注自己的所作所为带来的后果。"在蒙代尔看来不言自明的是，"当一名科学家发现了一项编辑子孙后代的技术（注意，是'编辑'，而不是'治愈'或'帮助'），这就不只是科学家的兴趣问题了，它在根本上……影响着全人类——从更深层的角度讲，其影响力甚至超过原子弹"。[22]弗雷德·哈里斯关于技术的警告源于环境保护："如果我们能在洗涤剂面市并污染所有水源之前考虑到这样的后果，难道不是明智得多吗？"[23]同理，"高速公路规划人员……疏解了交通，这不假，但他们忽视了人"。让城市"更宜居、更满足"的不会是专家和内部人，而是外部人。[24]按照这一思路，亚伯拉罕·里比科夫将医学技术比作核技术：很久之后，科恩伯格、莱德伯格和巴纳德会像"参与原子弹和氢弹研发的科学家那样怀疑并'自省'他们研究成果的明智性吗？……原子核研究以及原子弹、氢弹造成的后果给这一领域众多纯洁而出色的科学家带来了困扰，这强烈地震撼了我。你能感受到，如果他们见到自己的发现酿成的后果，或许宁愿做个水暖工或卡车司机。"听证会后，里比科夫确信"社会确实对呼之欲出的重大突破有着自己的关切"，他总结道，"我认为人们从现在起担心它们，总比科学家和社会在 20 年后才怀着愧疚之心大梦方醒要好"。[25]

这样的类比在蒙代尔、哈里斯和里比科夫看来或许说服力十足，但是在作证的医生和科研人员看来，它们不但无关紧要，而且极具误导性。被外部人定性为技术性的事物，在他们眼里是治愈性的；他们不是工程师而是医生，妨碍他们的事业，就是阻拦救命手段的进步。心外科专家阿德里安·坎特罗威茨告诉委员会，尽管其他人对"试验性心外科手术造成的伦理、道德、社会、法律、经济和政治问题的质疑达到了无以复加的程度"，但他能轻松地整合这些质疑。"心脏移植的伦理……首先是医学伦理，是尊重人类生命的伦理……伦理问题可以用一句不长的话概括：患者能否借助其他已知手段存活？这一过程和关于患者是否适宜使用某种新药的决策……没有什么区别。还有，是否存在其他可能帮到患者的路径？"[26] 人们不需要由哲学家、律师和神职人员组成的委员会来回答这些问题。

遗传学和精神病学工作者对自己工作的治疗属性也充满自信。20 年后他们将不会自我怀疑，因为他们正在开发的药剂将用于治疗而不是毁灭。他们没有参与基因工程或行为控制这样的工作，而是投身治疗事业。只要大众传媒能抓住两者的区别，就不会如此担忧，而且也不会继续越俎代庖。因此，当里比科夫参议员质问亚瑟·科恩伯格的研究会否导致一个优等种族的出现时，科恩伯格回答，他的目标是"缓解巨大的痛苦和烦恼……消灭那些为祸人间、恶名昭彰的疾病"。至于优等种族的问题，他回应道："我倒想成为'优等种族'的一分子，以免遭受荼毒人类数个世纪的酷刑和迫害。"[27] 与出席华盛顿听证会相比，科恩伯格宁愿待在实验室里，他这样做不只是因为他觉得作证令人不快，还由于这些问题在他看来与己无关。

与人体试验的情况相似，医学的内部人和外部人又一次站在了对立面。一种观点认为，技术有甩开社会价值的危险，外部人必须加入科学家的行列——后者知识渊博，但未必明智——以反思他们的研究带来的影响。纵观 20 世纪技术史，这无疑是个必要且合理的提议，但是另一种观点认为公众再次误会了医生—科学家（physician-scientist）的工作。往好了说，国家委员会将把科研人员从实验室里带走几天；而在最坏的情况下，它会束缚科研人员，阻碍科学进步。因此，各方都认为自己的观点毋庸置疑，并且执拗地抗拒对方论点中显而易见的长处。

尽管在 1968 年成立委员会的愿望落空了，但沃尔特·蒙代尔没有放弃。1969 年，哈里斯参议员的政府研究小组委员会被解散，蒙代尔则没能担任卫生小组委员会主任。[28] 他先后于 1971 年和 1973 年再次提出议案，最终于 1974 年赢得胜利，成立了国家生物医学与行为研究人体受试者保护委员会（the National

Commission for the Protection of Human Subjects of Biomedical and Behavioral Research）。如此的坚持和成就何以达成？尽管委员会不像早先的支持者期待的那么强大，但它必将在医学领域为外部人的角色赋予新地位和合法性，那为什么最初的僵局终究会让位于委员会的诞生？

　　首先，不可忽视蒙代尔对 1968 年听证会的证词和医学界代表的态度的憎恶。克里斯蒂安·巴纳德和亚瑟·科恩伯格不仅激怒了蒙代尔，还让他更明确地认识到，绝不能信任科研人员有能力清扫自己的门户。此外，人体试验丑闻接踵而至，每一起都侵蚀着公众对科研人员的信任感，支持成立国家委员会的呼声在 1968—1973 年一浪高过一浪。毫无疑问，其中最令人不安的事件是美国公共卫生署的塔斯基吉试验（the Tuskegee research）。从 20 世纪 30 年代中期到 70 年代初，科研人员在亚拉巴马州的梅肯郡长期为一群罹患二期梅毒的黑人做检查，但不进行治疗。媒体从一名科研人员那里得到消息，最终揭发了试验，后续调查将公共卫生署令人发指的行为暴露无遗。不论在 20 世纪 30 年代有什么理由不为黑人治疗（当时的治疗手段有效性存疑，实施起来也很复杂），公共卫生署都很难为后来发生的事寻找借口：它指示征兵办公室不要征召这些受试者，以防他们在军中得到治疗；更糟的是，对于 1945 年后仍不为受试者试用青霉素，它百口莫辩。公共卫生署高层给出的蹩脚理由是抗生素出现后就再也没人能追踪梅毒的长期影响了。[29]

辛辛那提大学总医院试验的臭名与塔斯基吉试验不相上下。在国防部的资助下，科研人员对晚期癌症患者应用了全身和局部放射疗法。医院声称科研人员已经取得患者同意，而且试验的首要目标是治疗。但批评者坚称，试验的真实目的是向国防部提供数据，帮助部队在辐射暴露时保存作战能力。事实上，在试验持续的超过 15 年里，治疗效果微乎其微。辛辛那提大学也从未提供显示患者同意的任何资料，例如签署的表格。最具破坏性的是，辛辛那提受试者与塔斯基吉试验几无二致：赤贫、黑人，连小学都没有上过。很难避免得出这样的结论：科研人员再次选择了弱势群体充当科学知识的殉道者。[30]

由于蒙代尔、雅各布·贾维茨和爱德华·肯尼迪等参议员对生物医学研究与实践监管的兴趣，以及人体试验丑闻的曝光，相关的国会议案和听证会在 1973 年的头几个月出现井喷式增长。蒙代尔参议员重新提交了成立国家顾问委员会的议案，贾维茨和休伯特·汉弗莱参议员（Hubert Humphrey）也再次提交议案，要求对人体试验实施更严格的监管。他们还支持通过立法在医护人员教育中"加强对生物医学研究和技术进步的伦理、社会、法律和道德影响的重视"。[31]1973 年冬春之交，这些议案给肯尼迪参议员提供了召开"健康照护的质量——人体试验"（Quality of Health Care-Human Experimentation）系列听证会的契机。[32] 由于丑闻屡见不鲜，人体试验是最有可能吸引公众关注的议题，也最能为更严格的实验室监督和规制提供支持。但是，现在的目标更广了：实际上是医学的全部。听证会的终极目标是昭示世人，医学职业的任何分支都没有管好自己的能力，他们不值得信任——医学需要一种新形式的集体监管。正如蒙代尔所述："委员会往往以为自己同医学职业发生了经济冲突，但我们发现当前事态的冲突对象是学术医学共同体，他们会说'离我们远点，离开我们的校园。把钱给我们就行了，但别进来看我们怎样做试验'。"[33]

相比早前的蒙代尔，肯尼迪更讲究斗争艺术，他巧妙地组织听证会论证外部干预的必要性。公开证词的要旨包括，证明医生和科研人员确实滥用了职业裁量权；医学面临的伦理和社会困境不是未来的，而是此时此地的；最后，受这些问题影响的不只是穷人和没有自理能力的人，而是全体美国人。"人体试验"，肯尼迪在第一轮陈述中宣称，"是医学实践的一个通行做法"。由于缺乏强有力的监管，"再加上医生在治疗活动中享有不受限制的行动自由"，导致了危险行为的发生，在不成熟状态下使用未经验证和测试的药品正是其中之一。"问题在于"，肯尼迪强调，"如果在一个体系中，医生个人就能充当试验程序安全性的唯一决定人，我们还能否容忍这样一个体系。毕竟，不得不承担决策后果的是患者"。[34]

得普乐（Depo-Provera）和己烯雌酚（DES, diethylstilbestrol）

这两种药物的滥用就是明证。它们都有避孕效果，并获得了 FDA 治疗目的认证（得普乐可以用于早期子宫癌和子宫内膜异位的治疗，己烯雌酚可以预防流产），但均未获得避孕药物许可。然而，只要一种药物因某一特定用途获得 FDA 批准，医生就能自由地开出此药并用于其他目的。不断有证人报告称，很多医生不仅将这两种药作为避孕药开出，而且没有说明药物的潜在副作用或征得患者的同意。[35] 参议院的委员会发现，一家田纳西州诊所的医生为一组福利妈妈注射了得普乐，却没有告诉她们，这种药曾在试验中导致一种狗罹患乳腺癌。此外，约有 15 家大学健康诊所向女生开出己烯雌酚作为"事后"避孕药，却没有说明这种药对她们以及她们未来的孩子具有潜在的致癌作用。一位证人以肯尼迪正想听到的话语宣称，"受试者无非是囚犯、大学生、军事人员或穷人，他们有着共同的被囚禁感。如果要对他们使用任何药物，必须加以监管并以他们的福祉为首要考虑"。[36]

如果这些事件都不够，穷人在医学研究与实践中扮演无助受害者的例子还有很多。1972 年，前往圣安东尼奥的一家诊所寻求避孕帮助的墨西哥裔妇女在不知情的情况下成为一项试验的受试者，该试验旨在发现避孕药在生理或心理方面的副作用。一半女性得到了避孕药，另一半得到的是安慰剂，以便科研人员将试验报告的副作用与活性成分或安慰剂准确匹配。问题自然是安慰剂组有很大概率怀孕，有十人很快就怀孕了。试验本身，以及医学界在惩戒涉案医师方面的失败，不仅证实了"贫困的少数群体"格外易受侵害的观点，还又一次揭示了医学职业没有能力监督自己的成员。

接下来，听证会从避孕等相对一般性的话题转向一些不寻常的话题——用这一话题最积极的支持者、密西西比大学医学中心神经外科医生奥兰多·安迪博士（Orlando Andy）的话来说，是指利用精神外科技术治疗"其他医学方法无法应对的攻击性强、不受控、暴力和亢奋行为"。肯尼迪先是请国家精神卫生研究所所长做出声明，称精神外科技术是试验性程序，研究所无权管辖想要实施的私人医生。接着，这位议员在与安迪博士本人的交谈中表达了立场：

> 问：那么，您基本上是独立做出是否实施此种手术的决策的，对吗？
>
> 答：是的，是否实施手术的最终决定一直由我本人做出。
>
> 问：有没有委员会或小组继续对您参与的精神外科手术的各种动因进行审查？
>
> 答：没有。我们没有设置由主管人员或科研人员组成的委员会，同行评议等活动也没有影响我们的工作。[37]

为了控制反社会行为，这位外科医生已经准备好干预人类大脑了，而且没有任何人——也没有同行团体或联邦监管机构——予以监督。

简短讨论过基因工程后，听证会又转向在监狱中开展的试验。肯尼迪意在说明，州立和城市监狱的在押犯人成了医学科研人员的豚鼠。鉴于权利运动团体的组织能力令人印象深刻，并且在20世纪60年代末和70年代早期赢得了意义深远的司法胜利，肯尼迪希望把不受限制的医学自由裁量权划入少数群体权利问题。"在听证会期间"，他指出，"我们已经听说，首当其冲的受试者——在药物试验甚至试验性外科手术中——都是境况相对较差的人群。他们都是被收容者、穷人和少数群体成员"。[38]另外，即将向医学引入新规的联盟则由一般公民和民权活动人士构成，用政治术语说，他们都是中间和左翼分子。

大量文档显示监狱自身就是实验室。杰茜卡·米特福德（Jessica Mitford）刚刚发表了揭露这一问题的成果，据她讲述，制药公司利用罪犯测试新药，支付的报酬却"微不足道"——大约每天一美元。然而这足以吸引很多人应征，因为即使是一美元"按监狱的支付能力衡量也是财富的象征"。[39]还有其他证人明确指出，FDA对监狱的情况并不知情，也不知道看守所里的未决犯同样被招募参与试验。

听证会的各个层面都反映了一个确凿无疑的教训，那就是外部人必须对医学和生物医学科研共同体加以监管。哥伦比亚大学的社会学家伯纳德·巴伯（Bernard Barber）针对当前问题做了深入研究，并以之为基础做了报告，他认为科研监督中的同行评议机制很不完善："没有迹象表明生物医学科研人员在医学科研与治疗的试验伦理方面，采取了周详彻底、有想象力、合作紧密、持之以恒的行动。"科学目的仍然居于伦理考虑之前。杰伊·卡茨刚刚卸任塔斯基吉事件审查工作组组长一职，他也确信医学界内部难以拿出有效的监管措施："科研共同体没有任何对内部行为实施有意义的自我约束的统一努力，也没有围绕人体研究的可接受限度展开深入的学术讨论。因此，我认为监管应该来自他处。"[40]

其他人也不看好美国医学会等职业协会能设计或强制推行必要的保障体系，例如黑斯廷斯研究所所长威拉德·盖林。"这些机构"，盖林注意到，"起初被设计成了保护性同业行会，它们的主要功能也是如此……我怀疑，它们更关心的永远是保护自身而非公众的权利"。而盖林渴望为患者赋权："患者—消费者（patient-consumer）绝不能再完全相信专业人员的善意了。基础性决策必须还给患者群体，因为决策将影响他们的健康和未来……我们要共担决策。"[41]还有人极力呼吁强化联邦政府的角色，例如宾夕法尼亚大学法学院的亚历山大·凯普伦（Alexander Capron）。"科研人员对……来自'好事的入侵者'日益苛刻的审查表达了警惕和不满，但我不能苟同"，凯普伦称，"'外部人'和生物医学专家有着减轻人类痛苦的共同目标——要实现这一目标，不但要借助试验积累知识，还要保护受试者"。[42]

肯尼迪听证会的立法建议呼吁成立国家人体受试者保护委员会（the National Commission for the Protection of Human Subjects），委员会的 11 名成员应从"一般公众及医学、法律、伦理、神学、生物学、物理学、社会科学、哲学、人文科学、健康管理、政府和公共事务等领域"选出，外部监督原则的重要性透过这份清单的长度和科研人员不得超过五人的规定一览无余。肯尼迪重申：政策"不能仅由医学职业制订，伦理学家、神学家、哲学家和其他学科也应参与"。伯纳德·巴伯的预判完全准确，委员会"将让一个根本性的道德问题，从不受行业重视的小事和零星的传媒丑闻转变成公众和行业可持续的透明度与合法性评判……为了适度监管现代社会中的强势职业，我们需要内部人与外部人、从业者与公民的合力。"[43]

政治妥协不允许成立完全符合肯尼迪及其支持者设想的委员会。尽管参议院畅通无阻地批准了他们的方案，但众议院通过的版本有所不同，审议委员会削弱了该机构的权力。设想中的常设委员会成了一个临时性和顾问性（向卫生、教育与福利部部长提供建议）机构，没有任何强制力。

尽管受到限制，委员会仍标志着一个关键的开端。首先，它明确终结了医学职业在医学伦理问题上的一言堂地位。现在，伦理是大众的、全国性的议题——背景各不相同的外部人来到这个领域。其次，它为变革提供了制度性表达渠道，因为委员会为外部人构建了一个吸引媒体和行政官员注意力的平台。委员会成员拥有来自全国的听众，在他们面前作证的人也是如此。最后，尽管这不是一个常设委员会，职权也仅限人体试验的调查，但它保持了关键而持续性的存在。当委员会任期将于 1978 年届满，肯尼迪设法将它改组为医学伦理问题研究总统委员会（the President's Commission for the Study of Ethical Problems in Medicine），新委员会还得到了蒙代尔在十年前呼唤的职权。当然，外部人的角色在那时已经更稳固地树立起来，生命伦理学成为准生命伦理学家延续职业道路的新领域。由于医学伦理学的观念局限于医学内部，它几乎被所有人遗忘，只有少数年事已高的医生和一众历史学家例外。

| 第十章 |
谁人可信

向 医学引入新规的运动没有在生物医学前沿停歇。20 世纪 70 年代初期以来，医学争议最大的一面——有关生与死或谁活下去更有价值的决策——成为公共辩论和分歧的中心。传统意义上，这些问题已经触及床旁伦理学的本质，那里是医生的自留地：缺陷新生儿或老年患者的预后是不是糟糕到足以放弃治疗，悉由医生决定。但现在，化解困境的先决条件——甚至资格——不再是身着白大褂。外部人先是来到实验室监督医生的工作，并最终进入育婴室和成人重症监护病房。

尽管从一个议题转向下一个议题看似符合逻辑，甚至不可避免，但现实远远比这复杂，每一次转型都经历了围绕每一个观点的激烈争夺。就像人体试验，人们又一次在故事里找到了吹哨人以及丑闻、争论和敌意。很多医生对刚性规则的不信任深入骨髓，他们认定刚性规则将阻挠他们做出个案决策；而非专业人士对医学裁量权的不满情绪也有过之而无不及。事实上，新生儿育婴室里的冲突推动了更多外部人跨学科进入医学领域。人体试验中发生分歧的派别有两个——科研人员和受试者。在新生儿病房发生互动的有三方——医生、家长和婴儿——在这里，国家的影响超出了其他任何地方。寻找决策制订的最优中心点时，有的人想留下传统的医生支配权，但多数人已经准备好推动家长和第三方做出贡献，尽管这些人的理由有天壤之别。一些人认为，当医生打算终止治疗时，家长和第三方必须参与决策；其他人认为，如果医生和家长合谋对缺陷新生儿加以区别对待，就只能指望第三方了；还有人把第三方视为帮助家长对抗医生并落实决策权的唯一选择。难怪很多评论家不知道该信任谁，于是诉诸更集体化的决策机制，对外部人的态度也更为积极。同样不足为奇的是，新生儿育婴室中的主观判断成为学术和大众话题的焦点，并最终成为立法和司法监督的焦点。

尽管分析出发点的选择多少有些个人因素，但约翰·霍普金斯婴儿的案例的确引人瞩目。1969 年，一名消化功能紊乱的婴儿在弗吉尼亚东海岸的一家社区医院出生。很快，孩子被转往约翰·霍普金斯大学医院，医生发现他患有肠梗阻，需要立即手术。但是由于罹患唐氏综合征，孩子还存在智力障碍，他的父母获悉这个情况后拒绝手术，医院也同意了。于是，婴儿被转移到育婴室的一个角落里，并在 15 天后挨饿致死。[1]

在约翰·霍普金斯的几名医生眼中，这个病例没什么不寻常的。有件事至少在医学职业内部是众所周知的：很多脊柱裂——一种椎管暴露在外并且发育不全的疾病，将导致瘫痪、失禁并时常伴随智力发育迟缓——新生儿从未离开产房，他们的病例会被记载为"死产"。（当医生开始主动干预脊柱裂婴儿之后，"死产"病例数几乎下降为零。）霍普金斯的人还觉得为这件事求助法庭纯属浪费时间，因为法官总是支持家长的意愿。

尽管如此，孩子的夭折深深刺痛了负责拔管的住院医师（威廉·巴托洛梅），以及住院总医师［诺曼·福斯特（Norman Fost）］和服务主任［罗伯特·库克（Robert Cooke），他自己是两名残疾儿童的父亲］。他们因为这件事懊恼不已，于是把议题带出了医院。当时，肯尼迪家族成员对智力障碍治疗的关注因约瑟夫·P. 肯尼迪基金会（the Joseph P. Kennedy Foundation）的努力而闻名。在他们的协助下，霍普金斯的医生监制了一部讲述该事件的短片，短片先以 10 分钟的篇幅介绍了病例，接下来的 15 分钟则探讨了相关伦理原则。

短片始于新生儿号啕大哭的特写；接着，一组镜头中的夫妇背对观众，正与医生讨论着他们的想法；最终，短片以监护室远处摇篮的长镜头结束。它格外动人，也颇具误导性。观众可能会误以为镜头里的新生儿正是那名不幸的婴儿，片中夫妇是真正的家长，而影片内容是孩子短暂、不幸的一生和死亡的降临——而不是数年后的再创作。演职员表也没有明示这是一部再创作的作品，因为它的目的是激起众怒，当然它也做到了。[2]

1971 年 10 月，影片在一场为期三天的"人权、智力障碍与科研"（Human Rights, Retardation, and Research）研讨会上首映，研讨会正是肯尼迪基金会赞助的。尽管议题广泛——从"生命起始的新技术伦理"到"人们为什么照护，如何照护"，与会人员也非常多元——特蕾莎嬷嬷（Mother Teresa）出席会议，同时出席的还有埃利·威塞尔（Elie Wiesel）、詹姆斯·沃森（James Watson）和 B. F. 斯金纳（B. F. Skinner）[1]——这都没有妨碍约翰·霍普金斯事件成为最重磅的新闻。媒体受邀观看了影片的特别预览版，新闻记者做了大量煽动性报道。[3] 报刊头条五花八门，但大都紧扣这一主题——"医生坐视患儿饿死"（MDS WATCH AS SICK BABY STARVES）。不久，十分钟的片段在全国电视媒体公映，观众与纸媒读者一样出离愤怒，寄给编辑的信件称医生的行为"不堪入耳"并且"令人气愤"。[4] 成包信件涌向巴托洛梅和库克，记者几乎"一边倒"地谴责拒绝手术的行为，还有很多人将这一做法与纳粹相提并论。约翰·霍普金斯"无异于达豪"，它的政策使人想到"阿道夫·希特勒的计划"。一名记者说："我们曾因种族灭绝政策谴责纳粹德国。现在，我们的国家和它有什么区别？"[5]

人们冲天的怒火让约翰·霍普金斯事件成为组织新的公共平台、继续推动医学决策伦理议题分析和讨论的契机。就在肯尼迪研讨会开幕前，乔治城大学宣布成立一个新研究所，研究所将把生物学和伦理学融入当下所谓的"生命伦理学"。[6] "我们有必要

---

[1]　埃利·威塞尔，美籍犹太裔作家，1986 年诺贝尔和平奖得主。詹姆斯·沃森，美国生物学家，1953 年与弗朗西斯·克里克（Francis Crick）共同发现 DNA 分子双螺旋结构并获得诺贝尔生理学或医学奖；值得注意的是，沃森因屡次发表"智力基因决定论"的种族主义观念受到强烈谴责，2019 年 1 月被他先前供职的冷泉港实验室（the Cold Spring Harbor Laboratory）剥夺一切荣誉头衔。B. F. 斯金纳，美国行为主义心理学家。——译者注

开展一项决定性工作"，乔治城大学校长罗伯特·亨利（Robert Henle）宣布，"把我们在宗教和哲学领域的一切传统智慧运用在这些人类问题上"。新研究所的目标是"让神学家与医生为邻"，肯尼迪基金会向它捐助了135万美元。妇产科专家安德烈·赫里格斯（André Hellegers）出任肯尼迪研究所所长；毫不意外的是，研究所的工作领域包括失能、智力障碍和新生儿照护。正如爱德华·肯尼迪在各种场合反复说明的："不该把这些问题交给政客和医学专业人员，也不能彻底放手给神学家。"萨金特·施赖弗（Sargent Shrive）持同样的观点，但他更尖锐："如果医生因为做错事而受到伦理学家的抨击，我将乐见其成。"[7]

在约翰·霍普金斯的三名医生看来，外部人的加入仿佛从未如此有必要。巴托洛梅对众多质疑者回应道："只有社会愿意支持医生、律师、社会学家和道德家针对这些复杂议题进行正式调查，我们才能得出解决方案。"[8]影片上映一星期后，约翰·霍普金斯医院高层试图应对负面宣传，于是宣布医院正在筹建审查委员会。委员会成员包括儿科医师、外科医师、精神科医师、神职人员和律师各一名，他们将针对疑难伦理问题提出建议——用于介绍委员会职责的例子仍然是当智障患儿家长不同意救生手术时如何予以回应。[9]

此次事件不久就从媒体上消失了，伦理学研究所和医院审查委员会是暂时的例外。但是，约翰·霍普金斯医院的婴儿引发了育婴室生死问题的第一波辩论，该病例的中心地位也为进一步的讨论和之后施行的颁布政策赋予了特殊的情感和智识因素。

医生率先开始了对该病例意义的勤勉追逐，他们努力地寻求着自己的共识。肯尼迪论坛结束不到一年，久负盛名的罗斯儿科学研究大会（Ross Conference on Pediatric Research）把注意力转向"当前产科及新生儿照护的伦理困境"（Ethical Dilemmas in Current Obstetric and Newborn Care），而它此前几乎只关心科学问题（从内分泌失调到放射性同位素应用）。正如1966年CIBA基金会的会议引发了对器官移植伦理的讨论，1972年的罗斯大会以新生儿护理的伦理问题为重点。由于这是罗斯大会初次进军该领域，多数与会人员仍是医生（29人中有22人），在这一点上它也与CIBA会议相似。但医学再也不像先前那样与世隔绝了，加入医生行列的还有一名牧师、一名律师和两名生命伦理学家（当时还是新工种）——他们是如今因先驱性工作为世人铭记的约瑟夫·弗莱彻和供职于黑斯廷斯社会、伦理与生命科学研究所的罗伯特·维奇（Robert Veatch）。[10]

两场主旨报告充分说明，认识到医学伦理的传统信条无法解决当下的伦理问题正是此次会议的动因，这也与CIBA会议相像。密歇根大学医学院妇产科学主任罗伯特·威尔森（Robert Willson）观察到，"与现在的同行相比，以前的妇产科医生很少被迫做出违背个人和职业伦理的决策"。韦恩州立大学的儿科专家威廉·崔策尔（William Zuelzer）阐述了这样的观点："直到最近，我们在这儿质疑的问题在希波克拉底以来尚未发生过医学伦理变革的社会中都是禁忌。我们对保护生命的无条件允诺不会导致道德或生态问题。"但是，传统原则不再能帮助我们决定是否可以"为了维持生命而违背自然界的明确目的，仅仅因为我们拥有的某些奇技淫巧能够这样做"。崔策尔总结道，"很显然，我们将在不知漂流到何方的情况下，丢掉目前还算安全的锚地"。[11]

帮助与会人员艰难达成一致的，可能是对道德上随波逐流的恐惧。确保终止治疗决策的繁重负担不致束缚医生的手脚，是他们最关心的问题。对他们来说，噩梦不是缺陷新生儿不必要的死亡，而是这样的新生儿因为医生没有做出果断而必要的选择最终活了下来。崔策尔警告说，除非医生取得控制权，育婴室将变成和"所谓的重症监护病房一样的恐怖地带……手术成功了，孩子仍然活着，现在得有人闪烁其词地通知家属，他们得到了一名先天愚型患儿。这是现代医学的胜利，还是医学最糟糕的一面？"[12]事实上，医生的惰性已经开始制造出"示波器的哔哔声……这是新野蛮主义的声音"。[13]

按照以上思路，乔治·华盛顿大学外科学教授贾德森·伦道夫（Judson Randolph）试图阐明医生在"无望情况"下合法拒绝治疗的条件。他支持约翰·霍普金斯的医生：如果换作他，他也会建议家长放弃手术。在场的生命伦理学家对普遍情绪表示赞同。弗莱彻对罗伯特·路易斯·史蒂文森（Robert Louis Stevenson）有关波利尼西亚人的结论做了充满赞赏的重述："出于对孩子的爱，他们做了杀婴之举，同时他们杀婴的做法令他们更珍视自己的孩子。"维奇最关注的问题是家长如何最大限度地参与决策，医生的一些行为在他看来是傲慢的，遭到他愤怒的批判："从'患者应该知道多少'的角度来框定问题，已经成为本次会议的标准程式，这一错误路径困扰着我。我将转而这样发问：如果可能，家长在什么情况下不应该接管决策？"但是，他也已准备好为了顺从家长的意愿，枉顾新生儿的利益了。[14]

虽然维奇仍然有牢骚，但罗斯大会表明医生群体已有一定程度的准备，他们愿意在决策程序中接纳家长，甚至可以接纳第三方。如此不寻常的一步能够迈出，反映了一个广泛共识：这些重大议题目前已经超越了医学伦理的传统边界，医生必须采取新策略了。"实际上，我们在这里扮演了上帝"，崔策尔宣称，"我们需要凝聚起一切可得的助力。除了给家长讲话的机会——或至少是倾听的机会——我们还应争取牧师、律师、社会学家、心理学家和普通大众的帮助。虽然大众不是某个领域的专家，但也能凭借自己的常识和智慧做出贡献"。或者像贾德森表示的，"每家儿科中心都应成立意见机构处理临床伦理问题，这样的委员会可由医生、管理人员、律师、医院牧师和其他非专业人士代表组成"。[15]

没有人能马上说清楚这样一个机构的职责是什么，很多与会者担心委员会制订的规则可能对医患关系横加干涉。"我们必须制订某种指南"，崔策尔指出，"我不知道危险会是什么，其实它们并不在我们的日常决策程序中。真正的危险是某个机构在未来的一天按动官僚按钮，接着说道：'这类人不适合继续活着，应当予以消灭。'"[16] 但最终，迫切需要新政策的共识引导与会者得出了两个主要结论：

> 在生活质量和尊严减损的情况下，延长生命的绝对义务应从人道哲学和医学实践指导方针出发予以重新审视。
>
> 要达到可接受的伦理标准，公众教育和专业及非专业团体的帮助是一个先决条件。

简言之，医生做好了妥协的准备：为了顺利终止治疗，他们决心为非医生群体在决策中保留一席之地。想必"信息从专业人士向非专业人士的自由流动"会孕育出一种新伦理，它不强求在任何时候都必须穷尽可获得的资源来治疗所有的患者。[17]

1973 年，雷蒙德·达夫和亚历山大·坎贝尔（Alexander Campbell）在《新英格兰医学杂志》发表题为"特护育婴室中的道德与伦理困境"（Moral and Ethical Dilemmas in the Special-Care

Nursery）的文章。该文对罗斯大会观点的叙述更富戏剧性，也更能吸引眼球，几乎是亨利·比彻在 1966 年发表的那篇人体试验文章的翻版。正如比彻所言，人体试验的伦理问题远不止于某位科研人员的个人行为；达夫和坎贝尔也揭示了新生儿育婴室的伦理困境不只是一例婴儿死亡的问题。他们像比彻一样做了吹哨人，曝光了儿科医生的行业秘密——不少新生儿死亡的原因是医生决定放弃生命维持治疗。"对于了解特护机构的人来说，不治疗严重缺陷儿的决定并不稀奇"，达夫和坎贝尔写道。[18] 约翰·霍普金斯医院的那名婴儿不过是其中之一。

　　与比彻不同的是，达夫和坎贝尔点了名——实际是点了自己的名。对于新生儿病房中的伦理困境，他们不是只讲一些泛泛之论，而是开门见山地提出明确具体的意见：1970 年 1 月 1 日到 1972 年 6 月 30 日，耶鲁—纽黑文医院特护育婴室的连续 299 个死亡病例有 43 例（14%）发生在医生停止治疗之后。"这些决策的可怕结局"，他们坦陈，"与潜在的预后差错交织在一起，让选择无比煎熬……然而，这个议题是我们必须面对的。因为不作为是更不负责任的决定，这样做不仅武断，还可能造成毁灭性后果"。[19]

　　在陈述中，达夫和坎贝尔不打算把放弃治疗斥为不道德行为——43 个死亡病例不是为了与比彻耻辱柱上的 22 个例证相呼应。他们也不打算邀请由伦理学家和律师组成的医院委员会进入新生儿病房。他们的目标有限而明确：让家长加入一直以来都是医生自留地的决策程序。他们就像罗斯大会的与会者，笃信只要决策由医生和家长共同做出，终止治疗就是正当的："我们认为，决策的重负必须由家庭和他们的专业顾问共同承担，因为双方对各自领域的情况最为熟悉。既然家庭受决策的影响最深，甚至必须同决策后果共同生活，那么社会和健康从业者就仅应提供一般性指导。"归根结底，如果新生儿在缺陷状态下存活（生理或精神缺陷，或两者并存），首先背负照护重担的是家长。最后，就像先前的比彻一样，他们确信家长与人体受试者不同，他们在智识或情绪方面具备知情同意的行为能力。尽管有些医生认为非专业人士难以领会医学的奥秘，生下残疾孩子带来的伤痛也令人心碎，达夫和坎贝尔还是强调"家长能理解慢性呼吸困难、吸氧依赖、失禁、瘫痪、痉挛、性功能障碍和智力发育迟缓意味着什么"。[20]

为了论证家长参与的正当性，达夫和坎贝尔声称，排除家长将让医生完全掌握决策权，这意味着决策可能反映了医生的意志，却未必能代表家长。他们指出，医生时常面临利益冲突，这"可能导致他们的决策违背患者或家庭的偏好"；例如，他们会出于学习更多试验性疗法的目的而决定治疗新生儿，但这样的治疗不过是为了拯救下一位低体重儿或收集资料以彰显他们的权威。[21]读达夫和坎贝尔的文章会发现，新生儿科医生的思维方式与科研人员并无显著区别，他们都可能为加速医学进步牺牲某一名患者的福祉。

同期《新英格兰医学杂志》还刊登了上述文章的姊妹篇，它的手法与达夫和坎贝尔如出一辙。安东尼·肖（Anthony Shaw）的《儿童"知情同意"的困境》（Dilemmas of "Informed Consent" in Children）一文更像一篇观点文章，它没有列出某间医院病房的扎实数据，因而也没有招致同样的恶名。但是，肖的论证中心也是约翰·霍普金斯的案例，此外他也反对"僵化的生命权哲学"。与其他人一样，让肖揪心的不是对缺陷人群的歧视，而是存活的婴儿难以接受的低质量生活。"我的伦理"，他写道，"认为生活质量是一项必须与生命的神圣性互相平衡的价值"。因为，医学有能力每年"将一种畸形踢出'无药可医'的清单……我们将得到'可成活的'孩子……靠在枕头上，艰难地忍受着口服糖类和氨基酸，等候着下一台手术"。肖也意识到，摆脱困境的唯一出路是走出医学职业。"谁应该做这些决策？医生？家长？牧师？委员会？……我认为，家长有必要参与所有治疗决策，他们必须完整地知悉同意和不同意的后果。"至于应当遵循的标准："得出任何一般性协议或指导方针恐怕都不可能……但我认为，我们应该将这些问题交给公众讨论。因为不论答案是什么，它们都不会与主治医生的单方决策结果一致。或者说，难道该一致吗？"[22]

尽管肖还额外问了最后一个问题，这两篇文章的要旨——实际正是首当其冲的儿科专家达成的共识——都确凿无疑：关键议题是明确终止治疗的时点；此外，合理的决策过程不仅要考虑新生儿的生活质量和治疗效果，也要考虑家庭。制订实质性指导方针难度太大，还可能招惹是非，但是终止治疗的决策程序有必要引入家长和其他可能的参与者。要采纳超越传统医学伦理视野的政策并推翻不伤害的职业禁令以终止患者的治疗，我们需要新的合法性来源，也就是非专业世界和医学世界的共同认可。

初步达成的共识十分短命，而且一直深陷争议。最初的批评来自医学职业内部：应允许外部人参与医学决策的想法引起了反对，放弃治疗缺陷新生儿有时合乎伦理的观念也饱受批评。辩论很快从医学界蔓延到外部世界，并成为后越战时代的美国最具争议的话题之一。

保守派医生对上面的两篇文章率先发难，他们担心作者向外部人过多地让渡属于医生的权力。弗兰斯·英格尔芬格（Franz Ingelfinger）是《新英格兰医学杂志》编辑，他敢于直言但因循守旧。英格尔芬格写道，在文章的贡献中，他最喜欢的是个案研究方法，以及对"个人主义原则"而非"过分僵化的职业伦理规则"的偏好。[23]（英格尔芬格混淆了"个人主义"和达夫、坎贝尔对个性化、个案化决策的承诺，这有助于解释他对这一主题的执着。）而他最不喜欢的是医生应该邀请外部人的提议——他确信，这样做将产生"上帝使团"[1]一样的委员会。

---

[1]　"上帝使团"（God squad），指基督教福音派，该派别成员总是试图说教他人皈依，此处暗指委员会将以类似方式推行自己的政策。——译者注

尽管那只是 1973 年，生命伦理学运动最了不起的成就还没有到来，英格尔芬格就已开始哀怨"这是投身医学的伦理学家的胜利日，他划定了患者、试验受试者、胎儿、母亲、动物甚至医生的权利"。他仔细对比了 20 世纪 50 年代和 70 年代的观念并发现，"医学'伦理'仅谴责收费分成和广告等经济不当行为的日子与现在比起来大相径庭"。他认为伦理学家的工作是"纸上谈兵的产物"，没有经过"经验的实验室"的验证。他对这些伦理学家没有什么耐心，并这样建议自己的同事："当达夫和坎贝尔问，'谁为孩子做决定？'答案是'你'。"他承认"社会、伦理、机构态度和委员会能提供广泛的指引，但决策责任终归会落到照护孩子的医生身上。"[24] 放弃这一职责是对医学职业自身伦理和立场的背叛。"有的人不同意这个说法"，英格尔芬格总结道，"但对于同意的人来说……一个必然结论是，当健康和生命面临危险，当下试图将医生去神秘化并贬损医生名誉的做法会削弱他们发挥领导力（而不是实施独裁）的能力"。这一议题被归结为谁将在病床旁做主——医生还是别人。

同样不开心的还有为数众多的医生，他们认为赞成终止妊娠的新近共识违背了医学伦理准则。批评者责难约翰·霍普金斯医院的做法，也谴责达夫和其他人终止治疗的企图。最初的部分抗议者来自耶鲁—纽黑文医院的育婴室内部——琼·韦内斯（Joan Venes）和彼得·胡滕洛赫尔（Peter Huttenlocher）两名医生——

他们都是达夫和坎贝尔的同行。带着在写给医学期刊的信中都少见的敌意，他们与达夫和坎贝尔的立场划清了界限。他们指责两人"通篇充斥着……浮夸腔调"，就像英格尔芬格，他们认为这样做"是对医生身份的放弃……是在已经焦虑不安的家长面前为矛盾观点争吵不休，或让他们自行面对艰难抉择"。但他们甚至走得更远，他们反对医生实施"主动手段让孩子陷入'早期死亡'，或者将'缺陷儿的出生给家庭带来的财务和心理负担'纳入风险收益计算"。[25]

然而这不过是个开始。任何关于医生群体共识的想法都在激烈对抗的热度中蒸发得无影无踪，甚至比人体试验或器官移植的传闻都消失得更快。库克和福斯特这两名与约翰·霍普金斯事件有牵连的医生很快开始声讨他们自己早前的行为，并谴责了按那个先例行事的同行。现在库克坚称，不论家长持什么态度，"医生必须选择自己患者的生命……必须意识到患者既不是自己的财产，也不是父母的财产，不是任人摆布的"。但如果家长对出生缺陷怀有过分的偏见，对出生缺陷的影响也极度无知，以致不值得信任，或倘若英格尔芬格的建议看起来老掉了牙，那么在治疗结局不确定的时候该怎样处理如此棘手的情况？库克选择"集体决策"，这不仅需要伦理学家和其他专家的投入，还需要"家庭成员自始至终亲身参与决策"。这样一来，"缺陷儿或潜在缺陷儿将得到与自己的正常兄弟一样的平等治疗"。[26]

福斯特也因约翰·霍普金斯事件感到懊悔，对治疗的态度也更坚决，他不在乎家长的意愿是什么。在一次与达夫共同出席的学术会议上，他猛烈抨击了达夫的观点："有人问达夫博士，'该如何防范家长武断地认为一个孩子不该活着？'他说'医生不会允许此事发生。'我在收治唐氏综合征……或脊膜膨出（脊柱裂）患儿的医疗机构发现，孩子们的预后非常乐观，这些机构却坐视他们饿死。它们既没有明确的标准来确认该放弃谁，也没有确切的决策程序。如果这不是武断，什么才是？"他还反对轻率地认定患儿"没有希望"："我不理解唐氏综合征的'无望'意味着什么。"（这时，另一位医生插话说："如果你自己的孩子患了病——你很快就懂了。"）"生命即使残缺不全，也意义重大……我们不能仅因这个人将终身以轮椅代步，或只有20%的概率拥有正常智力就杀死他或见死不救。"

福斯特强调，有必要制订正式、公开的决策程序，但他的目标不是像一些同事所呼吁的——为做出终止治疗的决策提供便利，而是保护缺陷儿。"达夫博士反对成立委员会，因为它的成员将'精英化……并且十分强势，总是寻求更广泛的权力，这将导致舞弊。'"但是在剥夺缺陷儿的权利方面，委员会的权力相比医生的权威微不足道，"前途光明的精英宣称智力障碍等同于受罪，行动自如的精英宣称依赖轮椅是'严重的残疾'"。福斯特本人未必会尽最大努力对待每个患者，但如果患者的治疗发生争议或患者有机会活得更久，他会遵循"程序——在家长和医生不总是关心事实、情感和利益的场合，程序将发挥作用……我会尽可能地集合起多元化的团队——护士、律师、学者、文职人员、哲学家来讨论此事。"[27] 总之，医生有义务就类似病例咨询外部人，即使后者不懂医学。

达夫没有放弃在某些情况下终止治疗的想法，他并不缺少盟友。其中最具争议性的大概是约翰·洛伯（John Lorber），一名在 20 世纪 60 年代因积极治疗脊柱裂而闻名的英国外科医生。然而在 1971 年，洛伯的立场发生巨大反转，他（在福斯特与达夫交锋的那次大会上）这样向美国同行解释："钟摆已经偏离过度，从不加治疗的极端走向治疗所有人的另一个极端。有必要恢复平衡，我们有充分理由采取选择性治疗方案。"洛伯据此制定了一套临床标准——病灶大小、失能程度和脑积水范围——并以它们指导（他承认，实际上是支配）家长做决策。洛伯总结道，当外科医生为一名大范围病变的新生儿做检查，他"应该考虑孩子今后的生活。如果他自己拥有这样一个孩子，却不希望孩子活下去，那么他应该从合乎逻辑的长期策略出发，抵御手术的诱惑"。[28]

安东尼·肖也对终止治疗的立场给予了持续支持，他甚至走得更远，还设计了一个数学公式。从表面上看，公式将所有相关的社会经济因素都考虑在内了：(N. E.) × (H.+S.)=M. L. 也即，在 1—10 的区间内，家庭（H., home）优势（情感、财务）和社会

（S., society）资源（特殊教育项目、寄养家庭）之和，与患儿自然禀赋（N. E., natural endowments）的乘积即为生活意义（M. L., meaningful life）评分。肖总结道，有意义的生活是什么可能并无定论，"只能指出在这个公式里，200 是一名婴儿生活意义的最高评分"。25、50、75 这样的分数意味着无意义的生活（孩子缺陷严重，家长经济状况糟糕，不愿意为社会服务支出金钱），不治疗的决策将得到准许（可能是鼓励）。[29]

　　洛伯这样的支持者和肖构造的公式给终止治疗的想法带来了更多争议；出于各种明里暗里的原因，医学界以外的人很快卷入这场辩论。一方面，就像人体试验和器官移植，权衡这些议题不必了解内行技术或复杂的疗法，非专业人士也能轻松得到智力障碍、脊柱裂和低体重的临床数据。这些新生儿面临的神经系统损害和社会后果造成了难以摆脱的不确定性，这强化了一种认知：对治疗决策起决定性作用的是道德价值，而不是医学事实。

　　另一方面，布置陷阱从未如此简单和令人心惊胆战：让医学职业放弃保护生命的承诺，接下来，洛伯和肖等人将设计出高度主观化的公式来决定谁将活下去。短时间内只有完美的孩子能活下来——在生命的另一头，也就只有完美的成年人。这不是医学，而是选择性优生学和社会工程学最糟糕的一面。纳粹的幽灵将会再现，原本的激烈碰撞将变本加厉。

　　推动外部人加入辩论的因素不止这些。人们无法想象，还有什么议题比缺陷新生儿的治疗更能激励非专业人士的表达与行动，以及还有什么时候比 20 世纪 70 年代初——更确切地说，1973年——更适宜吸引公众对该议题的注意。这一年，达夫和坎贝尔在《新英格兰医学杂志》发表了文章；此外，最高法院在罗伊诉韦德案（Roe v. Wade）的判决中赋予堕胎合法地位。1973 年，国会还通过了《职业康复法案》（the Vocational Rehabilitation Act），法案第 504 条规定，任何人不得"仅因身心缺陷，在任何受联邦财政支持的项目或活动中被剥夺参与和受益的机会，或遭遇歧视"。[30]罗伊诉韦德的判例和第 504 条这一国会立法的背后，蕴含着一个与新生儿病房决策紧密相关的原则，但法院和国会的原则性冲突造成了两者截然相反的政策方向。

　　罗伊诉韦德案的核心是为想堕胎的母亲赋予充分的行动自主权。请注意，这项权利必须与医生协作行使。在国家的规则制订权面前，她的这项特权将随胎儿生存能力的提升而受到削弱。但实际上，在前两个妊娠期[1]内，胎儿能否存活在多数情况下都取决于母亲——而不是医生或立法机关。这样一来，罗伊诉韦德案扩张了个人决策的领域，限缩了专业人士和国家权力。从新生儿和终止治疗的背景看，这个判例最符合达夫等人的想法。按该判例，

---

[1]　妊娠期可分为早期（0—13 周）、中期（14—27 周）和晚期（28 周及以后）。——译者注

决定胎儿能否存活的是家长，至于缺陷新生儿则无须多言。最高法院没有明确地干涉缺陷新生儿的命运或准许杀婴；相反，它以隐私权的名义捍卫了家长的决策权，这正是达夫等人提倡的。

罗伊诉韦德案与达夫的观点存在一致性，这一事实向公众澄清了新生儿决策中的各种利害，也让外部人走进新生儿特护病房变得不但适宜而且必要。问题不只是如何对待重病新生儿，按弗兰斯·英格尔芬格和约翰·洛伯的想法，它可以定义成一个医学问题——医生将进行实质上的概率计算并据以行事。它还是一个关于如何定义生命的问题，达夫的立场似乎不仅代表了堕胎合法化反对者的恐慌，还体现了罗伊诉韦德案同情者的担忧。前者把这件事看作彻底摧毁生命神圣性的第一步，后者担心对家庭隐私权的保护失去控制。人们会不会从贬抑胎儿的生命出发，不可阻挡地发展到贬抑新生儿的生命，最终是年长者的生命？新生儿育婴室会不可避免地成为堕胎诊所的延伸吗？作为罗伊诉韦德案的结果之一，新生儿特护病房成了一个能预见未来的水晶球。[31]

就在最高法院扩张家庭隐私权的当口，国会正忙着扩大失能者权利。尽管两大进展都在一定程度上彰显了个人自由，但它们实际上发生了冲突，并且注定将在新生儿育婴室针锋相对。

根据 1970 年美国人口普查数据，有近 10% 的美国人认为自己是失能者。虽然数量庞大，但他们尚未成为可见的力量或活跃政治团体。盲人和聋人或无法自主行动的人没有什么交集，生理缺陷者与智力缺陷者更缺少认同感。可是，一个声势浩大的失能人群共同体不但在短短几年里出现了，还开始对公共政策施加影响。从假体装置到外科技术，医学的进步延长了缺陷人群的寿命，并使他们能自行处理更多事务。结果，缺陷人群发现失能给自身带来的限制还不如社会筑起的壁垒多——从差劲的公共空间可及性到潜在雇主和房东的严重偏见，不一而足。不同群体由于遭受排斥的共同经历团结起来，并将少数群体权利运动作为政治行动模型。失能人群运动最著名的胜利在 1973 年到来，正如《1964年民权法案》（the Civil Rights Act of 1964）第 6 章禁止联邦资助项目中的种族、肤色或民族歧视，以及《1972 年教育法修正案》（the Education Amendments of 1972）第 9 条禁止性别歧视，《职业康复法案》第 504 条禁止基于缺陷的歧视。[32]

　　第 504 条对联邦政策的短期影响可以忽略不计。它不过是冗长文本中的一小段，甚至没能引发国会讨论；没有一个支持者会想到在 20 世纪 70 年代的最后几年中，这项基石性条款能为缺陷人群获取便利的公共交通、住房、就业与教育机会争取到超过10 亿美元的预算。不过就在 1973 年，第 504 条已经反映并强化了一种看待失能人群的新态度，它与包括医生在内的众多非残疾人共有的负面偏见截然不同。正如一名［全国盲人联合会（the National Federation of the Blind）］倡议者的证言所述："关于残障人士公民权的条款……将失能人群纳入法律的调控范围……它强化了一个观点，即一个失明、失聪或失去双腿的人与一般公民没有什么两样，他的公民权不会因为他的残疾而丧失或贬损。"或正如休伯特·汉弗莱参议员所言，"每个孩子——天才、正常或有缺陷的——都享有接受教育的基本权利和健康权"。[33]

在那时，预判这次转向的全部社会后果还太早。不管多有先见之明，也没有人敢预言第 504 条将在颁布十年后被钉在新生儿病房的墙壁上，或者医疗照护会被纳入该条款的保护范围。但显而易见的是，社会对缺陷人群的态度有所改观。这种影响不仅反映在公共建筑轮椅可及性的提升上；关于在什么情况下救治新生儿，以及谁来做决策的分析也是一种体现。

1973 年，又一件事促使新生儿伦理成为公众焦点：蒙代尔为成立国家委员会的奔走呼号终于获得成功。肯尼迪抓住新曝光的人体试验丑闻，从少数群体权利和患者权利两个方面施加压力，有力地支持了蒙代尔。肯尼迪本人整理思路之后，召集了为期一天的听证会，主题是"医学伦理：生存权"（Medical Ethics: The Right to Survival）。这个主题明确体现了他的新生儿决策倾向；对丁他来说，最关键的考虑是如何保护新生儿的权利，而不是彰显医生或家长的特权。他在听证会开始时说，就在上个星期，国会正式成立了国家人体受试者保护委员会，新机构很想将新生儿治疗纳入工作计划，因为缺陷新生儿的困境与很多人体受试者一样——他们都脆弱无助，容易遭受歧视或者被剥夺知情权，亟须得到保护。"在我们的委员会会议中"，肯尼迪报告称，"我们听说人体试验使用了囚犯……还了解到试验性药品和设备得到应用"，而这些试验往往未经受试者同意。"现在"，他进一步说道，"我们正在进入一个新领域，同意的问题依旧凸显。谁有权替代婴儿表示同意？只有家长吗？……一些医生有没有可能与家属密谋剥夺缺陷儿的生存权利"？人们听到的是医生和家长的声音，不是婴儿自己的，而孩子的命运很可能取决于"医生和家长将把他带往何方"。[34] 因此，即使与家长步调一致，医生也应接受诸如机构审查委员会等组织的监督。

这些观点的煽动性在四名证人的证词中体现得淋漓尽致。其中两人的首要关切是家庭隐私权（延续了罗伊诉韦德的判例）；还有两人的观点更接近肯尼迪，他们最重视的是保护新生儿（援引了第504条和人体试验的教训）。雷蒙德·达夫和加州大学旧金山分校医学院的刘易斯·雪纳（Lewis Sheiner）提倡个案决策，这实质上反映了家长和医生的选择。"当我发现病情明显一致的婴儿得到的治疗可能不同"，达夫承认，"有的将活下去，有的无法再活下去，我会感到不安……但事情就是如此"。罗伯特·库克和乔治城大学肯尼迪研究所的生命伦理学家沃伦·赖克（Warren Reich）持反对意见，他们认为家长有时会"偏见过度"，放任家长的偏见判婴儿死刑有违良知。有人主张医生的个人远见或道德权威能阻止权力滥用，但这没有说服他们。"公众越发认识到各种权威都不可靠"，赖克指出，"医学也不例外。塔斯基吉梅毒研究和威洛布鲁克肝炎研究都制造了新闻热点并加剧了公众的不信任感"。[35]

他们的共识之一是集体决策的必要性，尽管这一共识也不大稳固。虽然离实质进展还远，但全体证人都同意建立更加公开和正式的决策机制——特别是拥有学界、业界和一般公众代表的伦理委员会。达夫和雪纳则强调了委员会的顾问性角色："对话必须启动。"赖克还指出，有必要为该机构制订明确的指导方针，否则它也可能成为歧视之源。"雪纳博士和达夫博士都……高度重视程序，他们认为，既然不可能订立任何行为管理规则，决策程序仿佛就是我们唯一的出路。我想表达的是程序固然重要，但它也不总是真理的保障……原则先于程序。"[36] 但是，每个人都同意这些委员会对家长和医生有教育作用，将让他们对缺陷的理解更深刻，同时摒弃有关失能的刻板印象。医生与外部各方共享权力的集体决策机制似乎成为脱困的唯一路径。

罗伊诉韦德案与第 504 条之间的张力以及家庭权力、医生权威和反歧视之间的张力还让更多的哲学家开始关注生命伦理学。代表性人物是黑斯廷斯研究所联合创始人丹尼尔·卡拉汉和加州大学旧金山分校医学院的艾伯特·琼森（Albert Jonsen），他们从堕胎研究入门，沿着罗伊诉韦德案最终来到新生儿病房。

卡拉汉于 1961 年获得哈佛大学哲学博士学位，但他没有选择传统的学术生涯，而是在有天主教倾向的《公益》（Commonweal）周刊做编辑，并兼任多个客座教职。20 世纪 60 年代末，他迷上了堕胎话题。得到基金支持后，他没有尝试解决争议，而是继续自己的分析并"作为哲学家发问人们该如何对此类议题通盘考虑"。在此期间，卡拉汉发现了"医学伦理的完整世界，意识到堕胎不过是其中的一部分"。他对心脏移植、死亡定义和"基因工程的可能性及危害"相关问题尤其感兴趣，同时还认识到了跨学科路径的重要意义："人们能在任何话题中找到哲学问题，但法律、政治和社会文化问题同样无处不在。"

在这方面，卡拉汉与他的黑斯廷斯同事、纽约同乡威拉德·盖林有共同点。盖林是一名精神病学家，当时他一边写一部有关越战抵制者的书，一边筹建黑斯廷斯社会、伦理与生命科学研究所。就像人们预期的，人口问题、行为修正、死亡和临终以及基因工程在研究所的议事日程上排名靠前。研究所的策略是集合不同学科——包括理论学科和政策导向学科——的代表来解释相关议题。它还有个更重要的任务，即提供规则和指导方针以解决这些问题。卡拉汉一如既往地强调，为了限制医生的"绝对自主权"，有必要设计"可接受的基本原则"。1977 年，他在一次访谈中说道："医生想……独揽所有的选择。好吧，我们要对他们说的是，这样做是不行的。部分公共利益将面临危险，还有一些普遍原则是你必须遵守的……你正在打一场棒球公开赛……只有尊重特定规则才能玩转它……不论你喜欢与否。"[37]

当然，不是每一位跨界进入医学领域的哲学家都如此咄咄逼人。例如，约瑟夫·弗莱彻在有口皆碑的《境遇伦理学》[*Situational Ethics*, 1966（本书销量超过 15 万册）]一书中强调，视具体状况灵活行事比生搬硬套普遍规则更重要。"境遇主义者"，他写道，"满怀尊重地把所在共同体及其遗产的伦理准则作为指路明灯，并在它们的全副武装之下深入每一个决策境况。同样，如果爱能得到更好的彰显，他就准备无条件地做出让步，或者视具体境遇把这些准则抛却一旁"。境遇细节中的伦理观念与医学的个案倾向不谋而合，"爱"作为一个缺乏定式的概念也正与极端保守的家长主义实践相呼应。但如果这样的读物能在一些医生中间流传开来，其他动机必然是存在的。"境遇伦理学"对被它称为机械教条主义的观念怀有敌意，但它也下定决心提高非专业人士讲话的分量。这种倾向首先体现在宗教论争上，接着又含蓄地出现在医学辩论之中。弗莱彻的目标有着民主的本质，在授权普通会众对抗主教的大潮中，他也完全乐意赋予患者对抗医生的权利。[38]

艾伯特·琼森的路径更接近卡拉汉而非弗莱彻。1974 年 5 月，琼森离开耶稣会，前往加州大学旧金山分校执教卫生政策项目。

他将儿科学系的同事和外部人构成的跨学科团体凝聚起来，共同探索"新生儿重症照护的关键议题"。[39] 在这次（以及此后的多次）会议上，非专业人士的人数超过了医生，会议提出的建议更反映了权力平衡的改变。

与会者提议制订"新生儿重症监护的道德政策"（"道德"的突出位置证实了生命伦理学的领导地位）。他们的第一项主张是，影响新生儿的"最终决定"的责任主体是家长，不是医生。"怀上孩子并有意愿让孩子降生的人在道德上对其幸福负有义务。他们是婴儿最亲近的人，必须承担养育之责，尤其是在婴儿罹患疾病或身负残疾的情况下。"只有父母不履行应负的责任时，医生才应担负"提供终局意见的重任"。就像人体试验和器官移植，这里再次预设医生存在利益冲突。与会者重申了罗斯大会和达夫、坎贝尔的观点，他们在报告中解释道，"医生可能会认为，自己的责任不仅针对接受治疗的特定婴儿，还扩展到了所有的孩子。基于这一原因，一些医生将投身提升新生儿照护质量和效果的科学研究，进而为所有人服务。尽管这样的奉献很有必要，而且值得赞许，但它有时候会……推动医生有意甚至无意地让照护的路径偏离有利患者的合理范围"。[40] 新生儿育婴室离实验室距离太近，让人无法信任医生。

会议的第二项重大建议是敦促制订新生儿决策指南，预先制订系统化的规范有助于遏制医生不受限制的个人裁量权并保护新生儿的利益。新生儿科医生应该设定并推广"临床标准，让无痛地延续生命的一般条件和各方沟通的可能性更为具体和现实。要制订实施复苏术的标准……产房政策也应遵循一定标准，明确什么是没有复苏可能性的情况。"[41]

最后一项提议是允许外部人加入新生儿决策：每个科室都应该"成立顾问委员会，委员会成员应包括医学专业人员和其他利益相关人员"。（试想，曾经高度自治的专业人员将如何回应邀请"利益相关人员"的想法。）委员会主要"讨论科室内的问题，并对疑难决策进行定期的回溯性审查"。它的目标不是代行家长的权力，而是"通过引入多方经验、信仰和观点，为决策制订提供更广阔的人文环境"。因此，委员会将补充——实际上是革新——技术专家的狭隘观点。[42]

尽管这些提议作为会议成果在顶尖医学刊物《儿科学》（*Pediatrics*）发表，但共识不像它所揭示的那样完善。生命伦理学家以相当自觉的方式对医学职业发出挑战，他们承认"这种道德政策可能看似不现实，是不考虑决策对人类生活带来的苦痛而单纯诉诸道德判断的必然后果"。但是他们又说，由于自身的智识体系远离床旁，他们更加笃信自己的观点："我们认为，按照哲学家的说法，非现实的气氛能在人们做出任何合理判断之前带来必要的冷静期。判断必须面对严酷的现实，但先对这些意见加以反思或许有利于更好地决断。"[43]扶手椅伦理学比床旁伦理学更具冷静、理性和反思色彩。

尽管到会医生没有直接与哲学家交锋，但观点的分歧，特别是医生与家长合理分权的问题的确能从报告中得以管窥。哈佛医学院的克莱门特·史密斯博士（Clement Smith）一针见血地指出（尽管是在一条脚注中），"会议的非医学成员一致强调……生死攸关的决策必须由家长做出，但几乎全体医生都把这看作对自身责任的逃避"。史密斯博士更赞同——他认为大部分医生也是如此——"与家长紧密协作、充分沟通的医生，在足够清晰地领会家长的观点或愿望之后按其内容行事，而不是让家长直面决策。"[44]他的少数派言论清楚地展示了让家长在决策权方面超越医生的想法是多么新奇和富于争议。

尽管很多医生与史密斯博士有相同的挫败感和不满，但他们没能拿出有说服力的自辩。在新生儿病房内部，他们或许能劝服家长接受自己的建议；但是，在公开场合探索新生儿决策管理的示范性标准和原则时，他们基本处于守势，弱势地位影响了随后的政策设计。为了反驳扩张家长权力的呼吁，哈佛的史密斯博士和他的同僚提出了一种近乎丧失人心的家长主义观念。此外，他们宣称很多家长不想背负决策重担并在"杀死"亲生骨肉的懊悔中度过余生——尽管这真实得可怕——但这个论证还是不够完备。因为它承认，如果家长强硬到不会被愧疚绑架，他们就应该亲自做决定。

还有一个为医生讲话的替代方案可能更有力些，它让医生以新生儿守护者的形象出现，对抗可能充满偏见和私心的父母。这些父母想要完美的孩子，对抚养唐氏综合征患儿的未来充满厌恶。但这个说法自身也有问题，医学的品行记录并非一尘不染——约翰·霍普金斯医院事件、达夫和坎贝尔的文章、肖的公式和洛伯的指南都证实了这一点。但即使要求医生披着缺陷儿守护神的外衣对抗家庭，医学的高压家长主义这样老生常谈的话题照样不可避免。实际上，为了反抗步步紧逼的医学家长主义，一名低体重新生儿的父母先是写了一篇文章，之后又出版了自己的书，那是攻击医生霸权的作品中流传最广也最动情的一部。在《小安德鲁的漫长告别》（*The Long Dying of Baby Andrew*）中，罗伯特和佩姬·斯廷森夫妇（Robert and Peggy Stinson）叙述了自己儿子的死亡过程，他们悲凉的笔触宛如出院的精神病患者控诉精神科的暴君。[45] 读了他们的讲述，你将更好地理解为什么新生儿决策在公共议程中的地位如此突出，为什么大批外部人会进入育婴室并加入医生的行列，以及为什么医生不再被看作缺陷新生儿的保护人。

斯廷森一家的故事始于 1976 年 12 月，那时佩姬怀着他们的第二个孩子已经五个月了，突然发生严重出血。她的医生认为低置胎盘导致了出血，建议她卧床休息。佩姬和丈夫罗伯特（宾夕法尼亚摩拉维亚学院的历史教员）考虑过堕胎，但最终打消了这

个念头。尽管佩姬一直遵从医嘱，但还是进入顺产，她紧急赶往
当地医院，花了不知多少小时终于艰辛地分娩出了体重只有800
克的男婴，斯廷森家称他为"胚胎婴儿"。[46] 他们几乎毫不迟疑地
告知医生，不希望采取额外手段维持婴儿的生命。

　　并无夸张成分，这名叫作安德鲁的婴儿的情况竟稳定了下来，
他度过了自己生命的头几天。但他很快发生体液失衡，医生向斯
廷森一家保证这一情况很快就能好转；经斯廷森夫妇同意，安德
鲁被转入费城的一家三级医疗中心，他将在那里接受一段时间的
治疗，随后转回社区医院。然而，安德鲁又出现呼吸问题，用上
了呼吸机。当斯廷森夫妇表示反对时，费城的医生漫不经心地表
示，在医生看来安德鲁应该接受治疗，如果他们继续反对，医院
将申请法院令。"斯廷森太太"，佩姬回忆，一位医生这样说道，"教
汽车维修技师如何修理我的车这种事我连想都不会想"。[47]

　　安德鲁降生以来，斯廷森夫妇详细记录了每一件大事，正是
它们汇成了《小安德鲁的漫长告别》。他们解释道，之所以将重症
监护病房中的"悲剧性失败"和"险情"整理出版，是希望推动
人们从专家手中夺回医学决策权，把决策归还家庭。"专家正在围
绕社会公众——包括家长和未来的家长——的子女照护问题激辩，
可是公众却几乎没机会了解这些议题或表达观点。正当专家对抽
象的概念争吵不休、医院'政策'也各不相同之时，受苦受难的
婴儿和他们的家庭可能陷入了困境，这千真万确。"[48]

斯廷森夫妇最苦涩也最有力的控诉之一是他们在整场磨难中体会到的被排斥感和疏离感。"他们曾在这间婴幼儿重症监护病房里救助过像安德鲁这样的孩子吗？"斯廷森夫妇感到纳闷，"安德鲁有过真正意义上的机会吗？……要是我们有能信任的人就好了"。[49]为什么会有如此强烈的不信任感？部分原因是医学在与不确定性打交道。在每个紧要关头，医生都向斯廷森夫妇保证（现在想想，他们乐观过头了），干预很快就会见效。只要把婴儿送到三级照护中心调节体液失衡问题，或者给他用上呼吸机，他就能在几周内回来并恢复稳定。然而事实上，安德鲁再也没有离开三级照护中心或脱离呼吸机。起初，情况与预期一样，斯廷森夫妇一度把自然分娩当成了流产，结果惊讶地发现胎儿仍有呼吸。毫无疑问，其他医生或许能更好地解释他们面临的不确定性；但即便如此，安德鲁的情况就像坐上了过山车，家长看着过山车上下翻飞，却无能为力。

此外，斯廷森一家在三级照护中心是彻头彻尾的异乡客，把孩子从本地医院转往费城医疗中心在他们看来就是不折不扣的背井离乡。他们不但要为探望自己的孩子在路上花好几个小时，医院本身对他们来说也是陌生之地。据罗伯特介绍，"与我们住处的医院相比，这是个完全不同的世界"。婴幼儿重症监护病房的内部结构进一步拉大了距离感，由于那是一家教学医院，病房每月都会迎来新轮转的住院医师。结果在六个月里，斯廷森夫妇见过的医生多到数不清；往往连医生的脸还没认全，轮转就结束了，新的面孔又出现在育婴室门口。"我们难以了解安德鲁的状况"，佩姬抱怨道，"每当我们联络医院，从来没有找到过相同的人"。一个月后，她在日志中记载："又得向一名新来的医生介绍我们的情况了……官僚制度控制了安德鲁……它势不可当地滚滚向前……医生们来来往往—排班表就在他们办公室的某个地方。"最后，"在家长看来，医生轮转令他们无所适从"。[50]

　　轮转不仅意味着家长要适应不同的沟通方式，还意味着将得到不同的信息。斯廷森夫妇花了几周时间才弄清安德鲁是否发生脑出血，而照护人员的频繁更换对他们的迷惘负有部分责任。此外，由于斯廷森夫妇一直反对治疗，这被医疗团队视为难缠和抗拒合作，标签由前一个团队转达给后一个，就像老师之间谈论爱惹麻烦的学生。如此一来，他们显然无法与任何医生培养良好的关系。

　　有一个重要事实最有助于理解斯廷森夫妇对医生的不信任感：他们确信医生与自己没有共同利益，在他们看来，医生与安德鲁也没有共同利益（尽管如我们所见，他们并没有孤军奋战）。他们认为，医生的首要目标不是救护一名新生儿，而是积累知识：重症监护病房是一间实验室，医生是科研人员，安德鲁则是受试者。"激发恐惧的不是技术本身，而是应用者的心态。人是容易犯错的，他们为了拓展知识边界、改造自然并战胜死亡而奋勇攀登，却对自己的易错性视而不见。"当他们径直问一位医生，"安德鲁的生命是某项实验吗"？医生气愤地向他们强调，"在这里，我们的关切是每一名患者的健康"。但斯廷森夫妇没被说服，"从不带感情的角度看，安德鲁对于他们来讲很有意思——他成了私人研究课题。他年纪太小，给医生不受限制地为所欲为提供了便利……当然，医生不这么看；他们在救助一名不幸的孩子……可如果安德鲁无法被救活呢？为什么就此停下？他们还能学习一些东西"。三级照护中心的医疗护理"可能是个幌子——它半真半假——不论用意是什么，它都为掩护科学研究提供了现成理由"。[51]

在斯廷森夫妇眼中，这是一段前所未有的失控经历。"法雷尔（医生）掌控着安德鲁的命"，罗伯特的字里行间流露出愤怒，佩姬则哀痛地说"一切都失控了，甚至灾难本身都失控了……安德鲁再也不是我们的孩子了——他已经被医学官僚体制接管"。罗伊诉韦德判例一出，他们更加无法接受这种失控。"女性可以在妊娠24.5周时堕胎，终结完全健康的怀孕周期，而且是合法的"，佩姬注意到，"自然规律也能让女性在24.5周流产，以终结一次有问题的妊娠。然而抢救这样一个孩子却必须不惜一切代价，否则就是违反法律和道德"。他们似乎无望向医护人员说明这些道理了，"我们是无足轻重的人，纯粹是麻烦。他们只会高谈阔论、评头论足，然后摇头拒绝"。[52]

在处理此事期间，斯廷森夫妇寻求过心理咨询。据他们称，治疗师帮助他们提升了控制感："你们已经丧失了权力，你们得重新掌权。"很显然，治疗有帮助。在安德鲁短短半年生命的末段，佩姬又一次怀孕。斯廷森夫妇将这一事件解读为标志性胜利："新怀上的宝宝是意志的体现，我们又一次掌控了生活。"[53]

如你所料，斯廷森夫妇的叙述触碰着许多读者富于同理心的神经（最后，还有一档改编电视节目的观众）。书的封面印有一段雷蒙德·达夫的推荐语，他说人们应该"从现代医学讽刺性和悲剧性的经典故事中汲取教训"。另有一段推荐语来自丹尼尔·卡拉汉，他称本书讲述了一个"充满悟性的家长应对严重的道德危机"的故事。很显然，医生让"技术狂热"超越了"人文照护"。两位著名的伦理学家彼得·辛格（Peter Singer）和黑尔佳·库泽（Helga Kuhse）满怀善意地评价了这本书，称赞了斯廷森夫妇向读者揭开亲身经历的磨难的做法。[54]无疑，斯廷森夫妇的很多批评都切中要害、入木三分：医院环境的陌生属性、住院医轮转后的挫折感以及高级医师的傲慢。他们的故事有助于我们理解扩张家长权利的动机，并进一步外推到患者对抗医生的权利。它还清晰地解释了，为什么明明有不少有效的例证足以支持安德鲁的医生，可医生还是注定要将权力让渡给各种第三方。

与约翰·霍普金斯病例的电影版本一样，《小安德鲁的漫长告别》旨在传达一个教训，并赋予斯廷森夫妇（和患者）对抗医生的能力。但与电影一样，这本书真正的象征意义并不明确。表面上看，它是斯廷森夫妇的日记；然而，他们自己也承认这并非完整和真实的记录，而是经过编辑的版本，仅包含了他们希望读者知道的内容。为了支持案例、复仇医生，日记有多少条目被裁剪过，我们就不得而知了（斯廷森夫妇不接受对原始条目进行独立审查）。例如，记录开篇就存在疑点，一位从未写过日记的女性会在妊娠第五个月发生出血并随时可能流产的状况下记日记，这是很可疑的。此外，似乎不会有家长像佩姬一样在听到孩子预后的好消息时表现得将信将疑。更有人质疑大部分日记都是马后炮，是在安德鲁的治疗败局已定的情况下对事件的后发评论。

我们有必要把这些疑问牢记在心。因为如果反转视角，从医生的角度分析这件事，我们将得出非常不同的信息。在事实背后，责怪医生不顾家长的反对一意孤行非常容易。但如果回到起点考虑后果，简单的判断也会变得复杂。

1976 年 12 月，一名体重仅 800 克的婴儿出生了，他活下去的希望虽然渺茫，但也真实地存在。在拥有与费城相似的婴幼儿重症监护病房的医院，例如克利夫兰大学医院，体重为 501—1000 克的新生儿拥有 47% 的存活率。[55] 安德鲁出生在妊娠的较早阶段，这无疑降低了存活概率，但绝不是没有希望。即使在这样的情况下，不少新生儿病房都报告了 10% 左右的成功率，而费城的医院可能拥有更完善的治疗设备和技术。医生接下来应该做什么？家长明显不想治疗；他们想要堕胎，并因婴儿还有呼吸备感煎熬。但是在医生看来，首先到来的体液失衡危机是可控的，呼吸机的使用也很合理；医生没有任由父母的不悦决定婴儿的命运，这也令人欢欣鼓舞。此后几个月里，当安德鲁的预后不再明朗，紧接着阴云密布时，医生几乎没有后退的余地——可能因为终结治疗的法规还不完善，也可能因为医生不希望父母被证明是正确的，毕竟他们甚至都不再探望安德鲁，还想尽办法推卸家长责任。但是在 3 月或 5 月被证明决策有误，与在 12 月被证明有误是不一样的。

刨根问底，家长为什么希望终止治疗？他们向医生表达了哪些诉求？实际上，其中多数与安德鲁关系不大，而主要关系到家长自己的利益，例如他们的家庭、工作和财务状况。他们认为，安德鲁给家庭造成的负担会剥削他的姐姐（和未来的弟弟妹妹），使他们难以从父母那里得到公平的关心。随着治疗的持续，斯廷森一家还面临一个问题：安德鲁的住院费用远超医疗保险的覆盖范围。罗伯特向一名医生提出了这种可能性，他询问医生，在破产的情况下，自己是否会失去住房。"我想用这种方式提醒他注意，他的坚持造成的后果是多么严重和不切实际，但他倒反过来震惊了我。'我认为会的'，这就是他所说的全部……他的工作造成的社会或财务后果真实地发生在婴幼儿重症监护病房的玻璃幕墙之外，那在他眼里就等于不存在。病房比人们想象的更一尘不染，并且高于一切。"罗伯特得出结论："这些医生推进着他们光明正大的事业，而我们的生活却支离破碎。"[56]

很显然，不管斯廷森一家的处境有多艰难，医生对他们的房子或者安德鲁对家庭的影响都不是很关心。患者是安德鲁，不是他的父母或姐姐，治疗决策的基础也不是银行账户余额或兄弟姐妹的心理状态。当然，医生本应更充分地与家长沟通治疗中的不确定性，少一些傲慢。尽管存在这些不足，但问题的关键在于，新生儿育婴室的外部条件能否左右育婴室内部的医生行为。斯廷森夫妇强调，答案是肯定的——达夫等人也同意这个看法。但一想到库克和福斯特的反驳，我们就又回到了保护家长权利与保护患儿免受伤害的选择僵局。

不论斯廷森夫妇的叙述令人多么难以抗拒，只要换一套预设想一想，你就能发现它的局限性。如果安德鲁幸存下来，会发生什么？如果他的父母拒绝治疗，医生却径自行事，而安德鲁也挺了过来呢？这样一来，斯廷森夫妇就没有故事可讲了。也就是说，他们能发表自己的著述，恰恰是因为这一次（经过多少次才能等到这一次？）的结果证明了家长反对的正确性。不过，如果安德鲁赢了，就轮到医生写东西讲家长的不是了——家长在治疗决策中过于草率，难以信任，根本不考虑自己的决策能不能解决问题。最后，斯廷森夫妇发现自己无法信任任何人，读者也是一样。安德鲁的失败无法支持家长权利的诉求，就像其他婴儿的胜利也没有增进医生的权利。

尽管 20 世纪 70 年代初围绕新生儿决策控制权的争夺没能得出确切答案，但它确实对一个更重大的议题——如何规制医学——施加了关键影响。首先，医生在新生儿育婴室（和其他地方）作为唯一决策者的时代彻底结束。至于律师、立法者、行政管理人员、生命伦理学家、患者和父母将组成何种形式的联合体影响并控制医学决策，仍然没有定论。但不论组合将是什么，重症监护病房显然都不再是医生的自留地了。至少，某种延续伦理审查委员会思路的集体机制呼之欲出。

与此同时，政治的干预几乎板上钉钉。不论是否受到罗伊诉韦德案或第 504 条余波的鼓动，新生儿议题与其他许多议题共同引起了胜选官员和希望表明立场以赢得选票的候选人的共鸣。此外，还没有机构能站出来定分止争。针对人体试验，NIH 有力地纠正了科研共同体的行为。尽管伦理审查委员会未能回应所有的社会和伦理困境，而且有待新一轮的制度设计并重整旗鼓（以肯尼迪大书特书的那些曝光事件为契机），但这一机制缓解了问题压力，实际是将问题去政治化了。然而，医疗领域没有像 NIH 那样能把行业封闭起来的机构，于是政客得到了在医学事务上哗众取宠的可乘之机。

其次，一旦婴幼儿重症监护病房里的生死决策变得清晰可见，就无法再掩盖。一些评论家极力混淆视听，认为将明确的法律（例如惩戒安乐死）和模糊的行为（例如任凭一部分新生儿死去）维持下去是一剂良方。但是大幕已经拉开，聚光灯也照射过来，秘密无处可藏。

再次，任何政策都可能招致辱骂和敌意，各方意见都无法令人满意。隐私权在国家保护力量面前的界限有待裁定，而一旦育婴室成为争夺的战场，发生分歧是迟早的。堕胎和缺陷人群保护的紧张局势已经来到医生的地盘以外，这对医生来说是何其不幸！

最后，这场医生与外部人的交锋有助于框定医学决策和新生儿照护的哪些问题将受到质疑——或哪些不会——以及谁的声音在回答中最响亮。以约翰·霍普金斯病例为典型，它意味着对个人行动道德性的个案分析将主宰智识与政策机构，仿佛只有关心新生儿育婴室内部的事才是有意义的讨论。微观议题——医生应该对这名婴儿做什么——而不是宏观议题——给新生儿育婴室的投入是不是对社会资源的最大化利用，或者为什么多数育婴室中的婴儿都来自贫困家庭——将成为关注的焦点。换句话说，在约翰·霍普金斯病例的推动下，跨界进入医学领域的主导学科将是哲学，而非社会科学。这意味着主导医学智识话语的将是个人伦理原则，而不是更广泛的社会权力实践分析。这一事实的意义和内涵将随着我们对最著名的医学案例——卡伦·安·昆兰案——的分析而更趋显著。

| 第十一章 |
床旁的新规则

伴随着卡伦·安·昆兰案，陌生人向床旁持续数十年的进军来到顶峰。它在舆论和政策方面的影响甚至超过人体试验丑闻和约翰·霍普金斯的新生儿之死。昆兰之后，医学决策毫无疑问地走进公共领域，一度居于统治地位的职业现在受他人统治了。

本案的基本事实众所周知，也不难总结。1975 年 4 月 15 日夜，22 岁的卡伦·安·昆兰在昏迷中被送入新泽西州一间医院的急诊室，她的病因一直不明，也没有苏醒过来。几个月来，卡伦的父母一直抱有一线希望，但最终还是意识到她再也无法恢复了，于是他们请求医生和圣克莱尔医院拔除她的呼吸辅助设备。约瑟夫和朱莉亚·昆兰夫妇（Joseph and Julia Quinlan）是虔诚的天主教徒，他们曾就该问题请教会指点迷津，结果被告知用呼吸机维持生命"违背天性"，让卡伦回归"自然状态"（关闭呼吸机，即使她会死亡）才合乎道德。尽管昆兰夫妇觉得这一决定与医生的看法并不相悖，可医院还是拒绝了他们的请求。对于拔除呼吸机这样的请求，除非法庭指派昆兰夫妇为卡伦的合法监护人，圣克莱尔的医护人员甚至想都不会想。即使法庭真这样做了，医院也有自己的判断。因为按照包括哈佛脑死亡标准在内的各种标准，卡伦都还活着；而拔除她的呼吸机——或"拔掉电源插头"（pull the plug），就像它在民间黑话里的意思 [1]——很可能有违"不伤害"

---

[1] "拔掉电源插头"（pull the plug）的引申义即为停止、终止。——译者注

的医学伦理，让医生和医院面临蓄意谋杀的指控。

昆兰夫妇请求新泽西州高等法院指定约瑟夫为卡伦的监护人，并表明这是为了移除她的呼吸机。1975 年 11 月，法院驳回了他们的请求，昆兰夫妇又上诉至州最高法院，后者受理了此案。（起初，昆兰夫妇不知道州最高法院对此类议题态度主动，此前已准许私营医院实施堕胎手术，并且还禁止社区利用区域性规定阻止中低收入人群入住。）[1] 法院于 1976 年 1 月开庭审理此案，1976 年 3 月 31 日做出支持昆兰夫妇的判决。昆兰夫妇又与医院和医生角力了两个月，卡伦终于离开呼吸机，转入长期照护中心。人们以为她命不久矣，她却活了下来，在不依赖呼吸机的情况下度过了九年。

虽然昆兰案涉及很多非专业人士和多方面的背景，例如法学、医学、神学、伦理和大众文化，但决策的核心与患者的"求死权"（right to die）关系不大，它关系到更具体、更本质的话题：谁在病床边说了算？抛开修辞和象征意义以后，昆兰案是医生与患者及其法定代理人的较量。人们曾假定医生将代表患者的利益，而昆兰案之后，该角色将转移至律师和法官，尽管这令人惊诧。

当然，约瑟夫和朱莉亚·昆兰夫妇体验了法律剧场的转向。根据他们对事件来龙去脉的描述，其实医护人员起初答应了他们。医院要求他们签署一份声明："我们在此授权并指示莫尔斯医生停止对我们的女儿卡伦·昆兰的一切特别治疗，包括呼吸机。"文件显示，医生解释了移除呼吸机的一切后果，并因此免除"任何及所有责任"。"那晚，当我们离开医院"，朱莉亚·昆兰回忆，"我能想到的就是卡伦的苦难终于要结束了，我们的也是"。但就在第二天，莫尔斯医生致电约瑟夫·昆兰，称他认为协议存在"道德问题"，他打算咨询一名同事。又过了一天，他再次打给约瑟夫，称自己不能移除卡伦的呼吸机。当昆兰夫妇一再坚持并考虑起诉时，为他们代理案件的保罗·阿姆斯特朗（Paul Armstrong）告诫他们，随案件而来的不只是海量的媒体曝光，还有一个现实问题——"强势的医学职业不喜欢这样的议题闹上法庭"。[2] 然而昆兰夫妇寸步不让，当然他们也意识到了律师忠告的正确性。

在庭审中，阿姆斯特朗的书状和口头陈词聚焦于卡伦（以及她的代理人）拥有宪法权利来决定她接受什么样的照护。阿姆斯特朗援引了联邦最高法院通过 1965 年的格里斯沃尔德诉康涅狄格州（*Griswold v. Connecticut*）一案对隐私权的扩张（保障节育的权利）以及罗伊诉韦德案，声称"医生作为个人诊断顾问的角色和功能是……就可用治疗手段的性质和备选方案提出建议……接下来，决策应由个人或家属做出"。[3] 有权决定是否开展治疗的是患者，而不是医生。

医院和医生（还有州总检察长）有不同想法，他们没有正面反对昆兰夫妇的诉求，而是强调法院无权干涉医生的职业判断。"医学实践不允许移除呼吸机"，[4] 患者不能让法院的权威迫使医生违背希波克拉底誓言，"法院……不该要求医生背离这一神圣而悠久的誓言"。[5] 过去，法官一向"对医生采用的治疗方案是否符合通常的医学实践惜墨如金，法院不会自行判定合适的治疗方案是什么"。因此，"原告的诉求会将法院拖入医患关系，使它凌驾于训练有素的主治医生的治疗决策之上"。[6]

在诊室掌握最终决定权的是医生还是患者仍不明朗。被告强调法院不属于诊室，"决策属于我的委托人"，医生的律师表示，"从哲学观点看，医生不赞成法院强行干预医患关系；否则，法院的决策过程就将事关生死"。总检察长表示同意："依我所见，我们在今天和案件审理期间遇到的困难显示，这些问题应该留给……医学职业。"[7] 实际上，初审法院已经认定这是"一项医学决策，而非司法决策"，而上级法院应当尊重这一点。

1976年3月31日，新泽西州最高法院发表了自己的见解，它的意义可谓"极其重大"。首先，它授权昆兰夫妇移除卡伦的呼吸机。另一项意义在重要性方面不逊于前者，甚至更具开创性：法官被安置在病床旁，他们获准对医生在医疗王国里的所作所为加以指导。

法院接受了阿姆斯特朗建立在罗伊诉韦德判例上的陈词，他表示受到宪法保护的隐私权在医患关系中无处不在。"或许"，法院宣称，"这项内涵丰富的权利足以将患者在某些情况下拒绝治疗的决定囊括在内。基本同理，它也能涵盖女性在某些情况下终止妊娠的决定"。尽管如此，患者隐私权也不是绝对的。以堕胎为例，患者隐私权在妊娠晚期很难行使。因此，法庭必须判断昆兰夫妇享有多大程度的隐私权，并权衡其他因素甚至与它们达成妥协——也就是国家利益，即保护生命并允许医生自由做出职业判断。[8]

考虑到昆兰案的事实，法院迅速处理了国家利益问题："我们认为，随着对个人身体侵犯的增加和患者预后的每况愈下，国家利益的对立面（撤除呼吸机）趋于缓和，而个人隐私权更迫切地需要伸张。最终，个人权利将在一个临界点上超越国家利益。"陷入持续性植物状态、无法离开呼吸机的卡伦·昆兰似乎已经来到临界点。[9]

那蕴藏于医学职业自主权中的社会利益该如何保护？（支持撤机的）法院"轻率地侵犯医学的普遍标准"时又该怎么办？真正疑难的议题是，法院是否敢于对医生的治疗方案指手画脚，或指导医生不要治疗他们的患者。法院与昆兰案的挑战撞了个满怀，它表示本案引发的问题超出了医学权力的范畴。不论医生有什么特权，法官都不该被排除在"明确可由司法裁判决定的事项"之外，法院也不应在"对关乎人类价值和权利的事项进行再审"时受到阻碍。法院甚至更进一步，宣称社会价值和医学价值很可能分道扬镳，医学实践"最终不但必须回应医学的观念，还要解决全社会共同的道德判断问题"。当这种冲突发生时，谁将负责决策？冲突该如何解决？目前，处在定义和贯彻社会标准的最佳位置上的是法院，而不是医生。[10]

尽管法院发表了上述言论，但它承认法官"在不具备专业知识的情况下……变更医生按照通行医学实践和标准做出的职业决定"看起来可能是大胆或鲁莽的。那么，法庭怎么能草率地干涉医学实践和伦理并下令终止治疗呢？又怎么能取代床旁伦理学的正统地位呢？答案是借助对医学的控诉来实现，也就是强调医生的法庭证词和他们在床旁的所作所为是两码事，他们试图缓和两者冲突的努力也站不住脚。"问题在于"，正如法院所说，"当这些标准得到应用，是否存在某种内在一致性与合理性，足以令它们成为原告获得实质性司法救济的一道不可逾越的屏障。我们的结论是否定的"。[11]

法院认为，在医学伦理原则要求医生不要撤除患者的生命维持设备时，医学实践的现实呈现出"越发强烈的模糊性"，医生不再为无望治愈的患者动用先进维生系统或为随时可能断气的患者做心肺复苏也证实了这一点。这意味着医生的确"在治愈患者和安抚临终者之间有所区分"，他们已经打定主意"明智地忽略"后者，办法是用铅笔在患者病历上写下"预示着不详的首字母'DNR'（不要抢救）"。[12]

医生显然没有发现自己的规矩和做法之间存在冲突。莫尔斯医生和其他代表他作证的医生小心翼翼地区分了在无望治疗时拒绝治疗和放弃治疗的情况，前者可以准许，后者在外观上不可以。

他们接受不作为的罪恶，谴责作为的罪恶。但法院对这种论证不以为然："未经医学训练的非专业思维很难理解这种区分暗含的逻辑线索。"因为结局是一样的——不论作为或不作为，患者都会死亡。

那么，为什么医生大都坚决地维护这样的区分？尤其是他们为什么如此不愿意为卡伦·安·昆兰做自己曾经理所当然地为其他患者做过的事？法院总结称，原因可能是医生畏惧医疗事故诉讼或刑事指控。也就是说他们拒绝昆兰夫妇的理由源于自利和对惩罚的恐惧，而不是医学原则或伦理允诺。基于此，法院认定自身有责任寻找"一条解放医生的道路，让他们在对治愈的追寻中，免受潜在的自利或自保心态影响"。[13]

可是，他们的努力造成的困惑多于受到的赞赏。正如新生儿专家在无法达成实质同意的情况下形成了程序方面的共识，审理昆兰案的法院也是如此。法院敦促成立医院伦理委员会，期望该机制能解开困局。这一方案的灵感来自儿科医师卡伦·蒂尔（Karen Teel）在 1975 年发表于《贝勒法律评论》（*Baylor Law Review*）的文章，她认为医生承担了不必要的责任，由于在知识层面"准备不足"，他们在制订存在伦理疑难的决策时面临风险，"不论故意与否，都可能承担民事或刑事责任"。越来越多的医生提议通过成立一个正式机构共担责任，蒂尔加入了他们的行列，他们的目标是成立"一个包含医生、社会工作者、律师和神学家的伦理委员会"。该委员会不但要给医学决策带去新颖而有价值的对话，还要从法律角度恰到好处地分配责任。[14]

法院采纳了蒂尔的建议，但不是很热衷于确保委员会的跨学科性质，而是更专注于推动"分散（终止治疗）决策的职业责任，这一机制的价值与运用合议制法庭彻底解决疑难上诉案件有些类似"。[15]然而法院没有承认伦理委员会的权威，而是把它变成了诊断委员会，指责它不该审查伦理议题，它的职责应仅限于患者是否处于长期植物状态这类狭义上的技术问题。如果委员会认为患者已经陷入长期植物状态，医生就能撤除呼吸机并"免予任何民事或刑事责任"。法院希望借助这样的创新，将医学从内在冲突中拯救出来。当委员会开始运转，医生就不必再担惊受怕，法官也不用再审查终止治疗的决策了。

昆兰案延续了比彻、达夫和坎贝尔的传统，揭露了一个不见天日的秘密。尽管医生曾对"不伤害"和"保护生命"等箴言做出庄严承诺，但他们也深陷死亡管理的泥淖。至少目前为止，他们多数时候是各行其是的。迈克尔·哈伯斯塔姆医生（Michael Halberstam）在华盛顿特区执业，他于1975年在《纽约时报》社论版撰文称，自己惊讶于昆兰案"最终会闹上法庭，类似的两难选择每天都会上演成百上千起……决策不容易，时常让人陷入苦恼，但决策应该在医院走廊和候诊室里做出，而不是在法庭上"。

也就是说，昆兰案"标志着照护此类患者的通常步骤——往往也心照不宣、模棱两可——宣告失败"。[16]哈伯斯塔姆预计，医生不会改变他们"与现实默契配合"的工作方式；然而事实上，昆兰案扭转了现实，让默契配合越发可疑。终止或放弃治疗的决策曾经由医生个人在私底下做出，如今这一幕将发生在大庭广众之下。舞台或许是一间审判庭，律师和法官将领衔主演。

不出意料，很多医生对这个决定充满敌意，他们认为昆兰案是颠覆职业裁量权的恶劣先例。1975 年，《美国医学会杂志》刊登了一篇实际由生命伦理学家理查德·麦考密克（Richard McCormick）所作的评论。为了表达以上观点，文章歪曲了昆兰案。麦考密克认为，"健康照护的决策制订如果必须交给人类来做……那么首先，它应该被控制在患者—医生—家庭的关系之内，并依据个案的具体情况量身定制。如果技术和法律主动篡夺决策权——就像它们在昆兰案宣判后发出的威胁——我们的处境会更加糟糕"。[17]（很难从他的评论看出医生站在家庭的对立面，以及立法者正试图对技术加以限制。）新闻周报记者们采访的医生普遍持反对意见，一名麻省总医院神经科的医生抱怨，允许法庭做出此类决定"剥夺了医生的判断权，并把它交给了不称职的人"。[18]芝加哥大学的一名医生强调，"法院不能事无巨细地决定一名医生该做什么"。[19]蒂尔博士（连审理昆兰案的法院都引用过她的文章）甚至也对这一观点敬而远之。伦理委员会还是个未经验证、异想天开的想法："它存在许多问题。在每个人都认为有必要仰仗伦理委员会来掌控医学决策之前，我希望这些问题得到解决。"[20]

随着公共审查的风声趋紧，少数医院开始着手让决策程序更加正式。昆兰判例给成立委员会提供了契机，委员会将对终止妊娠的决策提出建议并实施审查，还将制订医生个人行为的指导方针。但是，这些措施并非对全新实践的热情拥抱，而更多地代表了控制伤害的努力。麻省总医院管理人员任命了一个特别委员会以研究"管理无望治愈患者的最佳方案"，他们使用了一个颇具疏离感的短语——"法律顾问"，来描述委员会的地位。委员会的成员包括一名精神科医生、两名内科医生、一名护理主管和一名非专业人士（病愈的癌症患者）。委员会提议建立一个从 A（"尽全力救治"）到 D（"可以终止一切治疗"）的四点患者分类体系，并"普遍适用于脑死亡或没有恢复认知和智力的合理可能的患者"。麻省总医院采纳了建议，同时还组织了一个最佳照护委员会（Optimum Care Committee），"如果向重症患者提供持续特护医疗的可行性判断遭遇疑难"，该委员会将提出建议。不过，该委员会仅在主治医师要求时才会提供意见，医生也有权自主决定是否采纳建议。1976 年，这一体系进行了为期六个月的试运行。据委员会成员报告，"咨询请求……少得可怜"。他们一共审查了 15 个病例，帮助医患澄清误会并重开了沟通之路。他们自己估计，"首要贡献是最大限度地支持了对加大、维持或限制治疗强度的决策负有责任的医生"。[21]

波士顿贝斯以色列医院也根据昆兰判例制定了 DNR 条款适用指南。如果医生认为患者的"病情不可逆转、无法挽回"，将在"短期内"死亡（死亡很可能在两周内发生），就可以自行决定咨询特别委员会。特别委员会成员均为医生，负责判断死亡是否不可避免且抢救已经失去意义。如果全体成员一致同意，当事患者也做出了"知情选择"，就可以在患者病历中加入 DNR 条款；如果患者不适格，医生要取得家属同意后才能加入该条款。[22]

这些创新手段的引进也是小心翼翼的，它们没有立即在其他场合铺开。麻省总医院和贝斯以色列医院的委员会都由医生主导，最终还要听从"主责医生"的意见。麻省总医院的准则没有强调取得适格患者同意的必要性，贝斯以色列的准则没有涉及终止或放弃治疗的普遍议题。尽管如此，最温和的创新也保留了例外并招致猛烈攻击。多数医院没有采纳指导意见或成立委员会，尊奉传统的医生对新手段不屑一顾。"我不知如何是好"，一位医生评论道，"如果最终决定取决于'主责医生'……我不认为有必要成立各种（麻省总医院式的）委员会"。至于贝斯以色列的 DNR 指南，"特别委员会本应在人们安详离世时给予他们尊严，可一想到无数回天乏术的不幸灵魂将在等候委员会召集的过程中遭受现代医学技术的冒犯……我就不寒而栗"。[23]另一位医生批评了贝斯以色列要求医生征得适格患者同意的规定："顾问委员会的要求令人遗憾，要求患者知情同意的做法是无法容忍的。让临终患者得知糟糕的预后还不够，还得告诉他已经康复无望，只能对我们言听计从。如果我们给他一线希望，如果他坚持对死亡的本能抗拒，他将只能与每分钟电击自己胸口60次的人度过生命的最后时刻。"[24]

其实，医生和他们所在的机构对昆兰案及其后续事件的反应还不如对约翰·霍普金斯案例及其后续来得强烈。只有少数学术医疗中心畏缩不决地接受了挑战，但它们没能成为效法对象。专业人士更典型的回应，无异于当下的一种老生常谈：信任医生，不要介入医患关系，让法院和正式委员会远离重症监护病房。但是，这些愿望注定不会得到律师、法官或患者本人的拥护。

昆兰案宣判不久，《新英格兰医学杂志》刊载了哈佛法学院教授查尔斯·弗里德（Charles Fried）的评论《终止生命维持：水落石出》（Terminating Life Support: Out of the Closet）。通常留给医生的专栏刊登了一篇法学家的文章，更加强了这种冲突。"实际上，医院拒绝提供或放弃使用（生命维持）手段是常有的事，这是公开的秘密"，弗里德表示，"但昆兰案的决策话语和证词显示了医学职业在传媒的聚光灯下是多么的谨小慎微"。不论医生将何其不悦，弗里德都确信法律人将发表"最终意见"。他承认，过去让法律人卷入医学的往往是医疗事故纠纷，他们还没有"成为塑造公

众与健康职业人员关系的建设性力量"。他认为"不管是好是坏，
我们必须倚靠法律人的技能。他们不只是绕不开的'讨厌鬼'，还
是保护社会公众自主权的职业帮手，特别是在该权利面临复杂或
疑难境况威胁的时候"。[25] 弗里德注意到，医生忽略了这一点：律
师和法官从未追求帝国主义式的命令并入侵医学的疆域，而是希
望在追求权力平衡的努力中与患者结成统一阵线，确立患者自主
的原则。弗里德机敏地总结道，这一过程将持续下去，昆兰案只
是一个预兆。

他的预言很快得到应验，昆兰案引发了律师和法官对医学决
策更持久的参与。它不同于从补偿角度出发的医疗事故诉讼，后
者仅仅是对已发生事件的追及和对伤害是否发生的审查，它更接
近人体试验促成的一波规则，尤其是致力于确立知情同意原则的
判例法和法律分析。值得注意的是，随着法官判决家长可以将
一个孩子的肾脏捐赠给另一个孩子，器官移植决策在法庭上找到
了出路。有时候，放弃治疗的议题也面临类似情况。例如，在约
翰·霍普金斯案例的余波中，缅因州的一名法官判令医生治疗缺
陷新生儿。但是，所有的干预在昆兰判例的影响面前都黯然失色。
曾经的例外，现在成了规则。

昆兰案之后，一个自我延续的动态机制得以形成。如果医院
打算变更治疗方案，它需要按规则行事并依赖律师的服务，以确
保工作处于正轨。正如弗里德指出的，麻省总医院和贝斯以色列

医院已经聘请律师协助设计新的工作程序。此外，昆兰判例又引发了新问题和新分析，以及更多类似判例。这是一个影响深远的判例，它充斥着模棱两可，围绕它的报道铺天盖地——只有最高法院审理的布朗诉教育委员会案（*Brown v. Board of Education*）和罗伊诉韦德案比它更出名。如果医生还在昆兰案扯开的缝隙里安然度日，律师就会闯入并填充这些缺口。就像自然界厌恶真空 [1]，法律思维厌恶自相矛盾的标准或引起歧义的规定，而这样的标准和规定在昆兰案中可不少。于是，此案成为律师和法官跨入医学界的桥梁。

让我们回到伦理委员会的问题上。审理昆兰案的法院是在漫无头绪中做出回应的，它没有先例可供援引，也显然没有意识到伦理委员会初次成为讨论话题的场合是新生儿治疗决策。判决提到了蒂尔博士，但她在《贝勒法律评论》发表的文章不过是受到约翰·霍普金斯婴儿启发后的一篇短小而扼要的评论。蒂尔没有设计出委员会的模型，她自己甚至因法院提及她的建议而感到震惊。后来她谈到，自己的灵感源于一档教育类电视节目（或许正是约翰·霍普金斯婴儿的短片），而且她对这些提议持有保留意见。可见，法院遗留下来等待回答的问题比成功解决的问题还要

---

[1]　"自然界厌恶真空"语出亚里士多德，用于解释抽走水管里的空气，水将向上流动的现象，亚里士多德认为水向上流动"填补"了真空。当然，现代科学认为这是大气压的作用。——译者注

多。"昆兰判例中有关伦理委员会的内容引发了不少困惑、分歧和关注"，《罗格斯法律评论》（*Rutgers Law Review*）的一篇文章指出，"例如，这样一个机构的角色仅仅是顾问吗？它的决定有强制力吗？它应该由哪些人组成——清一色来自业内，还是欢迎各个学科的代表？谁负责遴选成员？……尤其重要的是，要求医生、家人或监护人做出的终止治疗决策必须经过委员会一致同意，这样做合宪吗"？[26] 法院不但没有理清委员会的角色和职责，把伦理与预后混为一谈的做法实际上还加剧了疑惑。委员会要彰显的究竟是伦理价值还是神经活动的结果？它评价的对象到底是患者的愿望还是医学预测的准确性？昆兰判例混淆了这些议题，将它们留待他人澄清。

昆兰案让更多类似案件走进法院，这一事实连同判决本身增加了法律直接介入医学决策的机会。尽管新泽西州法院无法管辖其他地方，但这些地方的医生和医院负责人很快就打算小心谨慎地请求法院裁决，不再自行终止治疗。昆兰案之后不到一个月，马萨诸塞州法院［在贝尔彻敦州立学校监管人诉塞克维茨案（*Superintendent of Belchertown State School v. Saikewicz*）中］受理了州立智障学校监管人的请求。当时，有一名智力存在缺陷的成年人罹患白血病，监管人不想为此人做化疗。要知道，罹患类似疾病的正常成年人基本都会接受治疗。马萨诸塞州法院不仅认为该议题可予司法介入，还在判决中同意放弃治疗。不过比昆兰

案更激进的是，它进一步称这些问题必须交由法院裁决。与审理
昆兰案的法院认定伦理委员会将取代司法介入的预期相反，麻省
法院强调：

> 我们不赞成将终局决策的责任从有管辖权的法院转向任
> 何委员会的尝试，不论该委员会规模大小，也不论临时或永
> 久……我们不认为这一极端困难和费解的问题——是否应拒
> 绝为无法自主决策的人提供潜在的生命维持治疗——的司法
> 解决路径是对医学专业领域的"无端蚕食"。相反，此类生死
> 攸关的问题在我们看来，似乎需要独立而积极的调查和决策
> 程序，这正是政府的司法分支得以介入的基础。实现这一理
> 想是我们的责任，也是下级法院的责任。其他任何声称代表
> "我们社会的道德和良心"的组织都无法担当此任，不论它们
> 是多么积极主动或准备充分。[27]

窗户纸一经捅破，大批法官就会把自己视为处置类似决策的正当
权威，不愿依靠设有专门程序的特别组织了。

塞克维茨判例让医生既愤怒又恐慌，这毫不意外。由于审理
昆兰案的法院认为医生和患者应当共同（如果不是医生单方）制
订生死决策，接替英格尔芬格担任《新英格兰医学杂志》编辑的
阿诺德·雷尔曼（Arnold Relman）尚能协调该判例和传统医学伦

理的关系，但塞克维茨案代表着一场挑战医生权威的全面战争。雷尔曼宣称，这一判例"毫不掩饰对医生判断彻头彻尾的不信任……禁止医生诉诸自己的职业判断，要求他们接受政府规制"。他的总结充满牢骚，但非常精准："这个惊世骇俗的想法只能被看作一张响当当的'不信任票'，它被投给医生和家庭，因为他们在争取无行为能力绝症患者的最大利益方面表现糟糕……法院因而声称，它的职责不仅限于为医学实践定分止争，还要对罹患绝症或无望治愈的患者时常面临的几类医学决策承担责任。"[28]

值得注意的是，不少法律学者和法官有着与雷尔曼相同的看法，他们都认为法院不是解决这类问题的地方。他们反对始于昆兰案并且因塞克维茨案更加突出的干涉主义立场，完全不赞成像伦理委员会这样含混不清的提法。但是，这些批评者的观点更接近他们的法学同僚，而不是医生，因为他们也不信任医生在缺乏统一程序和原则的情况下做出的自由判断。他们更希望立法机关而不是法院来制订政策，但两者在医学界眼里几乎没有差别。尽管律师和法官对昆兰案和塞克维茨案的细节存在分歧，但他们都想限缩医生的裁量权，并运用正式规则和制度加强结果的可预测性。

一个例子恰到好处地体现了昆兰案的作用以及将法律思维引入医学的意义。1983 年，大陪审团调查了纽约拉瓜迪亚医院的

DNR 程序，并出具了报告。[29] 案例事实不像人们想象的那样离奇。（几年后，纽约医院重现了几乎一模一样的事件。）78 岁高龄的 M 太太住进了拉瓜迪亚医院的重症监护病房，她呼吸困难，但原因不明，也未被确诊为不治之症。尽管有时候她曾尝试拔除呼吸机，但她本人和她的家人都没有要求放弃治疗，也不曾暗示她希望死去。一天夜里，有人发现 M 太太脱离了呼吸机（管子被完全压在她的枕头底下，监控报警装置被关闭）并陷入心脏骤停。大陪审团报告称，重症监护病房的当值学生"在护士重连导管的同时开始胸外心脏按压。另一名护士赶来，询问那名医学生是否需要呼叫'代码 33'紧急状态，这是医院命令全体待命人员响应并准备心肺复苏的信号……正当护士打算这样做时，那名学生示意不必为 M 太太呼叫该代码。根据上述两名护士的证词，那名医学生说：'我在做什么？她是一名拒绝抢救（no-code）的患者'，然后就停止了心脏按压。"几分钟后，M 太太死亡。第二天早晨，医院告知患者家属自己已尽全力救治。但一名自称该医院护士的人给患者家属打了匿名电话，告诉他们患者"是因为'拒绝抢救''含冤'而死的"。

大陪审团没能查清楚那晚究竟发生了什么——那名医学生否认了护士的说法，究竟是谁撤掉了呼吸机也不得而知。不过大陪审团评估了 DNR 程序，发现了"令人震惊的违规"。该体系行事草率、反复无常，而且缺少问责机制。大陪审团报告，医院领导层禁止"在病历上记载任何书面（DNR）指令。相反，他们有一套标注'拒绝抢救'患者的程序，该程序要求将所谓的'紫色小圆点'贴在患者资料卡上，该卡仅应由护士保管，直到患者死亡或出院……结果是，'拒绝抢救'指令不可能由医生发出，而该指令一经实现，它唯一的记录也就消失了。"同时，"没有任何官方政策要求医生在发出'拒绝抢救'指令之前取得患者或家属的知情同意，他们甚至无须通知家属"。

在州检察官的鼎力相助之下，大陪审团的回应显示了患者—律师同盟在争取自主权方面的强大力量，以及法学界和医学界的方向分歧。大陪审团首先建议，DNR决策应由医生和患者"共同做出"，这项影响重大的决策不能完全托付给医生。大陪审团发现，这种协商在很多医生看来无异于给垂死挣扎的患者再度施加残酷的负担，可它仍然强调协商对患者权利是不可或缺的，医生不能独自决定谁能获得救治或谁应该等死。其次，尽管大陪审团不想把僵化的规则强加给医院——要知道，患者的情况各不相同——也不想精确地框定拒绝抢救的通行标准，但它确实曾强调通过"细致的程序性保障来预防草率、单边或暗地里的决策制订"。DNR决策应被"准确、永久地存档"，记载在患者病历上，并经患者的主责医生签字。

拉瓜迪亚报告的目标并未一蹴而就。不久，一份在纽约地区发行的日报刊登了一张照片。这张暗中拍下的照片展示的是纪念医院的"机密"黑板，上面记载着哪些患者将获得全力治疗，哪些患者不会；与此同时，纽约医院面临着一起人尽皆知的诉讼：医护人员不但拒绝抢救一名心脏骤停的女患者，还阻止她的亲属——一名恰好在床旁的医生——实施抢救。不过，大陪审团的报告通过叙述DNR乱象并提议出台更审慎的程序，降低了对个人不受监督地行使自由裁量权的容忍度，而在医生眼里这本来是职业自由。短短几年内，有多个州要求医生在标注DNR之前与患者充分协商、确定合理的实施方式并在患者病历上妥善记载，纽约州正是其中之一。

　　昆兰案还让医学决策成了一个日常的大众话题，这有助于强化律师与患者携手对抗医生和医院的同盟，也将持续给医学带来更多规则和程序。福克斯兄弟（Brother Fox）案正是这一进程的生动体现。福克斯兄弟是天主教信徒，1979年，83岁高龄的他接受了疝气修补手术。期间，他遭遇心脏骤停，脑缺氧导致他陷入持续性植物状态。他的教友要求医院负责人撤除他的呼吸机，但医院拒绝这样做，除非取得法院同意。教友们在随后的庭审中解释，他们的宗教社区在昆兰案发生后围绕放弃治疗的伦理展开了长期讨论。福克斯兄弟参与了讨论并坚称，如果自己陷入植物状态，将愿意拔管。[30]

　　福克斯兄弟和他所在的宗教社区围绕昆兰案的正式讨论以及

美国大众的非正式讨论不仅让终止治疗的议题跻身法律评论期刊，还登上了超市货架陈列的杂志。昆兰案几乎具备俘获公众和媒体眼球的一切必需素材。它包含好姑娘变坏的元素——虔诚的天主教家庭出身的 22 岁女孩可能嗜毒成瘾；它还有成为 B 级恐怖片的潜质：卡伦·安·昆兰为什么会陷入昏迷？她还有可能苏醒吗？也许最重要的是，昆兰案让一个曾经看似抽象的问题变得人格化了。蒙代尔参议员对医学技术远期影响的抨击是一码事，然而为卡伦做打算是迥然不同的另一码事——在相当程度上，这成为卡伦的个人命运，就连法院判决也会以名字而非姓氏指代她。她被牢牢绑缚在维持生命的机器上，过着无意义的生活。

　　尽管媒体更愿意把故事与"求死权"扯上关系，仿佛呼吸机技术是故事中的反派，但很多人明白，真正有意义的话题是病床边谁说了算。昆兰案的告诫是个人必须设法让自己的意愿得到尊重。几乎没有人反对昆兰家人的诉求，多数的公众认为她的家人"有权要求医生撤除一切生命维持设备，放任患者赴死"。[卢·哈里斯（Lou Harris）在 1977 年所做的一项调查显示，66% 的受访者认同这一观点，15% 不确定自己的态度；四年后，同意者达到73%，表示自己没想好的只有 4%。][31] 然而，当务之急是如何避免类似昆兰夫妇的窘境。

　　答案不久就来了。人们以很随意的方式向家人和朋友表达自己的偏好，这多少有点像福克斯兄弟的做法。（此类事件的数量不得而知，但是当终止治疗的争议闹上法庭，法官会当然地假定患者在意识清楚时表达过自己的意愿，亲属和朋友则附和称他们确实表达过。）对于更正式文件的兴趣也日益浓厚，"生前预嘱"就是一例。随着呼吸机和重症监护病房的出现，绝症患者可以预先要求医生不要强行施救的想法也诞生了。20世纪70年代初，安乐死教育委员会（the Euthanasia Educational Council）制定了一份生前预嘱模板。在"亲爱的阿比"（Dear Abby）[1]栏目谈到这份模板后，有五万人写信索取副本。1974年4月，沃尔特·莫德尔博士（Walter Modell）在《新英格兰医学杂志》发表了一篇题为"论医学干预"（On Medical Intervention）的指南，篇幅只有短短一页。"由于医学发展远远超前于我们预期中的伦理行为模式"，他指出，"我认为，提早明确个人偏好以便为我的医生提供指引是明智之举"。两个月后，《纽约时报》周日杂志刊登了一篇有关生前预嘱的文章，大标题是："成千上万人签署了文件，大意为：如果我患了不治之症，就停止治疗。"但是，早期版本的生前预嘱存在激烈的冲突。很多老年学和死亡学界的领军人物担心，健康状况良好的人会对境况恶化时的偏好做出一时脑热的决定，他们批评预嘱是一种"逃避"。[32]

昆兰案给生前预嘱带来了更有利的共识和新一轮热潮。西塞

---

[1] 风靡英语世界报刊的答疑解惑专栏，创始于20世纪50年代。——译者注

拉·博克（Sissela Bok）是一名关注健康政策的哲学家，她在《新英格兰医学杂志》刊文探讨了"生命终末期照护的个人化方向"（Personal Directions for Care at the End of Life），公开呼吁赋予患者（运用法律文件）对抗医生和医院的权利。"卡伦·昆兰和她的家人的困境"，博克宣称，"触动了许多读者。困扰着人们的不只是对死亡本身的畏惧，还有命悬一线的恐惧以及给家人造成沉重负担的忧虑……因此，越来越多的人签署了声明，也就是我们所知的生前预嘱，要求在某些情况下不要徒劳地维持自己的生命"。尽管此类文件的法律效力尚不确定，博克认为它们应该成为医生的决策指南，她也提供了一个模板：

> 本人＿＿＿＿，希望尽己所能地参与关乎己身的医疗照护。但本人知晓，本人未来可能因事故或疾病无法参与上述事务。如果本人濒临死亡并且无可转圜……本人不想继续维持生命。因此，本人在此要求，不接受外科手术或心肺复苏。本人亦不希望接受生命维持治疗，包括呼吸辅助设备、特护治疗或其他延长生命的手段。[33]

博克强调，这份文件的论调与它的具体条款同等重要。针对众多此类案件的争议性质，她的首要观点是生前预嘱"应该以要求他人接受职责的语气提出，而不是请求或恳求他人予以考虑"。

生前预嘱是患者权利的表达——求死权是"参与"照护的权利的一部分。患者不仅能在具备行为能力时参与，即使丧失行为能力也仍然拥有这一权利。

生前预嘱的现实和象征意义一概没有引起医生的注意。一位肿瘤科医生提出了这样的替代模板：

> 本人_____在接受主治医生相当一段时间的治疗后，充分知晓他对工作高度热忱、技艺娴熟，并发自内心地为本人的最大利益行事。如果本人病情紧急、濒临死亡，本人信任他将继续按上述标准行事……本人相信，他是照护事务中本人利益的最佳维护者……他是一位能理解本人感受的朋友，本人不希望由于授权第三方代表本人行事，在本人和医生之间放置一道潜在和现实的屏障。[34]

即便不是幻想，这份文件也有浓烈的戏谑意味。它恰恰是医生成为陌生人的真实写照（关于友谊和感受的说辞很空洞），也反映了医学家长主义合法性的丧失到了何其严峻的地步。[35] 因此，围绕昆兰案的反应利用并强化了患者权利的意识形态。在对抗医生的立场上，生前预嘱与美国医院协会的《患者权利法案》站在了一起。

这些态度也增大了立法者面临的压力，迫使他们对生命终末期的医学决策加以规范。到 20 世纪 70 年代中期，已有数十个州通过了脑死亡法规。不过，昆兰案和类似案件引发的议题与医患关系的联系甚至更加密切。一方面，法院持续要求对这一领域进行立法指引。尽管打算对终止治疗发声的法官为数不少，但他们异口同声地呼吁国家通过立法澄清医生的义务和责任，打消他们对承担民事或刑事责任的畏惧。例如，连审理塞克维茨案的法院也不曾针对无行为能力患者的治疗制订全面的管理指南，它强调这一问题应该留待立法机关解决。另一方面，大众对生前预嘱的兴趣推动了立法动议，预嘱文件将束缚医生和医院。

昆兰案终结不过数月，加州就通过了生前预嘱法规。尽管过多的限定条件让预嘱文件难以适用——患者必须身患绝症，生前预嘱的有效期最长五年，患者必须在发现自身罹患绝症后 14 日内重新订立预嘱——但这项法规的方向仍被看好。现在，生前预嘱的法律地位是"（患者）行使合法权利拒绝用药或手术，并接受相关后果的终局性表达"，它免除了医生因遵循预嘱而面临的谋杀指控。（它还确保直系亲属不会因患者自杀而丧失保险赔偿金。）[36] 诚然，立法者有充分理由规避终止治疗的议题，因为它可能引发宗教团体或州医学会的对立情绪。然而，跟随昆兰案来到医学领域的不只是法院，立法机关也加入了。它们都将扩张患者的选择权，并且限缩医生的权威。

最终，昆兰案不但将新玩家带进了医学决策的王国，还巩固了一群外来先遣队员——也就是生命伦理学家——的地位。昆兰案以后，美国生命伦理学运动的活力和地位从各方面看都让人叹为观止。每个谈论医学议题的国家委员会都拥有一名生命伦理学家委员；医学突破的新闻报道如果少了生命伦理学家对其意义的评述，就显得不够完整。不出十年，多数医学院校都有了一名哲学教师讲授生命伦理学课程；生命伦理学家还出现在三级照护中心的特护病房、机构审查委员会、器官移植或人类生殖委员会。以前，人们认为在巡诊中不穿白大褂的统统是牧师；现在，这个人会首先会被当作生命伦理学家。

勒妮·福克斯是当代最优秀的医学社会学家之一，她最先着手分析这一变化，并对生命伦理学的方法和知识假定提出批评。1976 年，也就是昆兰案审结的那一年，福克斯撰文称"一个有关调查和行动的新领域出现了，它叫作生命伦理学"。她援引了黑斯廷斯研究所的丹尼尔·卡拉汉的看法，后者认为生命伦理学"尚不是一门完整学科"，它的大部分实践者"来自其他领域，或多或少在以自身想法创造它"。她记录了生命伦理学与日俱增的影响力。从事生命伦理学科研和教学工作的不只是几家学术中心，"一批数量可观的私营基金会、学术团体和政府机构"也在支持相关工作；同样令人欣喜的是，主要由哲学家和关心生命伦理的医生组成的跨学科团体也在追逐着它们的目标。[37]

然而，福克斯却因生命伦理学势不可当的步伐感到不安，她认为生命伦理学正将一整套错误价值引入医学。她的不满一定程度上反映了对地盘的争夺，随着生命伦理学家的高歌猛进，社会学家正迅速退出医学领域；她指出，"社会学家或其他社会科学家在该领域的工作乏善可陈"。[38] 但是，福克斯之所以抨击生命伦理学家，不是因为他们赶走了社会学家，而是由于他们拒斥社会学方法。在一个后来被她反复提及并细致阐述的构想中，福克斯批评生命伦理学家没有时空观念——她的意思是，他们不清楚这场运动为什么会在这样的时点或地点取得成功，也不理解过去十年里生命伦理学在美国的重要性为什么会超过其他工业化国家。欠缺宽广的视野，他们就难以对自身特有的偏见和喜好有所意识。尤其是，他们没有认识到自己正在推动的普遍信念反映的不过是他们自己的观点。实际上，他们在扩张影响力的渴求中把宗教问题转化成为伦理问题，给一度更广域的讨论强加了狭隘的世俗性。

福克斯认为，这将最终导致对个人权利的允诺在生命伦理学内部变得无坚不摧，其他所有的集体或社会因素都得靠边站。福克斯强调：

> 流行的生命伦理观过分彰显和抬高了个人主义的价值，事实上将个人主义与事关人际关系的社会和宗教价值割裂开来；例如，对他人的责任、承诺和感情纽带……生命伦理学又给这种狭隘的个人主义观念增添了夸大和膨胀过头的价值。

披着道德权利外衣的个人权利主张将进一步扩大，并索求更
多个人权利。从这些层面看，生命伦理学的个人主义在老式
的、世俗程度较低和群体形态的美式自由主义基础上发生了
演化。

她的结论是吹毛求疵和过分理想化的结合体："生命伦理学能否
真实反映当今美国医学伦理学的状况，以及能否——或应不应
该——作为美国医学道德的一般框架，仍然不明确。"[39]

在批评生命伦理学过度接纳个人主义方法时，福克斯自己也
犯了一些同样的错误。她也没有将这场运动置于社会框架内，还
给人留下一种生命伦理学家都是自私自利的学术企业家的印象，
然而这很难解释他们强大的影响力。福克斯忽视或不愿考虑的
是，这场运动对个人权利强有力的承诺正是它成功的要诀。这一
倾向可能令医生渐行渐远，但它能联合生命伦理学家和其他外部
人——也就是律师、公共官员、媒体，甚至还有像昆兰这样的患
者和他们的家人，他们曾共同面对困兽犹斗的医学权力。

有个很有说服力的例证体现了他们的默契。昆兰夫妇的律师
保罗·阿姆斯特朗为了准备面向新泽西州最高法院的陈词，先飞
往华盛顿咨询了乔治城大学肯尼迪研究所的生命伦理专家，又前
往黑斯廷斯研究所与罗伯特·维奇一起修订了陈词。他们先把阿
姆斯特朗诘问得面红耳赤——"阿姆斯特朗先生，您能指出放任

一个人去死和主动加速死亡的区别吗？既然卡伦丧失了行为能力，我们如何能知道她的意愿？"然后帮助他拟定答案。[40]就这样，昆兰案既代表着一个超越医学的新权威的出现，又标志着外部人新联盟的形成。昆兰夫妇先咨询了神职人员的意见，但为了达成目的，他们不得不寻求律师帮助，而律师又联合生命伦理学家打磨自己的法庭陈词。

正如此事显示的，多数生命伦理学家都站在昆兰夫妇这一边，提倡个人权利优于医学权威。如果说福克斯希望重拾医学传统，生命伦理学家则会坚定拥护患者的主张，昆兰案成为他们为患者自主权奔走呼号的契机。埃德蒙·佩莱格里诺时任耶鲁大学医学教授，后来又出任乔治城的医学伦理项目负责人，他反对"过多地把权力交给专业人员……赋予医生太多权力，他们就难免滥权"。[41]医生的合理使命是向患者和家属提供必要的决策信息。特里斯特拉姆·恩格尔哈特（Tristram Engelhardt）当时在乔治城大学任教，他把昆兰判例融入《患者权利法案》的框架，以加强患者的话语权。[42]而曾为阿姆斯特朗提供建议的罗伯特·维奇为判决欢欣鼓舞，期望它成为具有指导意义的先例。[43]

在一心一意追求患者自主原则之余，生命伦理学有没有落下什么？或许对自主权"一边倒"的承诺确实把议题极端化了，这让粗花呢大衣与白大褂截然对立。但值得怀疑的是，这一立场的改变能否让正在失去自由裁量权的医学职业感到一丝安心。更重要的是，就像人们在卡伦·安·昆兰和约翰·霍普金斯婴儿等病例中见到的，生命伦理学家的个人主义方法更多把他们的关切聚焦在患者与医生的一对一交锋上，不甚重视美国医学的社会背景。对患者自主权的允诺认定美国医学的最关键问题是医患关系的性质，并含蓄地表示健康照护的可及性或疾病预防与治疗的平衡问题没有那么重要。从这点看，福克斯关于生命伦理学缺乏社会学想象力的评价是很到位的。不过，患者个人权利的保护往往有一种跨越阶层的关联性——它突出了诸如"同意"这样的概念时，这意味着穷人和富人都能得到保护并免受不道德科研人员的侵害，它还强调患者尊严在多人病房和私人病房有着至少相同的重要性。

最后，生命伦理学维护患者权利的初心有助于解释它在1966—1976年取得的卓越成就。这场权利运动与它的时代珠联璧合，当法庭扩张隐私权的概念时，生命伦理学家正在为自主原则奔走；法官提供了法律基础，生命伦理学家则构建了强化患者权利的哲学基础。实际上，在不同少数群体的权利运动高歌猛进之时，生命伦理学家正守护着另一个弱小的群体——患者。这些守护者不约而同地与个人站在一起，反对既存权威；处于弱势的患者仿佛加入了女性、罪犯、同性恋者、公租房租户、福利受助人和学生的行列，尝试限缩来自职业权威的自由裁量权。事实上，生命伦理学家与新一波权利运动人士的共同点比很多运动领袖认知或承认的还要多。他们往往是受过哲学训练的博士，很多人有天主教背景，保持着传统的生活习惯，或许很难认同那些志在改变生活方式的左倾人士、不可知论者和激进倡议者。但不论差异有多显眼，观念的相似性也不容忽视：这些社会运动都从权力作用对象的角度看待世界，而不是权力行使者的角度。

当然，生命伦理学的一个关键优点使它拥有比其他团体更持久的力量，并确保它的成功没有局限于 20 世纪 60 年代末和 70 年代初，而是贯穿整个 80 年代。生命伦理学超越了阶层界限，它至少平等地回应了富人和穷人的关切，甚至更多地回应了富人的关切。并非每个人都是穷人、少数群体成员或者社会经济地位低下；但即使还没有生病，每个人都迟早会成为病人。这一事实为这场从患者角度看待医学权力运行的运动增添了特别的性质和魅力。

| 尾　声 |

在昆兰案之后的 15 年内，发端于 1966—1976 年的涓涓细流成为强劲有力的洪流。现在，外部人比医生更突出也更成功，医学职业面临的社会和伦理问题由他们解释，职业管理规范也由他们制订。该领域最重要、最彻底的成就——总统医学和生物医学及行为研究伦理问题委员会（the President's Commission for the Study of Ethical Problems in Medicine and Biomedical and Behavioral Research）——由律师和（来自学术机构而非神学院校的）哲学家主导。该委员会成立于 1978 年，是 1973 年成立的国家人体受试者保护委员会的继任者，它的成立离不开爱德华·肯尼迪的积极行动。肯尼迪再次援引人体试验领域的惊天丑闻——威洛布鲁克、塔斯基吉、布鲁克林犹太慢性病医院——他提议成立"一个跨学科的专业委员会……为解决我们时代最疑难的一些伦理和道德问题团结协作，提供社会指南。"[1]1978 年，这些丑闻仍能带来可观的政治资本，并将更多的规则和玩家推向病床旁。

如果没有充分认识 1966—1976 年发生的事件，就很难理解为什么莫里斯·艾布拉姆（Morris Abram）会被任命为总统委员会主席，没有其他途径能为一名前民权律师挂帅医学伦理研究提供解释。事实上，艾布拉姆不仅象征着律师对医学的影响力，还体现了新兴的患者权威的强大。在前几年与白血病抗争期间，艾布拉姆就像其他患者一样积极掌控着自己的治疗。他从国外搞到一种试验性药物（在 20 世纪 70 年代绝非易事），并要求每一位（在他的免疫衰退期）接触他的医生彻底消毒；当他的静脉因频繁抽血发生损伤时，他迫使医生设计了一个只消一针即可满足日常治疗要求的方案。[2]艾布拉姆毫不意外地选择了亚历山大·凯普伦（Alexander Capron）出任委员会执行主任，他是艾布拉姆的法学同行。作为首批跨界医学的法学教授和黑斯廷斯研究所的活跃分子，凯普伦为生命伦理学的很多议题留下了丰富而睿智的文字。

委员会的成员也以外部人居多。最初的11名委员里，有5人来自生命伦理学、法学和社会科学领域，3人来自行为研究领域。这个旨在对医学伦理问题发声的机构只有5名医学博士，其中3人是执业医师。委员会的职员距离医学更加遥远，只有1名医学博士，拥有法学学位的倒有4人，还有5人拥有哲学博士学位。总之，这支团队不大可能对床旁伦理学的传统言听计从。

结构和人员深刻地影响了委员会的研究内容。1980—1983年，委员会发布了数十篇报告，关注的话题包括死亡定义的统一、知情同意的取得、受试者损害赔偿、健康照护的可及性保障，当然还有生命维持治疗的终止。[3]在如今已经根深蒂固的一系列原则的指导下，委员会探讨了这些格外宽泛的话题。首先，医患关系应坚持"共同参与、互相尊重、共享决策"。[4]患者将主动参与，医生则积极响应、分享权力。其次，委员会强调医学决策必须符合可持续适用的具体原则，避免逐个解决。最后，如果遇到近乎无解的伦理难题，委员会将诉诸集体决策，反对个人判断；如果遇到复杂议题，它往往会援用机构审查委员会的审议程序。委员会致力于让医学决策趋于透明、正式、可预测，并最终响应患者的偏好。

相应地，委员会将知情同意作为自身规划的基石。"在伦理上有效的同意是一个基于相互尊重和共同参与的决策共享过程，不是一个等同于背诵同意书的仪式……患者应该得到有助于理解自身病情并据以制订治疗决策的必需信息……健康照护提供者不能仅因为信息会惹人不快，就习惯性地隐瞒不乐观的信息。"⁵ 因此，委员会在制订终止治疗的政策时会优先考虑"具备行为能力的患者在知情前提下的自愿选择"，这堪称它最重要的贡献。它意识到，医生的良心或医院的目标在某些情况下可能与患者的意愿相冲突，它不希望对这些分歧视而不见。委员会期望医生和患者能够自行解决部分分歧，医院能够建立审查机制和政策"为维护健康和自主决定价值的必要手段提供保障"。但如果冲突不可避免，"患者自决的利益和尊重患者福祉的优位性把最终决定权留给了患者自己"。⁶

委员会在保护无行为能力患者方面同样坚决。它强烈要求完善法律机制，让患者得以通过生前预嘱或任命代理人的方式提前表达自己的意愿。当患者无法为自己发声或尚未取得行为能力（例如新生儿或严重精神缺陷者），委员会将再次寻求医院审查委员会的决策建议，而不是医生个人的决策。医院应该制订"详尽、公开的政策，明确决策怎样做出、由谁做出。"⁷

委员会的成果引起的第一波声浪体现了医学的内部人与外部人分歧的持续性。多数医学期刊对委员会态度冷淡，对它的诞生、历程或重大发现未置一词；直到 20 世纪 80 年代，都鲜有医生读过委员会报告。[委员会的《统一死亡判定法案》(Uniform Determination of Death Act) 草案是个例外，它同时得到了美国医学会和美国律师协会 (American Bar Association) 的支持，并在多个州获得通过；但这在很大程度上是个不区分职业的技术事项。] 外部人则恰恰相反，他们长期关心委员会的工作，这种关心和支持甚至与日俱增。只要终止治疗的案例成为头条新闻，法院、媒体、立法机关以及不断壮大的学术共同体都将咨询并援引委员会的意见。

然而，委员会的工作不免面临批评。有一项特别的指控不仅把矛头对准委员会本身，还对医学决策在过去 25 年里到底改变了多少表示质疑。杰伊·卡茨作为深入研究人体试验伦理的先驱之一（凯普伦是他在耶鲁法学院的学生），认为委员会对医生主动与患者协作的预期太过一厢情愿。卡茨认定，医学的神圣传统要求医生对患者保持沉默，以便他们行使权威。因此，对于医患关系权力平衡的基础性调整已经见效的说法，他不能苟同。他一直致力于强化患者权利，但这项任务即便不是不可能，也十分困难，这令他灰心丧气。"我对委员会的远见卓识深表敬佩"，他宣称，"它与医学职业关于医患沟通的观点截然对立"。但是也不要误以为这套说辞已经催生了新的现实。例如委员会曾援引过的一项舆论调查显示，多数医生已经准备好将致命的诊断信息传达给患者了；然而卡茨反驳道，在精神科病房观察医患互动的社会学家发现医生操纵了同意程序，这令该程序失去了意义。由于医学传统不倾向同患者沟通不确定事项或共同制订决策，旧式态度和作风仍然存在。[8]

唱衰医学领域变革的不止卡茨一人。很多社会学家都认为，医学的特权地位在过去25年里并没有被削弱。用这场争辩中的一名学者的话来讲，医学没有丧失"声望、尊重、专业知识以及垄断这些专业知识的相对优势"。杰出的医学社会学家艾略特·弗莱德森（Eliot Freidson）也强调，"医学职业……至少保持了对相当部分正式知识（formal knowledge）的垄断地位，垄断并未因时间推移有所减弱"。他承认医生失去了一些自主决策权，但他认为权威不过是转向了其他医生，并没有留给外部人。医学职业的内部组织发生了变化，但它在社会中的外部地位没有改变。[9]

这些论断对1966—1976年的事件及其后续的评价在多大程度上是准确的？难道医生在民意调查员面前的态度与面对患者时的不同？新规则和新玩家究竟发挥应有作用了吗？

我认为，1966年以来的文字记录有力地证明了医学决策的内容和形式都发生了根本性转型。对于人体试验来说，这确定无疑。

尽管机构审查委员会的监管工作不是十全十美，但亨利·比彻描述的那些试验再也不会发生了；今天，即使最雄心勃勃、信心满满的科研人员也不会提出类似计划。在这个一度麻烦遍地，拿无行为能力人和被收容人员充当试验对象的领域，科研实践的转型的确极具戏剧性。老幼病残和在押人员不是科研人员砧板上的鱼肉，他们再也不能恣意挑选全人类福祉的殉道士了。

当然，鸿沟和缺陷依旧存在。不同组织的机构审查委员会按照自己的标准各自为政，就像一个州的自由公司法（例如 20 世纪初的新泽西州）会削弱其他地方的监管[1]，对所在机构的委员会监督不满的科研人员也可以另谋高就——心外科医师威廉·德弗里斯（William DeVries）显然就是这样做的。此外，机构审查委员会的结构也有瑕疵。尽管必须吸收"社区代表"，但委员会能按自己的意志界定这一概念。于是，它几乎可以选择自己喜欢的任何人，或排除任何令自己不悦的人。更具说服力的是，机构审查委员会几乎从不调研或检查科研人员与受试者的实际接触情况。委员会只看同意书上的话，却不对同意程序或科研人员与受试者的互动进行监督。[10]

不过，随着人体实验的保护程序深入人心和艾滋病危机的到

---

[1] 19 世纪末，新泽西州率先掀起公司法自由化改革浪潮，特拉华等州随即加入竞争。为寻求更宽松的规制环境，其他州的很多公司会选择将注册地迁移至新泽西州，从而规避监管。——译者注

来，当前的核心议题不再是保护人体受试者免受科研人员侵害，而是确保全体有意愿参与人体试验的受试者得到公平机会。噩梦从不道德的科研人员欺骗在押人员，变成垂死的患者渴望加入药物试验以求得一线生机。挑起对机构审查委员会抵制之声的不是对低效的官僚机构不耐烦的科研人员，而是不顾试验是否值得加入，一心想要在委员会否决权的阴影之外自行计算风险收益并做出决策的患者。尽管这一转向在很大程度上反映了艾滋病患者面临的惨淡命运，但它也证明机构审查委员会卓有成效地训练乃至驯服了科研人员。[11]

让我们把目光转向诊室，可以明显发现那里自 20 世纪 60 年代以来的变化与布朗诉教育委员会案的后续影响如出一辙。就像人们在民权运动中发现法律和社会对取消种族隔离的强大支持从未在实践中得到落实，他们在医学领域同样发现对患者主权的有力支持也与理想相去甚远。在这段转型期里，医学决策呈现出五花八门的特点。有的人会感受到阻力，这在年长的医生和患者中尤其常见。一些医生不愿意就此放弃自己曾长期掌握的自由裁量权，有的患者则没有能力行使他们赢得的权力。

不过就像实验室，诊室也为新规则和新玩家的影响提供了充分证据。现在，放弃生命维持治疗的前置程序空前地正式。一部分州和越来越多的医院要求医生在标注 DNR 指令前完成事无巨细的表格并取得适格患者的签字同意。可想而知，医生曾抱怨强迫患者面对迫近中的死亡太过残忍。为了合法地适用 DNR 指令，医生不得不向患者解释他已病入膏肓、大限将至，复苏术的临床意义不大，电击胸口以及可能的开胸和气管插管造成的疼痛也大于实效。尽管医生如此抗议，但公共政策和舆论要求进行这样的详细对话，它们认为这样的谈话要好过护理记录上的铅笔记号或黑板上的粉笔板书。

不得不承认的是，小花招仍有施展空间，而且无疑出现过。医院复苏团队可以借助"缓慢抢救指令"（slow code）[1] 信步走向床旁，而不是冲向床旁。当患者丧失行为能力，医生就可能操纵家人遵从指令，如果第一天不行，那就耗到第三天。还有证据显示，一些医生认为这项义务实在难以启齿，于是把对话拖延到不得不谈的时刻，待患者陷入昏迷才与他们的家人谈话。（该策略有助于解释为什么一项回溯研究会发现家人比患者更乐于同意 DNR 指令——比例是 86% 对 22%，以及另一项研究报告称大部分 DNR 指令的书面记载都是在患者去世前三日内完成的。)[12] 当然，新程序的确起到了作用。现在，医学决策可以通过完善的书面记录予以追溯，成摞的 DNR 表格也与护士站的其他报表同等重要。

拒绝或放弃生命维持治疗的决策也取得了类似进展。如果你询问一个医学院班级，医生是否应该尊重一名信仰耶和华见证人

---

[1]　在该指令下，救援团队只实施象征性抢救，这既不同于放弃心肺复苏的 DNR，也不同于全力抢救指令（full code）。——译者注

（Jehovah's Witness）[1] 的成年患者宁死也不接受输血的愿望，你将得到异口同声且毫不犹豫的肯定答案。具备行为能力的绝症患者不但可以拒绝高科技干预手段，甚至能拒绝食物和水，现在这已成为一个通行原则。该原则不仅受到生命伦理学的认可，还得到了判例法的确认，很多医生开始尊重甚至认同患者的自决。（一名外科医生告诉我，当预后公开成为惯例，患者为自己做主变得容易多了。以前，他不得不在房门外驻足，努力回忆自己曾拿什么说辞对患者撒过谎；现在，他只需调阅病历，然后就能开启谈话了。）医生还是保留了一定程度的裁量权。他们完全可以在是否使用呼吸机或抗生素等事项上征求患者和家属的意见，同时在更具技术性（也更隐蔽）的决策上自作主张，例如调整可能影响心输出量或血压的药物剂量。然而从整体来看，生命终末期医学决策披着的外衣已被揭开，持续或终止治疗的决策成为公开讨论的焦点。

这些决策也构成了医院委员会审议的基本内容。正如我们所见，成立伦理委员会的想法因昆兰判例初次得到举国关注，评论家很快表示这样的委员会不该仅仅探讨纯医学问题（例如，病程是否处于晚期），还要涉及真正意义上的伦理学问题（例如，事关无行为能力患者的决策应该遵循什么标准）。在伦理委员会的推进中起到催化剂作用的不只是学术分析，还有 1982—1984 年得到广

---

[1]　耶和华见证人是一个不同于主流基督教的边缘教派，其信徒拒绝输血。——译者注

泛报道的数起放弃缺陷新生儿治疗的事件。这些所谓的"无名婴儿"（Baby Doe）[1]案例如同约翰·霍普金斯案例的重演，由于新生儿严重残疾，家长不同意实施救生手术。媒体对这些事件进行了密集报道（说明生命伦理问题影响力日隆），里根当局则竭尽全力对近乎无条件的生命维持治疗表示支持，以期从生命权团体获取政治资本。卫生与公众服务部（HHS, the Department of Health and Human Services）开通了800热线电话征集对残疾新生儿采取歧视性治疗的线索，还组织起一个"无名婴儿小组"负责调查案件并勒令治疗。个体生命权活动人士也加入了运动。有一名支持者了解到纽约一家医院即将批准家长和医生放弃为一名严重缺陷儿做手术的共同决定，于是他请求州法院判令医院恢复治疗。

然而，这些努力均被联邦和州法院驳回。它们认为，联邦政府干预新生儿育婴室没有法律依据。相对于第三方，它们更倾向于支持家庭和医生制订决策。里根当局一再坚持，HHS也颁行法规强化州立儿童保护机构的监督角色。同时，它敦促医院成立新生儿伦理委员会。注意，这是一项呼吁，不是一项要求。

这些事件还促成了其他一些各不相同的团体对伦理委员会的支持。总统委员会建议配备高科技新生儿病房的医院制订"针对此类婴幼儿决策的……明确政策"。当家庭和医生对生命维持干

[1] "Baby Doe"是诉讼中用于指代年幼婴儿的化名，"Baby Jane Doe"则指代无名女婴。——译者注

预发生分歧，或此种干预的效果和收益出现争议，它希望伦理委员会承担审查职能。[13] 此外，包括美国儿科学会（the American Academy of Pediatrics）、美国医学会和美国医院协会在内的多家医学团体对伦理委员会表达了公开支持。1983—1985 年的医院调查显示，设有伦理委员会的医院翻了一番，教学医院和大型三级照护中心名列前茅。[14] 至少，伦理委员会能避免法院介入（或阻止 800 热线进入育婴室）。委员会充其量提供了一个争议解决平台，在那里，双方都能援引强有力的伦理原则抒发己见。

尽管医院伦理委员会的组织形式堪称五花八门、千奇百怪，与机构审查委员会相比有过之而无不及，但它们的突出共性也不少。在委员会中占多数的是临床工作者，剩余席位留给一名生命伦理学家和一名社区代表（再次定义不明）。委员会时常面向医护人员设计并组织教学项目，或协助医院起草指南和程序，这些活动通常很受认可。当伦理委员会就个案发表意见，当它的成员出现在病床边，争论就会爆发。就像对机构审查委员会的批评一样，批评伦理委员会的人一部分认为它走过头了，另一部分觉得它做得还不够多。前者深感委员会侵犯了医患关系的私密领域，为凝聚共识牺牲了原则；后者则抱怨委员会基本只服务临床医生（患者并不总是有权召集委员会），而且缺少实权（多数情况下只是顾问）。于是，他们中的一派宁愿相信医生和家庭，另一派支持将职能彻底交给法院。

伦理委员会很难消除这些分歧，它还是个新兴事物，尚未积累足够资料。由于缺乏明确的联邦授权，它没有像机构审查委员会那样的权力，它的顾问角色也可能受到州法的限制。例如，很多州强制要求为存活新生儿提供治疗。（以路易斯安那州的规定为例，"不论出于何种意图，任何人不得拒绝提供或剥夺存活婴儿的食物或营养物质、水或氧气，以导致或放任孩子的死亡。"）[15] 如果新生儿伦理委员会依照这些法律条文办事，那它很可能无所事事。此外，委员会可能不会持之以恒地提升患者的话语权。考虑到它由医生召集，那它也很可能由医生主导。不过，它的潜在优势很可能给它的传播和应用提供了便利。不同于法院，伦理委员会能为家庭或医生提供一个宽松的环境，让他们对缺陷的含义和处理对策等悬而未决的问题予以澄清。委员会不必逐字逐句地抠法律字眼即可正常运作，也不需要为推行自己的建议去寻找法律的漏洞。例如，虽然州法严令为所有存活新生儿提供治疗，但如果干预"没有意义"——这个术语不适合严格定义——它也允许例外情况。据此，伦理委员会可以在特别状况下建议放弃"无意义"的治疗，而不必担忧法律规范的一般要旨。[16]

如果不考虑过去 25 年内对医学的经济监管的迅猛发展，我们对变革的短期影响和未来方向的分析就不够完整。本书开篇就指出，法律与生命伦理学来到床旁的驱动力不是成本因素。在蒙代尔或肯尼迪听证会上，在探讨人体试验或生命伦理的国家委员会报告里，在有关定义死亡和促进移植的辩论以及围绕约翰·霍普金斯婴儿或卡伦·安·昆兰的争议中，都鲜有财政事务被提及。

但是，联邦、州和市政当局走向床旁的动态过程不能与经济监管的过程彻底割裂。事实上，弄清楚这两种趋势的关系或指出其影响力的作用方向都绝非易事。它们的目标都是削弱医学决策中的恣意权威，强化法院、立法机关和委员会的权威，并提升政府和商业监管机构的地位——现在，它们（在批准报销前）要求提供明确证据说明患者因病必须入院治疗，并附带住院天数和具体治疗程序。要知道，1966 年不只是比彻揭发惊天丑闻的年份，联邦政府还在这一年推出了医疗保险与医疗补助计划，成为医疗服务最大的单一采购方。

对信任、尊重和自主的关切有助于推动监管政策的变革，这并不是信口开河。联邦政府在医疗开支上新投入的巨额资金本身就足以解释成本控制的缘由。但同样有必要指出的是，这项工作也从我们一直在探索的变革过程中汲取了动力。因为医生成为陌生人，因为信任水平日渐下降，也因为技术让医生的手频繁操控机器并远离患者，把医生当作又一个服务提供方、把医疗照护当作同样有待监管的商品就更显得合情合理。

不论这两种趋势的关系是多么春风化雨，它们长期以来在相互加强的事实是不容争辩的。它们分别行动，却不约而同地把更多的外部人、正式程序和集体判断引入医学。不论一方留下多少裂隙，另一方都会填补进来。人们甚至无法确定一项成就究竟应归功于哪一方，但既然它们正推动着政策向同一方向前进，变革之路将更加宽阔。

我们有充分的理由期待，医学决策在可预测的未来将成为一项共同的事业，医生无法再获得他们曾经享有的裁量权。来到医学领域的外部人大概还将留在那里，并带来思维相似的继任者。医学现已属于公共领域，这一现状还将持续下去。现在，生命伦理学项目在医学院扎根，还为参与者设置了相对固定的职业生涯路径。围绕医学决策构建的法律体系日臻完善，相应地，法律与健康照护领域的大量职缺足以保证新一批的骨干律师继续处理这些问题。媒体也有了健康记者，他们对故事的法律和伦理维度有着敏锐的嗅觉。不是当下的医学伦理或法律议题太过丰富，而是有一批训练有素的记者在专门挖掘和跟进。只要一项医学进展被公布出来，不论是基因图谱绘制、生长激素处方或胎儿组织移植，对这项创新的伦理层面加以分析已成为本能反应。当然与此同时，控制医疗成本的积极尝试也将吸引一小部分具有预算意识的官员参与其中。

患者也更多地走出他们对医生或医院的尊敬与信任，把关键的治疗决策保留在自己的手中。态度和实践也因阶层、性别和辈分有所差异——年轻的中产女性可能比下层社会的老年男性更加独立自主。但是当危急时刻到来，尤其是在生命维持治疗的情况下，患者和他们的家人将直截了当地表达自己的偏好。曾经助力这场变革的结构性因素如今越发突出。伴随越来越多的医生选择合伙开业（保健机构或医疗中心）以及医学的精细分科，医生和医院变得更加陌生。同时，社区医院和教派医院正在萎缩，乡村医院也终将成为过去的遗迹。

司法判决将直接和间接地助长患者的权利并强化程序主义。州和联邦法院深深卷入了医学决策——统计数据显示，1976—1988 年有关生命维持治疗拒绝权的公开判例就有 54 个，最高法院也经由 1990 年的克鲁赞判例（*Cruzan v. Director, Missouri Department of Health*）涉足该议题。一个清晰共识得到了最高法院的确认：具备行为能力的患者有权自行决定是否接受生命维持治疗，对此种治疗应采取宽泛解释，食物和水等给养也在此列。最重要的分歧是无行为能力患者的决策制订应该遵循什么样的标准。曾经清醒的患者难道必须为表达意愿留下明确而可信的证据吗？尤其是当患者父母要求终止治疗时，能不能降低标准？

南希·克鲁赞（Nancy Cruzan）的案例正是争议的体现。在一起车祸中，克鲁赞遭遇脑损伤和脑缺氧。经过几周的昏迷之后，她陷入持续性植物状态。为了维持她的生命，医院为她放置了饲管。当她的父母开始明白自己的女儿不可能醒过来，他们要求医院拔管但遭到拒绝。于是就像昆兰案一样，争议进入了法院。

初审法院采信了南希父母的陈述，并支持了他们的请求。他们称南希在一次"较为严肃的谈话"中表示除非能过基本正常的生活，否则她不希望维持自己的生命。密苏里州最高法院认定这一证词"不足采信"，并指出州有权要求他们在终止无行为能力患者的治疗之前出具"明确而令人信服"的证据，正如密苏里州所做的。联邦最高法院的多数意见对此表示同意，认为适用更高的标准是公平的，并未构成对隐私权的侵犯。尽管患者权利的倡导者把克鲁赞案视为一次挫折，但这一判例的直接效果是宣传了具备行为能力的成年人有必要通过生前预嘱或正式委任决策代理人的方式记录他们的意愿。因此，克鲁赞案也促使州立法机关将健康照护从业者和机构置于这些规定的约束之下。这样一来，克鲁赞案的余波成功说服更多美国人预先表明自己的偏好，并保障了这种指示的合法地位。或许很快，索取患者的生前预嘱将会像索取患者的医保卡一样，成为医院办理入院手续的常规操作。

实际上，如果家庭由于某种原因在实现愿望时遭遇挫折，它甚至会私自行动。在一个案例中，一名女婴陷入持续性植物状态，她的父亲激动地挥舞左轮手枪阻止医护人员的干预，并自行拔除了维持他女儿生命的呼吸机。在另一起事件中，一位父亲因脑损伤只能靠呼吸机维持生命，他的家人移除了呼吸机，并以武力阻挠医护人员重连机器。尽管人们可能认为这种行为不该出现在重症监护病房，但这两起事件均没有引起追诉。更令人吃惊的是，它们居然为评论家攻击医学暴政和凌驾于患者头上的机器提供了绝佳材料。[17]

从几乎各个方面看，这些变革都惹恼了很多医生，还可能给医学职业的发展壮大造成负面影响。医生痛惜自己丧失了地位和权威，他们把这件事与职业自主权和裁量权的丧失直接联系了起来。1990 年 1 月，索尔·拉多夫斯基博士（Saul Radovsky）在《新英格兰医学杂志》撰文发问"当今的医生为何士气低落"，他发现多数答案在某种程度上都表示医生的职业生命由于规则的约束"越发受限和复杂"。"医师伦理、道德和服务大众的承诺大都法律化了，要么就是处于监管之下。"医生发现自己"成了作奸犯科和昏庸无能之辈，需要每年例行的法律、监管、训诫、判例和曝光让他们更诚实、有德、称职、顺从和自省。难怪他们中的许多人正寻求跳槽或转行。"[18]《纽约时报》在一个月后刊登了一篇报道，劳伦斯·奥尔特曼（Lawrence Altman）和伊丽莎白·罗森塔尔（Elisabeth Rosenthal）发现"医生的不满意度高得可怕"，他们引用的 1989 年盖洛普调查显示，40% 的受访医生表示早知如此就不会进医学院就读。[19]这些抱怨在很大程度上应为医学院申请数的显著下降负责——白人男性申请者的数量已经减半——值得进一步思考的是，这一趋势是否预示着低落情绪在医学职业内部更加普遍。

这也引发了我们的最后一点思考。对这些事件的回顾和对未来的展望都表明，医学决策的转型虽然至关重要，但也伴随着代价。医生与患者、医学与社会的权力平衡变化，不可避免地引发了大量第三方的干预。讽刺的是，为了应对医生和医院的陌生感，同时对利益冲突和新技术的力量做出响应，似乎还有必要让更多陌生人出现在病床边。要遏制一个权威，就得树立其他权威。想要患者的声音被听到并得到尊重，就需要众人的合唱。然而有时候，合唱可能压制住独唱者的声音。

在医学决策的历史上，簇拥在病床边的庞大人群可能是个过渡现象。后继的几代人可能发现，为促进患者权利吸收外部人已经不那么重要；他们可能更信任患者，或尊重患者与医生的共同意见。人们确实瞥见了新同盟的迹象，例如医生与患者联合起来对抗试图削减医疗开支的政府和企业官员。同样，在终止治疗的法院判例中，患者有时候会与医院对立，但医生是站在患者一边的。而在缺陷新生儿的案例中，医生、家庭和法院又团结起来阻止生命权活动人士和政府官僚等第三方的闯入。于是，随着新局面的出现，聚集在病床边的人群可能分崩离析。

变革的进程或许还将加速，因为倘若今日的患者比以往更独立自主，医学自身就会更趋于官僚化，与表格、委员会和程序陷入苦战。官僚化将同时对患者和医生造成负面影响。签署 DNR 指令表是患者行使自主权的正当做法，但人们可能更青睐不那么正式和复杂冗长的机制。死亡成为一项法律程序，这并不全然是进步的标志。

事实上，这意味着现代生活的又一个方面变得契约化、程式化和统一化，又一个重大冲突慢慢失去热度，淡出讨论并渐行渐远。当然，医学院、医学社团、科研院所、基金会和政府机构正尝试改善这一状况。或许把人文学科加入医学教育将提升医生的人文素养；或许新的方法能让医学生不仅学会如何问询患者病史，还能掌握向患者表达的技巧；或许培训家庭医生的激励政策将改变职场新人的招募模式，加强医患关系；又或许投入这些项目的所有努力和如影随形的讨论将助力我们结成团体，共同应对复杂而艰巨的问题——在延长人类寿命的努力中，什么价值是我们希望保护的，什么又是我们想要放弃的。

面对完成这样一项任务的前景，人们不会盲目自信或轻言乐观。最终，患者大概率会继续体验作为现代事物的医学：强劲有力，去人格化，以及陌生人之间效率不一的互动。

| 后　记 |
患者权利运动的阶段考察

20世纪六七十年代的社会运动为该世纪后几十年的改革议程设定了基调和目标，甚至影响到可预见的将来。公民权利、女性权利、同性恋权利、儿童权利以及我们在这里的核心关切——患者权利运动的第一阶段，都在六七十年代达到了影响力的顶峰。这一阶段的首要特征是对既存权威的极度怀疑和不信任，无论它们来自家庭、学校、社区、政治领域还是医疗机构。这些运动的共性是拒绝屈服于白人、男性、丈夫、父母、临床科研人员、精神病院看护和公职人员的独断权威，医生当然也在此列，尤其是男性产科、妇科或精神科医生。所有运动也都激烈反对家长主义，坚决拒斥行善原则，一以贯之地坚持让选民为自己发声并界定自身利益。自主和同意成为人们挂在嘴边的词。就这样，这些运动与它们各自领域的改良传统分道扬镳，它们实质上抛弃了进步时代和新政的信仰，转而寻觅全新模式。[1]

将患者权利和争取自主权的努力置于各种权利运动的语境下，不只是时间上的巧合。相反，如果没有其他权利运动的鼓舞和模式借鉴，自主权与患者权利运动要取得成功无异于痴人说梦。这份情谊有一个重要方面需要关注：所有权利运动的一个标志和突出特点是它们都由律师领导。尽管这个特点在今天看来平淡无奇，但它事实上代表着社会改革的显著开端。以进步时代的改革者队伍为例，他们大都是福利机构工作者和社会科学家，鲜有律师参与。（如果真要说有，或许可以说律师是既得利益者的敌人：毕竟，是保守派法官否决了有关童工、工时、工资以及女工的保护性立法。）与之相对的是，律师在 20 世纪 60 年代的权利运动中充当了急先锋，他们的态度、策略和设想从多个方面深刻影响了改革目标。

对于自主权允诺的兴起，律师的影响远比"生命伦理学"这个术语所通常暗示或认可的要大。当这场运动的目标界定和效果保障方面最卓有成效的领导来自法学界，生命伦理学这一术语本身就多少有些迷惑性，因为它的哲学意味过于浓厚。自主原则的典型范例是它对知情同意的强调。尽管不是全部，但在这种强调的多数原因背后都有律师的影响。毕竟，这一理念脱胎于法院判例，几乎与传统医学伦理无关；直至今日，它在很多医生眼里似乎都算不上一种关于医患关系的合格构想。[2] 而且，同意与自主范式的其他重要特点紧密相连——医学决策的正式性、对州和联邦监管依赖程度的提升、健康照护机构内部对规则的新关注，以及在预先指示和 DNR 指令等场合对签署书面文件前所未有的重视。[3]

把行善重新定义为家长主义也体现了法律思维的关键影响。纠正医患之间的权力不平衡要付出更大的努力，话语和目标的转换正是它的组成部分。变革在总体上取得了成功，律师发挥的作用要比哲学家大得多。总之，没有公民权和其他权利运动，律师就不会走出办公室和法庭，更不可能在医疗事故诉讼之外审视医院或医生，强有力的患者权利运动也就不会出现。

20 世纪末以来，有人对自主权和知情同意概念发起攻击，并含蓄地批评了律师在患者权利运动中的角色，这或许是以上论证合理性的最佳证明。其中最尖锐的一条竟是一名法学家写的，这令人出乎意料却也在情理之中。卡尔·施奈德（Carl Schneider）在 1998 年出版的《自主权的实践》（*The Practice of Autonomy*）[4]一书中表示，美国人在追求患者自主权的价值方面太过火了，他们似乎以患者自主权的暴政取代了医生行善的暴政。律师对患者自决的投入把责任和义务强加给患者，而这些责任和义务是期望过高的一己之见。尽管自主权在医学决策中的核心地位不容撼动，施奈德认为它已经变得"强制""死板"和"离谱"。它假定"超理性"患者以离身（disembodied）、抽象、冷酷无情的方式对一项或另一项医学策略做出利弊计算，对比个人价值与预期结果，然后形成决策。

但施奈德坚称，这不是属于患者的方式。他从民意测验数据、社会学调查和患者回忆录中收集了患者不想自己做决策的例子，这些患者被疾病击垮了，想要寻求医生的指导并打算就一些决策征求他们的意见。他还有力地指出了在患者罹患重病、接受治疗并卧床不起的情况下，实现真正意义上的知情同意要面临多少阻碍。

施奈德的论证存在不少漏洞。他的批评最有趣的地方不在于内容——其中有一些严重错误——而在于它为自主权的新范式赢得公认的程度提供了一个实例。现在，要做一个反传统者，就得向患者自主权艰深难懂、墨守成规、冷漠无情的一面发起进攻，并努力维护患者的温和形象，他们愿意妥协、需要帮助、有依赖性并且信任知识渊博、充满关怀的医生。当一个下定决心"打破常规"的人不得不再度成为孩童般的患者，这意味着我们的确取得了巨大进步。

让我们再谈谈患者自主权运动深受法律驱动的最后一个表现。这场运动到来的标志来自卡伦·安·昆兰案的判决，它宣告并推动了医生—患者和医院—患者关系的根本转变，家长主义的陈旧模式自此一去不返。在后续事件中，对法律文件的强调（当前，在律师见证下签署的预先指示要比在医生面前签署的多）成为新趋势，患者群体还出现了"我们／他们"心态的转变，例如，别让他们（指医生和医院）像对待卡伦一样折腾我。可以讲，如果我们只能选择一份文件来展示自主权运动的胜利，那它将是一份法院判决，而且必定是昆兰案的判决。[5]

不论这一系列进展的动因发挥了何其扣人心弦的影响力，都还有更引人入胜和错综复杂的问题等待着我们的分析。首先，这场患者自主权运动在医学实践内部和更广域社会的组织中发挥了什么作用？其次，这场运动的未来走势会怎样？它正在衰落吗？它会繁荣下去吗？它将把我们引向何方？

从临床接触层面看，医患关系无疑发生了一场革命，历史学家可不会轻易动用"革命"这个词。同样确凿的是，这场革命还远未完成。不过，如果你关注高知阶层、中产或以上群体、年轻人、女性和慢病（现在还包括艾滋病和多种癌症）患者，你会发现消费者和供应者这些较新的说法远比医生和患者更能抓住双方关系的本质。

起初，这种变化在很大程度上只是类型变化。确切地说，20世纪七八十年代的消费者以各自不同的方式影响了重大医学决策。问候语有所变化（不再称呼"医生"头衔，而是直呼其名），没过多久，医生的性别结构也有所不同了（女性医生开始在妇产科占据多数）。实践也变了，在不征求患者意见的情况下实施麻醉，解读乳腺肿瘤活检并当即切除肿瘤的做法一去不复返了。女性不会容忍这种做法，很多州的法律也不允许。

到20世纪90年代，消费者对更大范围的治疗决策施加了影响。但要理解这些影响，必须将它们更多地置于患者自主权运动的第二阶段和作用于医学实践的广泛社会影响之中。决定性因素之一是我们正在经历的非凡的信息革命，计算机、万维网和搜索引擎都在其中。这不是说印刷介质或电视广告就无关紧要，据估计，每月针对健康照护消费者出版的杂志有50种，其他杂志与健康照护相关的内容也数不胜数。至于书籍，你只要扫一眼书店里的"健康类图书区"，就会发现每一种疾病现在都有连篇累牍的叙述。20世纪30年代，一部畅销的患者指南类书籍的标题叫"医生到来之前该做些什么"（*What to Do Until the Doctor Comes*）；20 世纪 70 年代，这样的书就得改叫"医生到来之后该做些什么"（*What to Do After the Doctor Comes*）了。而它的最新版本，将取名为"你该对医生讲什么"（*What to Tell Your Doctor*）——或许，对象还可以是肾病医生、新生儿科医生或擅长右房室瓣病变的心内科医生。

再多的书本在互联网面前都不是对手。登录雅虎健康页面，你将发现与"疾病与健康状况"有关的词条有 10455 个（2003 年 3 月）。癌症大类有 686 个，乳腺癌 277 个，（健康页面下的）药物滥用 213 个，多发性硬化症 108 个，遗传病 110 个……登录 WebMD，你能找到 1873 个精神卫生病例，癌症有 6741 个，呼吸系统疾病 311 个。点击一个疾病分类，你就能进入"疾病俱乐部"，那里设有留言板、聊天室，有专家随时答疑解惑，提供临床治疗与诊断指南，还有驻扎着支持团队的推荐中心、资源中心以及草药疗法介绍。在患者权利领域，WebMD 提供了 2937 个条目。检索"患者权利法案"能得到大约 208 个"搜索结果"，包括布什当局的立场和两党的国会支持情况。网上什么都有，这既是优点，也是缺点。虽然一些组织试图为仿佛无穷无尽的信息流划定优先级并加以甄别，但消费者掌握的专业知识还是越来越多。[6]

这真的重要吗？当然。当更多数据还在接近我们的路上，我们就已经潜移默化地意识到这一点了。我们中的许多人可以在网上发布自己的朋友或他们的妻儿感染重病的事，并利用网络查阅该疾病在美国、欧洲、日本和澳大利亚的临床试验情况，掌握远超一般人甚至往往同专家不相上下的知识。而这一过程不必花费数月，只消几天就够了。这么看，1973 年的《我们的身体，我们自己》[7]就显得过时了，男同性恋健康组织发起的首次艾滋病临床试验注册更成了古董。20 世纪 90 年代的诊室权力平衡不再倚重律师，而更多地由网站经营者说了算，这毫不夸张。

患者权利运动第二阶段的中心主题很可能是"控制"。值得注意的是，昆兰案和历经变革的乳房肿瘤切除术就曾提到控制。但这一概念影响日深，将控制欲带入了新领域。原先的患者权利运动人士对新领域始料未及，他们甚至就没想进军这些地方。不论有没有人发出过意外后果的警示，或想起"当心自食其果"的格言，当前的患者自主权都正在开启全新的复杂议题。

一个切题的例子是医生辅助自杀（PAS, physician-assisted suicide）运动。它遭到医生、医学组织以及其他一些人的反对，让控制议题在患者权利运动新阶段的突出地位一览无余。其实，一场深受昆兰案影响的运动会在 20 年后强调辅助自杀的权利并不值得大惊小怪，但对它的支持或多或少反映了患者自主权议程的变化。正如支持者所说的，难题并不是辅助自杀是否将鼓励安乐死（同时扩张医生权力）或侵害少数群体、弱势人群（例如养老院里的老人），而是习惯于掌控自己生命的患者能不能掌控好自己的死亡。当然，这里有幻想，也有否定意味，但也蕴含着权力主张——患者对医生的权力——以及对自决的坚持。[8]

让我们思考患者自主权运动第二阶段的另一特征，它再次偏离了这场运动的最初目标。我们不晓得 20 世纪六七十年代的患者权利支持者有没有预见到制药公司的影响力能扩大到今天的地步，它们绕过医生直接招揽消费者，戏剧性地撬动了一场大获全胜的药品兜售运动。制药公司向消费者直接推销的愿望激起的辩论也被纳入了患者权利话语，在某种程度上，对推销的负面力量感到担忧的人也被绑在了患者权利的火药桶上。

《纽约时报》《华尔街日报》和《新英格兰医学杂志》上的制药公司广告呈现出越来越强的相似性，2000 年的瑞素灵（Rezulin）退市事件清晰体现了这一点。瑞素灵是一种治疗 2 型糖尿病的药物，由于肝毒性退市。报纸的整版广告以大字介绍了瑞素灵退市的事，然后告诉消费者："使用（史克必成公司的）文迪雅（Avandia）[1] 前请先询问医生，你们可以共同判断这种药是否适合你。"事实上，直接面向消费者（DTC, direct-to-customer）推销药品的费用持续增长，大约已达到 10 亿美元（直接面向医生推销的费用为 40 亿）。在瑞素灵的案例中，报纸读者很难不注意到有关 FDA 行动的新闻。可是，在消费者权利的道路上，我们还打算跟

---

[1]　文迪雅是另一种治疗 2 型糖尿病的药物。——译者注

随那些问医生要文迪雅、辛伐他汀或万艾可（Viagra）的消费者
走多远？⁹

用一名制药公司同业组织负责人艾伦·霍尔默（Alan
Holmer）的话来说，很远。他愉快地援引了一项调查，该调查报
告称超过 5300 万美国人曾向医生询问他们在广告上见到的药物，
直接面向消费者的广告则使 2120 万名消费者告诉医生自己患上了
此前从未提及过的病症。霍尔默认为，对于以消费者身份提出要
求并获得的药物，患者可能会更加依赖；一个多少可信的说法是
患者会忽视很多健康状况，如抑郁症、高胆固醇、高血压和糖尿
病。霍尔默坚称，"制药公司有权利也有责任向人们介绍它们的产
品，"通过直接面向消费者的广告，"患者获取了信息并因而增加
了主动权。"他进一步表示："参与式健康照护——消费者为自身
健康承担更多责任——正在改变医患关系的属性。"很显然，制药
公司立即对患者权利的新范式做出了反应，同样明显的是它们还
正在推动这一范式。商业与观念的结合是变革的强劲引擎。¹⁰

此外，一名医生（在一篇《美国医学会杂志》的观点性文章
中）驳斥了霍尔默，他的焦点是医生得以垄断处方权的历史原因、
误导性推广的危害以及一个尴尬的事实——医生的确经常顺从患
者的要求，有时候疗效不错，但有时候并不好。不过，他反对面
向消费者直接推销的核心观点是医生的职业操守经受不住患者对
药物的要求，这不大可能削减患者的需求。这名医生承认，消费

者权利的支持者捍卫直接面向患者的广告，是因为它"将医生对处方的控制权转向患者，加强了患者对健康照护的掌控"。但是该如何反驳这样的观点？他的论证有些蹩脚。"在实践中，直接面向患者营销的主要效果是制造消费者需求，并使医生—患者关系向医生—消费者关系转变。"这正是 20 世纪 70 年代以来的现实情况。[11]

患者权利运动第二阶段的最后一个例子是公众对管理式医疗（managed care）[1]广泛应用的强烈抵制。医生厌恶它，因为它限制了医生的收入和权力。可是消费者甚至更加愤怒，管理式医疗因而成为晚近医学史上最深受诟病、不得人心的创新。

让我来为这篇后记收个尾，同时为这部新版本的《病床边的陌生人》做个像样一点的总结。我将回顾社会背景，对这场患者权利运动的影响进行简明扼要的评估。它为公共福利做了哪些贡献？如果没有高度写意的头脑，这个问题是很难回答的——不然，要怎样才能把一种影响与其他的区分开来？但我仍有两点可以说。其一，患者权利运动很可能推动了对专业知识的更普遍怀疑。如果我们能质疑自己的医生，那么谁还能逃过我们的质疑？如果我们能掌控结果概率思维的复杂性，那为什么不推广到其他领域？在这个意义上，患者权利运动具有鲜明的民主性，它剥夺了专家

---

[1]　管理式医疗的主要思路是运用积极手段干预医疗中的费用发生过程，进而控制医疗开支。——译者注

的光环，鼓舞了社会大众。它或许还有反监管性，因为它培植了一个想法——监督和保护公民免受伤害未必依赖政府。消费者能在不受 FDA 干预的情况下为自己选择健康食品补剂；没有华盛顿的监管重拳，他们照样能管好自己。事实上，即便没有机构审查委员会介入，他们也能管好人体试验。

其二，从更加公平地分配医疗资源——也就是推行全民医疗保险的努力——的角度看，患者权利运动无疑产生了负面影响。患者在质询和索取方面训练有素，如果政府或健康维护组织（HMO, Health Maintenance Organization）的计划要将他们排除在已证明有效或基本证明有效的治疗之外，他们不会听任这样的计划通过。由于被视为定量配给政策，克林顿医保计划最终流产。而很可能在未来令控制医保支出的持续性努力付诸东流的正是对定量配给的厌恶，要知道控制医保支出是全民医疗保险的明确前提。从消费者的观点看，不论这将给其他社会成员造成什么，他们已经掌握了医学资料，知识的果实不容剥夺。[12]

我们不能因此回到简单化的社群主义，或挑起一场反患者权利运动。在管理式医疗仍然占据上风、多种医学干预的风险和收益存在很大疑问之时，消费者的参与比任何时候都更加重要。但即使是最狂热的支持者也必须承认，个人的自利主张之间的张力将阻滞通往集体行动的道路，健康照护的供给正是殷鉴。

附录：亨利·比彻1966年论文注释

1. Captain Robert Chamovitz, MC, USAF, Captain Francis J. Catanzaro, MC, AUS, Captain Chandler A. Stetson, MC, AUS, and Charles H. Rammelkamp, Jr., M.D., "Prevention of Rheumatic Fever by Treatment of Previous Streptococcal Infections: I. Evaluation of Benzathine Penicillin G," *New England Journal of Medicine* 251 (1954): 466-71.

2. Captain Alton J. Morris, Captain Robert Chamovitz, MC, USAF, Captain Frank J. Catanzaro, MC, Army of the United States, and Charles H. Rammelkamp, Jr., M.D., Cleveland, "Prevention of Rheumatic Fever by Treatment of Previous Streptococcic Infections: Effect of Sulfadiazine," *Journal of the American Medical Association* 160 (1956): 114-16.

3. Pedro T. Lantin, Sr., M.D., Alberto Geronimo, M.D., and Victorino Calilong, M.D., Manila, Philippines, "The Problem of Typhoid Relapse," *American Journal of the Medical Sciences* 245 (1963): 293-98.

4. Howard E. Ticktin, M.D., and Hyman J. Zimmerman, M.D., "Hepatic Dysfunction and Jaundice in Patients Receiving Triacetyloleandomycin," *New England Journal of Medicine* 267 (1962): 964-68.

5. James L. Scott, M.D., Sydney M. Finegold, M.D., Gerald A. Belkin, M.D., and

John S. Lawrence, M.D., "A Controlled Double-Blind Study of the Hematologic Toxicity of Chloramphenicol," *New England Journal of Medicine* 272 (1965): 1137-42.

6. Robert M. Zollinger, Jr., M.D., Martin C. Lindem, Jr., M.D., Robert M. Filler, M.D., Joseph M. Corson, M.D., and Richard E. Wilson, M.D., "Effect of Thymectomy on Skin-Homograft Survival in Children," *New England Journal of Medicine* 270 (1964): 707-9.

7. A. A. Lurie, M.D., R. E. Jones, M.D., H. W. Linde, Ph.D., M. L. Price, A.B., R. D. Dripps, M.D., and H. L. Price, M.D., "Cyclopropane Anesthesia. 1. Cardiac Rate and Rhythm during Steady Levels of Cyclopropane Anesthesia at Normal and Elevated End-Expiratory Carbon Dioxide Tensions," *Anesthesiology* 19 (195.8): 457-72.

8. Frank A. Finnerty, Jr., Lloyd Witkin, and Joseph F. Fazekas, with the technical assistance of Marie Langbart and William K. Young, "Cerebral Hemodynamics during Cerebral Ischemia Induced by Acute Hypotension," *Journal of Clinical Investigation* 33 (1954): 1227-32.

9. Angelo G. Rocco, M.D., and Leroy D. Vandam, M.D., Boston, "Changes in Circulation Consequent to Manipulation during Abdominal Surgery," *Journal of the American Medical Association* 164 (1957): 14-18.

10. Eugene Braunwald, Robert L. Frye, Maurice M. Aygen, and Joseph W. Gilbert, Jr., "Studies on Starling's Law of the Heart. 111. Observations in Patients with Mitral Stenosis and Atrial Fibrillation on the Relationships between Left Ventricular End-Diastolic Segment Length Filling Pressure, and the Characteristics of Ventricular Contraction," *Journal of Clinical Investigation* 39 (1960): 1874-84.

11. Eugene Braunwald, M.D., and Andrew G. Morrow, M.D., "Sequence of

Ventricular Contraction in Human Bundle Branch Block: A Study Based on Simultaneous Catheterization of Both Ventricles," *American Journal of Medicine* 23 (1957): 205-11.

12. Douglas R. Morton, M.D., Karl P. Klassen, M.D., F.A.C.S., Jacob J. Jacoby, M.D., Ph.D., and George M. Curtis, M.D., Ph.D., F.A.C.S., "The Effect of Intrathoracic Vagal Stimulation on the Electrocardiographic Tracing in Man," *Surgery, Gynecology and Obstetrics* 96 (1953): 724-32.

13. Stanley Reichman, William D. Davis, John Storaasli, and Richard Gorlin, "Measurement of Hepatic Blood Flow by Indicator Dilution Techniques," *Journal of Clinical Investigation* 37 (1958): 1848-56.

14. Gerald B. Phillips, M.D., Robert Schwartz, M.D., George J. Gabuzda, Jr., M.D., and Charles S. Davidson, M.D., "The Syndrome of Impending Hepatic Coma in Patients with Cirrhosis of the Liver Given Certain Nitrogenous Substances," *New England Journal of Medicine* 247 (1952): 239-46.

15. Laurens P. White, Elizabeth A. Phear, W. H. J. Summerskill, and Sheila Sherlock, with the technical assistance of Marjorie Cole, "Ammonium Tolerance in Liver Disease: Observations Based on Catheterization of the Hepatic Veins," *Journal* of *Clinical Investigation* 34 (1955): 158-68.

16. S. Krugman, M.D., Robert Ward, M.D., Joan P. Giles, M.D., Oscar Bodansky, M.D., and A. Milton Jacobs, M.D., "Infectious Hepatitis: Detection of Virus during the Incubation Period and in Clinically Inapparent Infection," *New England Journal of Medicine* 261 (1959): 729-34.

17. Elinor Langer, "Human Experimentation: Cancer Studies at Sloan-Kettering Stir Public Debate on Medical Ethics," *Science* 143 (1964): 551-53.

18. Edward F. Scanlon, M.D., Roger A. Hawkins, M.D., Wayne W. Fox, M.D., and W.

Scott Smith, M.D., "Fatal Homotransplanted Melanoma: A Case Report," *Cancer* 18 (1965): 782-89.

19. P. R. Allison, F.R.C.S., and R. J. Linden, M.B., Ch.B., "The Bronchoscopic Measurement of Left Auricular Pressure," *Circulation* 7 (1953): 669-73.

20. Andrew G. Morrow, M.D., F.A.C.S., Eugene Braunwald, M.D., J. Alex Haller, Jr., M.D., and Edward H. Sharp, M.D., "Left Heart Catheterization by the Transbronchial Route: Technic and Applications in Physiologic and Diagnostic Investigations," *Circulation* 16 (1957): 1033-39.

21. John B. Hickam and Walter H. Cargill, "Effect of Exercise on Cardiac Output and Pulmonary Arterial Pressure in Normal Persons and in Patients with Cardiovascular Disease and Pulmonary Emphysema," *Journal of Clinical Investigation* 27 (1948): 10-23.

22. Robert Lich, Jr., Lonnie W. Howerton, Jr., Lydon S. Goode, and Lawrence A. Davis, "The Ureterovesical Junction of the Newborn," *Journal of Urology* 92 (1964): 436-38.

| 注　释 |

引言：水落才能石出

1. Hans Jonas, "Philosophical Reflections on Experimenting with Human Subjects," *Daedalus* 98 (1969): 219.

2. Marie R. Haug and Bebe Lavin, "Practitioner or Patient-Who's in Charge?" *Journal of Health and Social Behavior* 22 (1981): 215; Boston Women's Health Book Collective, *Our Bodies, Ourselves* (New York: 1973), xx.

3. Letter from Dr. William Bartholome of the University of Kansas Medical School to Mrs. Samuel Mayer, 9 December 1971.

4. 相关例证参见 Jeanne Harley Guillemin and Lynda Lytle Holmstrom, *Mixed Blessings: Intensive Care for Newborns* (New York: 1986), chap. 5。

第一章　高贵的质料

1. Henry K. Beecher, "Ethics and Clinical Research," *New England Journal of Medicine* 74 (1966): 1354-60 (以下简称 *NEJM*). 除非特别说明，比彻的所有引文均来自本文。本文论点可参见本人在《新英格兰医学杂志》发表的文

章 "Ethics and Human Experimentation: Henry Beecher Revisited," 317 (1987): 1195-99。

2. C. L. Kaufman, "Informed Consent and Patient Decision Making: Two Decades of Research," *Social Science and Medicine* 17 (1983): 1657-64.

3. Beecher to Richard Field, 3 August 1965, Henry Beecher Manuscripts, Francis A. Countway Library of Medicine, Harvard University (以下简称 Beecher MSS)。

4. Beecher to Arnold Relman, 21 June 1966, Beecher MSS.

5. 参见比彻于 1966 年五六月写给这些出版物的信函 , Beecher MSS。

6. 参见比彻于 1966 年 6 月 27 日写给乔治·伯奇（George Burch）的信函, Beecher MSS。

7. 两项有帮助的调查可参见 Norman Howard-Jones, "Human Experimentation in Historical and Ethical Perspective," *Social Science Medicine* 16 (1982): 1429-48; J. C. Fletcher, "The Evolution of the Ethics of Informed Consent," in *Research Ethics,* ed. K. Berg and K. E. Tanoy (New York: 1983), pp. 187-228。 又 见 Lawrence K. Altman, *Who Goes First: The Story of Self-Experimentation in Medicine* (New York: 1987)。

8. J. P. Bull, "The Historical Development of Clinical Therapeutic Trials," *Journal of Chronic Diseases* 10 (1959): 218-48.

9. Bull, "Clinical Therapeutic Trials," p. 222.

10. D. Baxby, *Jenner's Smallpox Vaccine* (London: 1981), esp. pp. 22-23, 58-63; Lewis H. Roddis, "Edward Jenner and the Discovery of Smallpox Vaccination," *Military Surgeon* 65 (1929): 853-61.

11. Edward Jenner, "Vaccination against Smallpox" (1798; reprint, Harvard Classics, *Scientific Papers* Vol. 38, 1910), pp. 164-65.

12. Roddis, "Edward Jenner," pp. 861-64.

13. Howard-Jones, "Human Experimentation," p. 1429.

14. 见前注 , pp. 1429-31。

15. William Beaumont, "Experiments and Observations on the Gastric Juice and Physiology of Digestion" (1833; reprint, New York: Peter Smith, 1941), pp. xii-xiii.

16. R. Vallery-Radot, *The Life of Pasteur* (New York: 1926), pp. 404-5. 又见 Gerald Geison, "Early Work on Rabies: Reexamining the Ethical Issues," *Hastings Center Report* 8 (1978): 26-33; Stephen Paget, *Pasteur and after Pasteur* (London: 1914), p. 79。以及布鲁诺·拉图尔（Bruno Latour）关于巴斯德未曾提及人体试验伦理的近作 *The Pasteurization of France* (Cambridge, Mass.: 1988)。

17. Vallery-Radot, *Pasteur*, pp. 414-17.

18. 巴斯德曾建议让罪犯充当人体试验受试者。他这样向巴西皇帝写道："如果我是国王、皇帝，甚至一个共和国的总统……我就会在死刑犯行将受刑的前夜，请他的律师在必然的死亡和一项涉及若干种狂犬病毒防疫方法的试验之间做出选择……如果罪犯接受试验并得以存活——我很确信他可以——他就能活命。" (Vallery-Radot 1926, p. 405)

19. Claude Bernard, *An Introduction to the Study of Experimental Medicine,* trans. H. C. Greene (New York: 1927), pp. 101-2.

20. J. H. Salisbury, "On the Causes of Intermittent and Remittent Fevers," *American Journal of Medical Science* 26 (1866): 51-68.

21. 转引自 Howard-Jones, "Human Experimentation," p. 1430。

22. J. P. Bull, "The Historical Development of Clinical Therapeutic Trials," *Journal of Chronic Disease* 10 (1959): 235.

23. Michael Bliss, *The Discovery of Insulin* (Chicago: 1982).

24. Bull, "Clinical Therapeutic Trials," p. 237.

25. 转引自 Walter B. Bean, *Walter Reed: A Biography* (Charlottesville, Va.: 1982), p. 128。

26. 转引自 Bean, *Reed*, pp. 131, 147。

27. 见前注。

28. 见前注 , pp. 146-47, 165。

29. V. Veeressayev, *The Memoirs of a Physician,* trans. Simeon Linder (New York: 1916), app. B.

30. George M. Sternberg and Walter Reed, "Report on Immunity against Vaccination Conferred upon the Monkey by the Use of the Serum of the Vaccinated Calf and Monkey," *Transactions of the Association of American Physicians* 10 (1895): 57-69.

31. Joseph Stokes, Jr., et al., "Results of Immunization by Means of Active Virus of Human Influenza," *Journal of Clinical Investigation* 16 (1937): 237-43. 这是他利用被收容人群所做的一系列研究之一，例证可参见 Stokes et al., "Vaccination against Epidemic Influenza," *American Journal of the Medical Sciences* 194 (1937): 757-68。

32. 我的叙述以这篇出色的分析为基础。Susan Lederer, "Hideyop Noguchi's Luetin Experiment and the Antivivisectionists," *Isis* 76 (1985): 31-48.

33. 引文均转引自 Lederer, "Noguchi's Luetin Experiment," pp. 321-48。

第二章　战火中的科研

1. Chester S. Keefer, "Dr. Richards as Chairman of the Committee on Medical Research," *Annals of Internal Medicine* 71, supp. 8 (1969): 62.

2. E. C. Andrus et al., eds., *Advances in Military Medicine,* 2 vols. (Boston: 1948). 关

于医学研究委员会的主要工作，参见这本书第一卷的前言。

3. Andrus et. al., *Advances*, Vol. 1, p. 7.

4. Records of the Office of Scientific Research and Development, Committee on Medical Research, Contractor Records (Contract 120, Final Report), Principal Investigator Stuart Mudd (University of Pennsylvania), 3 March 1943, Record Group 227, National Archives, Washington, D.C., ［以下简称 Records of the OSRD, CMR; C 即"协议"（Contract），R 即"报告"（Report），PI 即"研究负责人"（Principal Investigator）］。

5. Records of the OSRD, CMR, Summary Report, Division of Medicine, Status Report, PI E.C. Anderson, 14 December 1944.

6. Records of OSRD, CMR, Contractor Records (Children's Hospital), June 1946, 293, L27, pp. 24-45.

7. 见前注。

8. 见前注。

9. Records of the OSRD, CMR, Contractor Records, 120, Monthly Progress Report 18, PI Stuart Mudd, 3 October 1944.

10. A. V. Hardy and S. D. Cummins, "Preliminary Note on the Clinical Response to Sulfadiazine Therapy," *Public Health Reports* 58 (1943): 693-96.

11. J. Watt and S. D. Cummins, "Further Studies on the Relative Efficacy of Sulfonamides in Shigellosis," *Public Health Reports* 60 (1945): 355-61.

12. Andrus et al., *Advances*, Vol. 1, p. xlix.

13. Records of the OSRD, CMR, Contractor Records, C 450, R L2, Bimonthly Progress Report, PI Alf S. Alving (University of Chicago), 1 August 1944.

14. Records of the OSRD, CMR, Contractor Records, C 450, R L36, 21 December 1945; Reports L50, L49.

15. *New York Times,* 5 March 1945, pp. 1-3.

16. Andrus et al., *Advances*, Vol 1, p. 17.

17. Records of the OSRD, CMR, Contractor Records, C 360, R L 14, Bimonthly Progress Report 8, PI Werner Henle (Children's Hospital of Philadelphia), 1 December 1944.

18. Werner Henle et al., "Experiments on Vaccination of Human Beings against Epidemic Influenza," *Journal of Immunology* 53 (1946): 75-93.

19. 伊普西兰蒂州立医院的类似研究，参见 Jonas E. Salk et al., "Immunization against Influenza with Observations during an Epidemic of Influenza A One Year after Vaccination," *American Journal of Hygiene* 42 (1945): 307-21。

20. Thomas Francis, Jr., Jonas E. Salk et al., "Protective Effect of Vaccination against Induced Influenza A," *Proceedings of the Society for Experimental Biology and Medicine* 55 (1944): 104. 研究报告细节参见 Jonas E. Salk et al., "Protective Effects of Vaccination against Induced Influenza B," *Journal of Clinical Investigation* 24 (1945): 547-53; 又见 Francis, Salk, et al., 536-46。

21. Commission on Influenza, "A Clinical Evaluation of Vaccination against Influenza," *Journal of the American Medical Association* 124 (1944): 982-84（以下简称 *JAMA*）; 又见 Monroe D. Eaton and Gordon Meiklejohn, "Vaccination against Influenza: A Study in California during the Epidemic of 1943-44," *American Journal of Hygiene* 42 (1945): 28-44。

22. 叙述参考了 Records of the OSRD, CMR, General Correspondence, A-F, box 59。参见 the policy memorandums of 16 July 1943; 22 September 1943 (Summary, Penicillin Procedures, Industry Advisory Committee); 13 January 1944; 15 January 1944; 20 January 1944。又见 A. N. Richards, "Production of Penicillin in the United States (1941-1946)," *Nature* 201 (1964): 441-45。

23. 关于出于道义拒服兵役者的经历，参见 Records of the OSRD, CMR, box 18。协议 206 和 483，E. F. 阿道夫（E. F. Adolph，罗切斯特大学）与 E. C. 安德勒斯在 1943 年 12 月 14 日和 1944 年 4 月 6 日的通信都提供了典型的例子。又见 Administrative Document 18, Camp Operations Division, 1 October 1943。海水试验参见 Contract 180, PI Allan Butler, 14 September 1942。Records of the OSRD, CMR, "Human Experiments," box 36。

24. Records of the OSRD, CMR, General Correspondence, "Human Experiments-Venereal Disease"（以下简称 Records of the OSRD, CMR, "Human Experiments"），box 37, Moore to Richards, 1 February 1943. Parran to Richards, 9 February 1943。

25. J. E. Moore to A. N. Richards, 6 October 1942. Richards to Moore, 9 October 1942.

26. Richards to Moore, 见前注, 31 October 1942, box 37。

27. R. E. Dyer to Richards, 18 January 1943.

28. Records of the OSRD, CMR, General Correspondence, "Statement of Explanation of the Experiment and Its Risks to Tentative Volunteers," Minutes of a Conference on Human Experimentation in Gonorrhea, filed with Subcommittee of Venereal Disease of the Committee of Medicine, box 37, 27 December 1942. 该文件涉嫌夸大磺胺类药物的疗效；关于真实治愈率存在大量争议，复发和耐药菌株的出现也作为问题被记录在案。实际上，这种不确定性就是医学研究委员会介入调查的原因之一。

29. Records of the OSRD, CMR, "Human Experiments," box 39, Moore to Richards, 1 February 1943.

30. 见前注, Frank Jewett and Ross Harrison to Vannevar Bush, 5 March 1743。

31. 见前注, Thomas Parran to A. N. Richards, 9 February 1943。

32. James Bennet to J. E. Moore, 26 February 1943; Contractor Records, M3169, Report L7, 7 September 1945-50, pp. 45-50.

第三章　镀金时代

1. 欲了解这段历史，参见 Donald C. Swain, "The Rise of a Research Empire: NIH, 1930 to 1950," *Science* 138 (1962): 1233-37; V. A. Harden, *Inventing the NIH: Federal Biomedical Research Policy, 1887-1937* (Baltimore, Md.: 1986), esp. pp. 177-91; Stephen P. Strickland, *Politics, Science, and Dread Disease* (Cambridge: 1972)。

2. 关于从 CMR 向 NIH 的权力转移细节分析，参见 Daniel M. Fox, "The Politics of the NIH Extramural Program, 1937-1750," *Journal of the History of Medicine and Allied Sciences* 42 (1787): 447-66。他明确指出，思想意识层面的转型相对容易，科研资助层面则复杂得多。

3. George Rosen, "Patterns of Health Research in the United States, 1900-1960," *Bulletin of the History of Medicine* 39 (1965): 220.

4. Vannevar Bush, "Science, the Endless Frontier: Report to the President on a Program for Scientific Research," (1945): esp. pp. 46-47, 53. 还可参见 Fox, "The Politics of the NIH," 又见 *New York Times*, 21 July 1945, 13 August 1945。

5. *New York Times*, 4 July 1945, p. 13.

6. "The National Institutes of Health: A Concerted Effort to Investigate and Study the Many Unconquered Diseases which Afflict Mankind," distributed by the Chemical Foundation, New York (n.d.), pp. 18-19, quoting from the *Congressional Record*.

7. *New York Times*, 6 February 1945, p. 18.

8. 见前注 , 12 September 1944, p. 12。

9. 见前注 , 21 November 1944, p. 24; 又见 29 October 1945, sec. 4, 9。

10. J. E. Rall, epilogue, in *NIH: An Account of Research in Its Laboratories and Clinics*, ed. Dewitt Stetten, Jr., and W. T. Carrigan (New York: 1984), p. 527.

11. "Handbook for Patients at the Clinical Center," Public Health Service (PHS) Publication 315 (1953), esp. p. 2; "Clinical Center: National Institutes of Health," PHS Publication 316 (1956), esp. p. 13; "The Patient's Part in Research at the Clinical Center," PHS Publication (n.d.), pp. 2-3.

12. Minutes, Ad Hoc Committee on Clinical Research Procedures, 28 May 1965, NIH Files, Bethesda, MD., p. 1 (以下简称 Minutes, NIH Ad Hoc Committee)。"患者仅会在少数情况下签署一份特别同意书。"

13. Minutes, NIH Ad Hoc Committee, 19 March 1965, pp. 1-5. 委员会联合审议了一份 1950 年的文件，题目为 "关于不符可接受医学操作或涉及异常危险的临床研究程序的集体磋商 "（Group Consideration of Clinical Research Procedures Deviating from Acceptable Medical Practice or Involving Unusual Hazards）。在委员会主席纳撒尼尔·柏林（Nathaniel Berlin）的领导下，委员会成员对过往程序进行了审查并提出了建议，这些建议于 1966 年获得通过。

14. Minutes, NIH Ad Hoc Committee, 16 February 1965, p. 2.

15. 见前注 , 28 May 1965, pp. 1-3。

16. 见前注 , 22 January 1965, p. 2。

17. 见前注 , 19 March 1965, p. 4。

18. 见前注 , p. 3; 23 April 1965, p. 4。

19. 见前注 , 2 June 1965, pp. 1-2。

20. 见前注 , 2 June 1965, pp. 1-3。

21. Mark S. Frankel, *The Public Health Guidelines Governing Research Involving*

Haman Subjects, George Washington University Program of Policy Studies in Science and Technology Monograph no. 10 (Washington, D.C.: 1972), pp. 6-12.

22. L. G. Welt, "Reflections on the Problems of Human Experimentation," *Connecticut Medicine* 25 (1961): 75-78.

23. Law-Medicine Research Institute of Boston University, Report to the U.S. Public Health Service; Frankel, *Guidelines Governing Research*, p.18.

24. Welt, "Human Experimentation," pp. 78; Law-Medicine Institute, "Report." 又见注释 10 第 5 章。

25. 相关文章和公约最实用易读的汇编是 Irving Ladimer and Roger Newman, *Clinical Investigation in Medicine: Legal, Ethical, and Moral Aspects* (Boston: Law-Medicine Institute of Boston University, 1963). 拉蒂默（Ladimer）和纽曼（Newman）都在波士顿大学法律—医学研究所工作。关于历史、伦理学和人体试验工作的充分评论让编辑能够编纂一本 500 页的作品和一份包括 500 个条目的索引，但抛开文章的语气和公共行动的局限，有几点必须说明：其一，研究所将自己描述为"美国独一无二的项目"，这恰如其分，但它工作的重要性不该过分夸大。其二，收录的大部分文章来自医生，法律人士是第二大来源，其他学科的博士位列第三，但被远远甩在后面［其中最著名的是勒妮·福克斯和玛格丽特·米德］。医学伦理学和人体试验伦理仍然是医生的保留地（参见第六章），但法律人士正突入这一领域。

26. *U.S. v. Karl Brandt*, Nuremberg Tribunal, Trials of War Criminals, vol. 2, pp. 71-73.

27. *New York Times*, 4 November 1945, p. 29.

28. Francis D. Moore as quoted in *Clinical Investigation in Medicine*, ed. Ladimer and Newman, p. 433.

29. 有关事实可参见 Robert N. Proctor, *Racial Hygiene: Medicine under the Nazis*

(Cambridge: 1988)。又见 Robert Jay Lifton, *The Nazi Doctors* (New York: 1986)。注意这两项研究的时间是多么晚近，这反映了对这些议题的关注也是较晚的事。

30.　例　如 Cortez Enlow, "The German Medical War Crimes: Their Nature and Significance," *JAMA* 139 (1947): 801-5。

31. "Drug Industry Act of 1962," *Congressional Record,* 23 August 1962, p. 17391.

32. 见前注 , pp. 17395, 17397。

33. 见前注 , pp. 17398-99, 17401, 17404。

34. 见前注 , p. 17400。

35. 参见 National Society for Medical Research, *Report on the National Conference on the Legal Environment of Medical Science*, Chicago, 27-28 May 1959, pp. 5-90; Welt, "Human Experimentation," pp. 75-78; Stuart Sessions, "Guiding Principles in Medical Research Involving Humans, National Institutes of Health," *Hospitals* 32 (1958): 44-64。阅读与纽伦堡审判关系密切的 A. C. 艾维（A. C. Ivy）的作品，甚至也能感受到这种腔调。例如 "The History and Ethics of the Use of Human Subjects in Medical Experiments," *Science* 108 (1948): 1-5。

36. National Society for Medical Research, *Report on the Conference*, pp. 81-89. 曾在《科学》（*Science*）杂志撰文的医生奥托·古滕塔格（Otto Guttentag）曾将人体试验带来的终极困境描述为"古典意义的悲剧"，他提议"医生—朋友"（physician-friend）和"医生—试验者"（physician-experimenter）应当分权。但他的建议几乎没有受到相关著作的关注，也没能在实践中引发影响。参见古滕塔格对迈克尔·希姆金（Michael Shimkin）的评价，"The Problem of Experimentation on Human Beings: The Physician's Point of View," *Science* 117 (1953): 205-10。

37. 在《医学临床研究》（*Clinical Investigation in Medicine*）一书中，拉蒂默和

纽曼仅列举了 4 项美国公约，分别来自美国医学会、NIH 临床中心、美国心理学会和天主教医院协会。

38. "Requirements for Experiments on Human Beings," Report of the Judicial Council, adopted by the House of Delegates of the AMA, December 1946, *JAMA* 132 (1946): 1090.

39. AMA, *Digest of Official Actions* (Adopted December 1952) (Chicago: Author, 1959), pp. 617-18.

第四章　医生吹哨人

1. 在没有任何比彻传记或学术文章的情况下，必须转而研究讣告等材料。例如参见 *NEJM* 295 (1976): 730。

2. Henry K. Beecher and Donald P. Todd, "A Study of the Deaths ...," *Annals of Surgery* 140 (1954): 2, 5, 17.

3. 关于比彻的战时经历，参见他于 1942 年 12 月 22 日和 1945 年 6 月 19 日写给爱德华·马林克罗特（Edward Mallinkrot）的信件，见 Beecher MSS。又见他于 1946 年 10 月 16 日在哈佛大学桑德斯剧院发表演讲的笔记，题为"麻醉第二力量的崛起"（The Emergence of Anesthesia's Second Power）。他的论文中还有一份未标明日期的备忘录，叙述了他想从事的研究："军方要求我们研究一些化合物……它们的共同点是：能够影响潜意识。军方对此有着更大的兴趣，可以用一个问题概括：在这些药物的辅助下，一个人能从另一个人那里得到后者有意隐瞒的信息吗？ 如果我们从事这项研究，这个问题将不会出现在项目申请书中。我们要求任何人不得在这间屋子以外提到它。"比彻对这项研究的合理化解释与我们在第二章讨论的科研人员的取向无缝对接："至少在战争时期，其他（军事）目的的重要性几乎很少引起争议。"

Henry K. Beecher, *Measurement of Subjective Responses* (New York: 1959), esp. pp. viii, 65-72.

4. 比彻撰写的一篇评论最清晰地交代了安慰剂试验和试验伦理在他眼中的联系，参见 "Ethics and Experimental Therapy," *JAMA* 186 (1963): 858-59。

5. *New York Times*, 24 March 1965; *Wall Street Journal*, 10 June 1965.

6. Beecher to George Burch, 27 June 1966, Beecher MSS.

7. Beecher to John Talbott, 20 August 1965, 30 August 1965, and Talbott to Beecher, 25 August 1965, Beecher MSS.

8. Talbott to Beecher, 25 October 1965, Beecher MSS.

9. Joseph Garland to Beecher, 30 March 1966, 7 April 1966, and Beecher to Garland, 1 April 1966, Beecher MSS.

10. Beecher to John Knowles, 10 June 1966, Beecher MSS.

11. Henry K. Beecher, "Ethics and Clinical Research," *NEJM* 274 (1966): 1354-60.

12. Beecher to Joseph Sadusk, 7 June 1965, Beecher MSS. 萨德斯克（Sadusk）曾任 FDA 医学事务副局长。又见 Beecher to Geoffrey Edsall, 3 August 1966, Beecher MSS。

13. 关于索瑟姆案杰出的材料汇编参见 *Experimentation with Human Beings*, ed. Jay Katz (New York: 1972), pp. 9-65。

14. Beecher, "Ethics of Clinical Research," pp. 1354-55.

15. 在一次私人访问中（1988 年 4 月 19 日），布朗沃尔德博士说他的确寻求过患者同意，但当时和此后都没有为这一说法提供证明。提请读者注意第三章中唐纳德·弗雷德里克森关于这些试验的叙述。当我问及布朗沃尔德博士为什么从未抗议过比彻对他的评论，他宣称（在某种程度上这强化了我关于这一时期科研伦理状况的总体看法）没人找他过问过这件事。尽管比彻的文章没有脚注，但究竟是谁在做那些研究，应无疑义。

16. David J. Rothman and Sheila M. Rothman, *The Willowbrook Wars* (New York: 1984), chap. 11.

17. Henry K. Beecher, "Experimentation in Man," *JAMA* 169 (1959): 461-78.

18. 见前注。

19. Beecher, "Ethics of Clinical Research," p. 1360. 他的同辈学人路易斯·韦尔特也持同样观点，参见 "Reflections on the Problem of Human Experimentation," *Connecticut Magazine* 25 (1961): 78。

第五章　实验室新规

1. Mark S. Frankel, *The Public Health Service Guidelines Governing Research Involving Human Subjects*, George Washington University Program of Policy Studies in Science and Technology Monograph no. 10 (Washington, D.C.: 1972), pp. 20-21.

2. 见前注 , pp. 23-24。

3. John Sherman to Roman Pucinski, 1 July 1966, National Institutes of Health Files, Bethesda, Md.

4. Frankel, *Guidelines Governing Research*, pp. 23, 31.

5. 见前注 , p. 30。

6. Committee on Government Operations report to the Senate Subcommittee on Government Research, *Hearings on the National Commission on Health Science and Society*, 90th Cong., 2d sess., 1968, pp. 211, 212 (以下简称 Hearings on Health)。

7. Henrik Bendixen to Henry Beecher, March 1966, Beecher MSS.

8. *Handbook on the Normal Volunteer Patient Program of the Clinical Center*, March

1967, NIH Files, Bethesda, Md., p. 15.

9. 1969 年 5 月，公共卫生署和 NIH 官方确实曾提出一个更具体的同意定义；参 见 Frankel, *Guidelines Governing Research*, pp. 38-39。关 于 1966 年 文 件及其 1969 年修订版的更为正面的观点，又见 Ruth R. Faden and Tom L. Beauchamp, *A History and Theory of Informed Consent* (New York: 1986), pp. 205-15。

10. 关于 FDA 人体试验监管最敏锐的分析见 William J. Curran's "Governmental Regulation of the Use of Human Subjects in Medical Research: The Approach of Two Federal Agencies," *Daedalus* 98 (1969): 542-94。在接下来的段落中，它 是我的重要参考。

11. Curran, "Governmental Regulation," pp. 558-69.

12. Hearings on Health, pp. 211-12.

13. Paul Ramsey, *The Patient as Person* (New Haven, Conn.: 1970), p. 1.

14. 见前注 , p. xiv。

15. 见前注 , p. xv。

16. 见前注 , pp. xvi, 5-7, xvii。

17. 讨 论 成 果 汇 编 成 为《人 体 试 验 的 伦 理 面 相》(*Ethical Aspects of Experimentation with Human Subjects*)，作为该刊 1969 年春第 98 卷出版。

18. Hans Jonas, "Philosophical Reflections on Experimenting with Human Subjects," *Daedalus* 98 (1969): 219.

19. Jonas, "Philosophical Reflections," p. 245.

20. David J. Rothman, "The State as Parent," in *Doing Good*, ed. Willard Gaylin, Steven Marcus, David J. Rothman, and Ira Glasser (New York: 1978), pp. 84-85.

第六章 床旁伦理学

1. Hans Jonas, "Philosophical Reflections on Experimenting with Human Beings," *Ethical Aspects of Experimentation with Human Subjects* 98 (1969): 1.

2. Joseph Fletcher, *Morals and Medicine* (Princeton, N.J.: 1954), pp. x-xi, xx.

3. 拉什的文章参见他的 *Sixteen Introductory Lectures* (Philadelphia: 1811), pp. 125-32; esp. p. 127。

4. Richard Cabot, *Adventures on the Borderlands of Ethics* (New York: 1926), p. 23. 又见他的 "The Use of Truth and Falsehood in Medicine," *American Medicine* 5 (1903): 344-49。

5. American Medical Association, Bureau of Medical Economics, "Economics and the Ethics of Medicine," *Bulletin of the American Medical Association* (May 1936): 58, 59, 61.

6. "Ectopic Gestation," *Linacre Quarterly* 10 (1942): 6-23.

7. Paul Blanshard, *American Freedom and Catholic Power* (Boston: 1950), ch. 6.

8. Joseph Fletcher, *Morals and Medicine*, pp. 18, 35.

9. 见前注 , pp. 94, 142, 191。

10. John Burnham, "American Medicine's Golden Age: What Happened to It?" *Science* 215 (1982): 1474-79.

11. 注意比较接下来的分析与该书观点 , Edward Shorter, *Bedside Manners* (New York: 1985)。

12. Jay Katz, *The Silent World of Doctor and Patient* (New York: 1984). 他关于方法的敏锐讨论，特别是与马丁·佩尼克（Martin Pernick）的分歧 ("The Patient's Role in Medical Decision-Making," in the President's Commission for the Study of Ethical Problems in Medicine ..., *Making Health Care Decisions*

［Washington, D.C.: 1982］, Vol. 3), 参 见 Faden and Beauchamp, *Informed Consent*, pp. 76-101。我与他们同样认为佩尼克更具说服力,尽管我在这里有不同论点。

13. 关 于 医 学 职 业 的 历 史, 参 见 John S. Haller, Jr., *American Medicine in Transition* (Urbana, Ill.: 1981), chap. 7。

14. Oliver Wendell Holmes, "The Young Practitioner," *Medical Essays*, Vol. 9 of the *Writings of Oliver Wendell Holmes* (Boston: 1891).

15. 转引自 Richard Shryock, *Medicine in America* (Baltimore: 1966), p. 163。关于患者如果"选择一名其他医生高度评价的医生",就不大会犯错的建议,参见 Joseph McFarland, "How to Choose a Doctor," *Hygea* (August 1931): 743-45。

16. Carlo M. Cippola, *Public Health and the Profession of Medicine in the Renaissance* (Cambridge: 1976), p. 115.

17. 例 如, 可 参 见 Jacob A. Goldberg, "Jews in Medicine," *Medical Economics*, March 1940, pp. 54-56。许多农村地区的确尽已所能地成立了某种医疗机构,不仅追求便利的设施,还要聘请熟识且想法相同的职工。即使良好的道路和交通让前往邻近的城镇医疗中心变得可行,组织社区医院维系固有关系的动机没有变。例如 Arthur E. Hertzler, *The Horse and Buggy Doctor* (New York, 1938), pp. 254-56。

18. Selwyn D. Collins, "Frequency and Volume of Doctors' Calls . . .," *Public Health Reports* 55 (1940): 1977-2012.

19. Commission on Medical Education, *Final Report* (1932), p. 73. 55% 的医患接触发生在医生办公室,10% 发生在医院。

20. Francis Weld Peabody, *Doctor and Patient* (New York: 1930), pp. 32-33. 皮博迪担心医院就诊会耽误事:"问题在于,医院里的人习惯使用油浸透镜取代低倍镜,并过分聚焦于视野中心。"他利用技术作为医院环境的隐喻,意在明智地揭示更大的问题。

21. Lane Gerber, *Married to Their Careers*, p. xiv. 格伯（Gerber）认为父亲忽视了家庭，并因此非常不悦，所以他的叙述不那么温情；这不是一个儿子赞颂自己父亲的方式。

22. Lewis Thomas, *The Youngest Science* (New York: 1983), p. 9.

23. S. J. McNeill, "Where Is the Family Doctor and What Is the Matter with the Public?" *Illinois Medical Journal* (February 1928): 145-146. "医生被满怀尊敬地迎进家门，他的每个想法和判断都得到顺从，因为他的建议和决断至关重要，全家……都完全信任他的专业能力。"

24. Rosemary Stevens, 转引自 Irvine Loudon, "The Concept of the Family Doctor," *Bulletin of the History of Medicine* 58 (1984): 347。劳登（Loudon）偶然发现，家庭医生的概念和实践在二战前的英格兰都异常活跃，并以史蒂文斯（Stevens）的评论为出发点展开叙述。又见 Selwyn Collins, "Frequency and Volume of Doctor's Calls," p. 1998。

25. Peabody, *Doctor and Patient*, p. 25. 皮博迪还担心医生对待患者的手段过分科学化；但同样在这里，他正预见到一个问题，尽管他没能令人信服地证明问题已经存在。除以下注释，还可参见 J. Lue Sutherland, "The Passing of the Family Physician," *The Nebraska State Medical Journal* 6 (1921): 305-6。

26. *Final Report of the Commission on Medical Education* (New York: 1932), pp. 65, 115, 173. 然而到目前为止，超过 1/3 的医学院课程也开始专科化，这也是令医学教育者对变革如此敏感的原因；越好的医学院有越高的比例：参与专科训练和实践的哈佛医学院毕业生有 64%；约翰·霍普金斯有 75%；斯坦福有 55%。

27. Daniel Funkenstein, *Medical Students, Medical Schools and Society during Five Eras* (Cambridge: 1968), p. 12.

28. Robert S. Veeder, "Trend of Pediatric Education and Practice," *American Journal of Diseases of Children* 50 (1935): 1-10.

29. J. D. Brook, "The Passing of the Family Doctor and Practice of the Future," *Journal of the Michigan State Medical Society* 29 (1930): 694.

30. Earl L. Koos, *The Health of Regionville* (New York: 1954), pp. 53-59. 又见哈罗德·弗鲁姆（Harold Frum）的研究，该研究可能以俄亥俄州哥伦布市为基础（"Choice and Change of Medical Service," Master's thesis, Ohio State University, 1939）。据他报告，72.5% 的受访家庭 1 年内只看 1 或 2 次医生；5 年期间只看过 1 或 2 次医生的家庭达 67%（p. 49）。弗鲁姆还补充道，少数家庭——大约 200 家中的 60 家——拥有严格意义上的"家庭医生"。即便如此，他总结说 40% 的人群拥有家庭医生，中产阶层的比例当然高于更低的阶层。

31. Gladys V. Swackhamer, *Choice and Change of Doctors*, Committee on Research in Medical Economics (New York: 1939), esp. pp. 6-23, 27-28, 31.

32. *New York Times*, 14 May 1934, sec. 4, p. 8.

33. Holmes, *Medical Essays*, p. 377. 我们之后将返回这句话的结尾："他们是经历了还算满足的人生，还是像一只失去持有价值的股票那样，仅残留着未能实现的可能性。"

34. 转引自 Robert K. Merton et al., *The Student-Physician* (Cambridge: 1957), p. 26, footnote 12。又见 D. N. 卡瑟尔（D. N. Cathell）的评论："你应该了解家人的身体状况。你将发现，'了解人们的身体状况'是一项很有帮助的收获。"(*The Physician Himself and What He Should Add to His Scientific Acquirements* [Baltimore, Md., 1882], p. 66)

35. Walter L. Bierring, "The Family Doctor and the Changing Order," *JAMA* 102 (1934): 1996.

36. John Stoeckle and J. Andrew Billings, "A History of History-Taking: The Medical Interview" (Unpublished manuscript, Department of Medicine, Harvard Medical School, 1989).

37. 关于文学与医学的研究在过去五年里蓬勃发展，这也是本书分析的变革的另一个侧面。19 世纪文学的实用导读参见 Richard R. Malmsheimer, "From Rappaccini to Marcus Welby: The Evolution of an Image" (Ph.D. diss., University of Minnesota, 1978)。

38. George Eliot, *Middlemarch* (New York: Penguin, [1871-72] 1965), esp. pp. 178-80, 193-95.

39. Anton Chekhov, *Uncle Vanya: Scenes from Country Life* (New York: Signet, [1899] 1964), esp. pp. 174, 194, 197, 201, 209, 225.

40. Sidney Kingsley, *Men in White* (New York: 1933).

41. Charles E. Rosenberg, "Martin Arrowsmith: The Scientist as Hero," *American Quarterly* 15 (1963): 447-58.

42. Joseph Jerger, *Here's Your Hat! The Autobiography of a Family Doctor* (New York: 1939), esp. pp. 51, 223; William Allen Pusey, *A Doctor of the 1870s and 80s* (Baltimore: 1932), esp. pp. xi, 85; Robert T. Morris, *Fifty Years a Surgeon* (New York: 1935), esp. p. 7; James B. Herrick, *Memories of Eighty Years* (Chicago: 1949), esp. pp. 86, 155. 对于以上自传，纽约医学研究院有一本出色的指南，同时有丰富的收藏。

43. Frederic Loomis, *Consultation Room* (New York: 1939), pp. 74-76.

44. D. W. Cathell, *The Physician Himself and What He Should Add to is Scientific Acquirements* (Baltimore: 1882), p. 12. 卡瑟尔是巴尔的摩内科与外科医师学院病理学教授和该校内科与外科协会主席。近几十年里，新城镇推动者和支持者的领袖中不乏医生。医生参政并非没有批评者，例如，霍姆斯建议医生"不要蹚政治的浑水"。但全科医生往往无视这样的建议。

45. Holmes, *Medical Essays*, p. 388.

46. 见前注 , p. 377。

47. Alphonso Schwitalla and M. R. Kneift, "The Catholic Hospital of the United States, Canada, and Newfoundland at the Beginning of 1934," *Hospital Progress* 15 (1934): 69-71, 74-75.

48. 见前注 , 81-93; Mary Hicks, *Hospitals of Cincinnati, A Survey* (n.p., 1925), chap. 2, pp. 51-53。又见 *Story* of *the First Fifty Years of the Mt. Sinai Hospital, 1852-1902* (New York: 1944)。

49. Peter Joseph Barone, "Practical Advice by a Catholic Doctor," *Hospital Progress* 4 (1923): 177; John P. Boland, "Religious Aspects of Sisters' Hospitals," *Hospital Progress* 2 (1921):285. 又见 Haven Emerson, *The Hospital Survey for New York*, vol. 1 (New York: 1937), p. 36; E. H. Lewinski-Corwin, *The Hospital Situation in Greater New York* (New York: 1924)。

50. Tina Leviton, *Islands of Compassion: A History of the Jewish Hospitals* of *New York* (New York: 1964), esp. pp. 89-91, 113.

51. Emerson, *Hospital Survey*, Vol. 1, pp. 19-31.

52. 见前注 , p. 29。又见 Haven Emerson et al., *Philadelphia Hospital and Health Survey-1929* (Philadelphia: 1929), pp. 574-79; Michael M. Davis, "Are There Enough Beds? Or Too Many?" *The Modern Hospital* 48 (1937): 149-52; C. Rufus Rorem, "The Percentage of Occupancy in American Hospitals," *JAMA* 98 (1932):2060-61。

53. Emerson, *Hospital Survey*, Vol. 1, p. 27. 志愿医院的平均住院时长为 12.2 天，市立医院为 17.8 天。

第七章 陌生的医生

1. Meg Greenfield, "The Land of the Hospital," *Newsweek*, 30 June 1986, p. 74.

2. Eliot Freidson, *Patients' Views of Medical Practice* (New York: 1961), pp. 58-59, 66-67.

3. Charles Rosenberg, *The Care of Strangers: The Rise of America's Hospital System* (New York: 1987), pp. 173-75, 253-57.

4. 详见 Rothman, "The Hospital as Caretaker," *Transactions and Studies of the College of Physicians of Philadelphia* 12 (1990): 151-74。

5. United Hospital Fund, "Hospital Closures in New York City," *Proceedings of the Health Policy Forum* (New York: 1978), pp. 28-31.

6. *New York Times*, 6 June 1987, pp. 1, 11.

7. Elisabeth Kübler-Ross, *On Death and Dying* (New York: 1969), pp. 5, 7, 8, 146-47. 又见 Terry Mizrachi, *Getting Rid of Patients: Contradictions in the Socialization of Physicians* (New Brunswick, NJ.: 1986)。

8. Natalie Rogoff, "The Decision to Study Medicine," in *The Student-Physician*, ed. Robert K. Merton et al. (Cambridge: 1957), pp. 110-11.

9. Reported by Alan Gregg, *Challenges to Contemporary Medicine* (New York: 1956), p. 103. 格雷格（Gregg）是洛克菲勒基金会副会长，他会询问医生是在什么年纪抱定主意从医的；他报告称，"大部分人都证实，从医的决定往往很早会形成。"

10. Wagner Thielens, Jr., "Some Comparisons of Entrants to Medical and Law School," in *The Student-Physician*, ed. Merton et al., pp. 132-33.

11. 见前注, p.143。

12. Gregg, *Challenges to Contemporary Medicine*, p. 105.

13. Melvin Konner, *Becoming a Doctor: A Journey of Initiation in Medical School* (New York: 1987), pp. 1-5.

14. Daniel Funkenstein, *Medical Students, Medical Schools, and Society during Five Eras* (Cambridge: 1968), p. 17. 据他报告，1971 届学生有意参政的比例高得多（68%），但这一比例从 1976 届开始下滑（跌至 59%）。又见 John Colombotos and Corinne Kirchner, *Physicians and Social Change* (New York: 1986)。

15. Louis Harris and associates, "Medical Practice," pp. 30-39.

16. Lane A. Gerber, *Married to Their Careers* (New York: 1983), pp. 51, 58, 63, 67, 70.

17. Alice Adams, *Superior Women* (New York: 1984), pp. 234-35.

18. Philip Roth, *The Anatomy Lesson* (New York: Ballantine, 1983), esp. pp. 163, 170, 217, 225, 230-31.

19. C. E. Poverman, *Solomon's Daughter* (New York: Penguin, 1981), p. 256.

20. John Irving, *The Cider House Rules* (New York: 1985).

21. John Burnham, "American Medicine's Golden Age: What Happened to It?" *Science* 215 (1982): 1474-79.

22. Richard Carter, *The Doctor Business* (New York: 1958), pp. 11-17.

23. Selig Greenberg, *The Troubled Calling* (New York: 1965), pp. xi, 1-3.

24. Daniel M. Fox, "Who We Are: The Political Origins of the Medical Humanities," *Theoretical Medicine* 6 (1985): 329, 334, 338.

25. Boston Women's Health Book Collective, *Our Bodies, Ourselves* (New York: 1971), pp. 252-53.

26. Sylvia Law and Steven Polan, *Pain and Profit: The Politics of Malpractice* (New York: 1978). 引文来自 R. Crawford Morris, "Law and Medicine: Problems of

Malpractice Insurance," *JAMA* 215 (1971): 843。　又见 *Medical Malpractice*, Report of the Secretary's Commission on Medical Malpractice, Department of Health, Education and Welfare (Washington, D.C.: 1973), esp. pp. 3, 69, 71-72, 667-68。

27. Joint Commission on Accreditation of Hospitals, *Accreditation Manual for Hospitals*, Preamble 1-2 (1970).

28. George J. Annas and Joseph M. Healey, Jr., "The Patient Rights Advocate: Redefining the Doctor-Patient Relationship in the Hospital Context," *Vanderbilt Law Review* 27 (1974): 254-57.

29. Willard Gaylin, "The Patient's Bill of Rights," *Saturday Review of Science* 1 (1973): 22.

30. William J. Curran, "The Patient Bill of Rights Becomes Law," *NEJM* 290 (1974): 32-33.

31. D. Oken, "What to Tell Cancer Patients: A Study of Medical Attitudes," *JAMA* 175 (1961): 1120-28; Howard Waitzkin and John D. Stoeckle, "The Communication of Information about Illness," Advances in Psychosomatic Medicine 8 (1972): 185-89.

第八章　死里求生

1. Shana Alexander, "They Decide Who Lives, Who Dies," *Life*, 9 November 1962, p. 103.

2. Delford L. Stickel, "Ethical and Moral Aspects of Transplantation," Monographs in the Surgical Sciences 3 (1966): 267-72. 如我们所见，1966 年的斯蒂克尔只是一名对医学伦理学感兴趣的外科医生，并非业余伦理学家。此外，他曾

将器官移植议题置于人体试验语境下讨论。又见 "Moral Problems in the Use of Borrowed Organs, Artificial and Transplanted," *Annals of Internal Medicine* 60 (1964): 310-13。

3. Thomas E. Starzl, "Ethical Problems in Organ Transplantation," *Annals of Internal Medicine* 67, supplement 7 (1967): 35-36.

4. G. E. W. Wolstenholme and Maeve O'Connor, eds., *Ethics in Medical Progress: With Special Reference to Transplantation* (Proceedings of the CIBA Foundation Symposium, Boston, 1966), p. 6.

5. 见前注 , p.19。

6. 见前注 , p. 59。这一观点受到广泛认同，例如注释 2 援引的《内科学年鉴》评论（"Borrowed Organs," p. 312）指出，器官捐献者的风险引起了"真实得可怕的"伦理问题。

7. Wolstenholme and O'Connor, *Ethics in Medical Progress*, pp. 66, 81. William J. Curran, "A Problem of Consent: Kidney Transplantation in Minors," *New York University Law Review* 34 (1959): 891-98.

8. Wolstenholme and O'Connor, *Ethics in Medical Progress*, p. 71.

9. Francis D. Moore, *Give and Take: The Development of Tissue Transplantation* (Philadelphia: 1964).

10. Francis D. Moore, "Medical Responsibility for the Prolongation of Life," *JAMA* 206 (1968): 384.

11. Howard P. Lewis, "Machine Medicine and Its Relation to the Fatally Ill," *JAMA* 206 (1968): 387.

12. John Shillito, "The Organ Donor's Doctor: A New Role for the Neurosurgeon," *NEJM* 281 (1969): 1071-72.

13. *Newsweek*, 18 December 1967, p. 86. 联合国秘书长的报告显示了这一观念是

多么根深蒂固，该报告总结称，"外科移植领域的人权亟须保护"，因为捐献者的权利很容易受到侵犯（*New York Times*, 19 April 1970, p. 36）。

14. Rene Menguy, "Surgical Drama," *NEJM* 278 (1968): 394-95.

15. John D. Arnold, Thomas F. Zimmerman, and Daniel C. Martin, "Public Attitudes and the Diagnosis of Death," *JAMA* 206 (1968): 1949-54, esp. pp. 1950-51.

16. Ad Hoc Committee of the American Electroencephalographic Society, "Cerebral Death and the Electroencephalogram," *JAMA* 209 (1969): 1505-9, esp. p. 1508.

17. Clarence C. Crafoord, "Cerebral Death and the Transplantation Era," *Diseases of the Chest* 55 (1969): 141-45, esp. p. 142.［克拉福德（Crafoord）在斯德哥尔摩做胸外科教授，同时是 1968 年美国胸科医师学院金质奖章得主。］又见 "When Is a Patient Dead?" *JAMA* 204 (1968): 142。

18. Henry Beecher to Robert H. Ebert, 30 October 1967, Beecher MSS.

19. Ebert to Joseph Murray, 4 January 1968, Beecher MSS.

20. Ad Hoc Committee to Examine the Definition of Death, Harvard Medical School, "A Definition of Irreversible Coma," *JAMA* 205 (1968): 337-40.

21. George H. Williams to Henry K. Beecher, 23 January 1968, Beecher MSS.

22. 1968 年 4 月 11 日草稿，关于哈佛脑死亡委员会的这一材料及其他材料，参见 Beecher MSS。

23. Ad Hoc Committee, "Definition of Irreversible Coma," pp. 338-39.

24. Henry Beecher, "After the 'Definition of Irreversible Coma,'" *NEJM* 281 (1969): 1070-71. 例如，该提议被美国心脏协会伦理委员会采纳。在本文中，比彻引用了彼得·梅达沃（Peter Medawar）对死亡的巧妙定义：一个人在法律上的死亡意味着"他经历了不可逆的改变，导致他再无可能寻求法律救济"。

25. "What and When Is Death?", *JAMA* 204 (1968): 219-20.

26. Ebert to Beecher, 1 July 1968, Beecher MSS.

27. Ad Hoc Committee, "Definition of Irreversible Coma," p. 339.

28. Leonard A. Stevens, "When Is Death?" *Reader's Digest* 94 (1969): 225-32; *Time*, 16 August 1968 and also 27 May 1966.

29. *Annals of Internal Medicine* 68 (1968): 695-99.

30. Kenneth Vaux, "A Year of Heart Transplants: An Ethical Valuation," *Postgraduate Medicine* (1969): 201-5.

31. J. Ernest Breed, "New Questions in Medical Morality," *Illinois Medical Journal* 135 (1969): 504-26, esp. p. 506. 重点关注佩里医院（Perry Hospital）的会议。又见 "Symposium on Death," *North Carolina Medical Journal* 28 (1967): 457-68; "Clergy-Physician Dialogues," *Maryland State Medical Journal* 18 (1969): 77-84。第一台移植手术的完成就引发了宗教发言人对该议题的警惕，参见 *Newsweek*, 18 December 1967。

32. Irvine H. Page, "The Ethics of Heart Transplantation," *JAMA* 207 (1969): 109-13.

33. Jordan D. Haller and Marcia1M. Cerruti, "Progress Report: Heart Transplantation in Man," *American Journal of Cardiology* 124 (1969): 554-63.

34. 转引自 Renee C. Fox and Judith P. Swazey, *The Courage to Fail* (Chicago: 1974), p. 110。

35. "Cardiac Transplantation in Man," *JAMA* 204 (1968): 147-48; "A Plea for a Transplant Moratorium," *Science News* 93 (1968): 256.

36. "Too Many Too Soon," 29 June 1968, pp. 1413-14.

37. Fox and Swazey, *The Courage to Fail*, p. 132.

38. 例如，可参见 15 March 1968, p. 66; 6 December 1968, pp. 59-60; *Newsweek*, 21 April 1969, pp. 76-78; *The Nation*, 30 December 1968, pp. 719-20。

39. Page, "Heart Transplantation," p. 113.

40. Lyman A. Brewer, "Cardiac Transplantation, An Appraisal," *JAMA* 205 (1968):

101-2.

41. Michael E. DeBakey, Editorial, *Journal of Thoracic and Cardiovascular Surgery* 55 (1968): 449.

第九章　委员会伦理学

1. 这一决定引发了听证会。Committee on Government Operations report to the Senate Subcommittee on Government Research, *Hearings on Health*, pp. 315-19.

2. 见前注 , p. 24。

3. 见前注 , p.149。

4. 见前注 , p. 121。

5. 见前注 , p. 200。精神卫生立法先驱、联邦法官戴维·贝兹伦（David Bazelon）也做了同样区分：按照他的想法，专家将判断患者面临的危险有多严重，社会则决定其严重性是否足以正当地制约个人（Hearings on Health, p.280）。

6. Hearings on Health, p. 138.

7. 见前注 , Beecher, p. 104; Braver, p. 121; Vaux, p. 138; Mendelsohn, pp. 200-201; Bazelon, p. 276。

8. Hearings on Health, p. 70.

9. 见前注 , p. 80。

10. 见前注 , pp. 81-82。

11. 见前注 , p. 77。

12. 见前注 , p. 98。

13. 见前注 , pp. 100-101。

14. 见前注 , pp. 310-17。

15. 见前注 , p. 9。

16. 见前注 , pp. 41-43。

17. 见前注 , pp. 45-52。

18. 见前注 , p. 333。

19. 见前注 , pp. 292, 333, 338。

20. Report of the National Advisory Commission on Civil Disorder, March 1968, Bantam ed., 269-72.

21. National Advisory Commission on Health Science and Society, Joint Hearing before the Senate Subcommittee on Health . . . of the Committee on Labor and Public Welfare, 92d Cong., 1st sess., 9 November 1971, pp. 49, 112.

22. Hearings on Health, pp. 5-6.

23. 见前注 , p. 315。

24. 见前注 , pp. 315, 317, 319。

25. 见前注 , pp. 46, 53, 55。

26. 见前注 , p. 29。

27. 见前注 , p. 45。

28. Mark S. Frankel, "Public Policy Making for Biomedical Research: The Case of Human Experimentation" (Ph.D. diss., George Washington University, 1976) p. 293, footnote 85.

29. James Jones, *Bad Blood* (New York, 1981); David J. Rothman, "Were Tuskegee and Willowbrook 'Studies in Nature'?" *Hastings Center Report* (April 1982), pp. 5-7.

30. Jerone Stephens, "Political, Social, and Scientific Aspects of Medical Research on Humans," *Politics and Society* 3 (1973): 409-27; Richard N. Little, Jr., "Experimentation with Human Subjects: Legal and Moral Considerations

Regarding Radiation Treatment of Cancer at the University of Cincinnati College of Medicine," *Atomic Energy Law Journal* 13 (1972): 305-30. 又 见 Frankel, "Public Policy Making," pp. 178-83。

31. *Congressional Record*, 24 March 1971 (92nd Cong., 1st sess.), pp. 7670-7678.

32. "Quality of Health Care-Human Experimentation, 1973," pts. 1-4, Hearings before the Senate Subcommittee on Health of the Committee on Labor and Public Welfare, 93d Cong., 1st sess., 1973 (以 下 简 称 Hearings on Human Experimentation)。

33. 见前注 , p. 1055。

34. 见前注 , pt. 1, 21 February 1973, p. 2。

35. 由 FDA 监管医生对药物的实际使用行为是一项柔性政策，但从未落实，原因是它将过度限制医生权力。

36. Hearings on Human Experimentation, pt. 1, 22 February 1973, pp. 65-66.

37. 见前注 , pt. 2, 23 February 1973, p. 354。

38. 见前注 , pt. 3, 7 March 1973, p. 841。

39. 见前注 , p. 795。

40. 见前注 , 8 March 1973, pp. 1045, 1049。

41. 见前注 , pt. 2, 23 February 1973, pp. 378-79。

42. 见前注 , pt. 3, 7 March 1973, p. 843。

43. 见前注 , pt. 4, pp. 1264-65。肯尼迪对这一主题的持久关注，又见 National Advisory Commission on Health Science and Society, Joint Hearings, 9 November 1971, 92d Cong., 1st sess., p. 2。

第十章 谁人可信

1. 对这一案例的最初分析之一参见 James Gustafson, "Mongolism, Parental Desires, and the Right to Life," *Perspectives in Biology and Medicine* 16 (1972-73): 529-57。

2. 对影片的媒体报道或错把重制版当作事实，或以为片中的婴儿正是案例中的婴儿，例证可参见 *New Haven Register*, 20 October 1971: "The film opened with the baby's birth"。

3. 《纽约时报》对会议内容的代表性报道参见 "Film Ponders the Right to Life of a Mentally Retarded Infant," 15 October 1971, p. 31。

4. *Annapolis Evening Capital*, 16 October 1971, p. 1; letters to the *Washington Post*, 23 October 1971.

5. D. M. to William Bartholome, 28 October 1971; Mrs. R. H. to Robert Cooke, 18 October 1971. 巴托洛梅保存了这些信件并慷慨地与我分享。

6. 据传，首次使用"生命伦理"这一术语的文章是 Van Rensselaer Potter, "Bioethics, the Science of Survival," *Perspectives in Biology and Medicine* 14 (1970): 127-53。但他对该术语的使用不同于其本意："我们迫切需要土地伦理、野生动物伦理、人口伦理、消费伦理、城市伦理、国际伦理、老年伦理等……这些都与生命伦理有关，整个生态系统的存续是对这一价值体系的考验（p. 127）。"

7. *Washington Post*, 2 October 1971, p. 1; and 13 October 1971, "Can Science and Ethics Meet?"

8. William Bartholome to Mrs. S. M., 9 December 1971.

9. *Baltimore Sun*, 21 October 1971.

10. "Ethical Dilemmas in Current Obstetric and Newborn Care," Report of the Sixty-

Fifth *Ross Conference on Pediatric Research* (Columbus, Ohio, 1973) (以下简称 Ross Conference, "Ethical Dilemmas") 。

11. 见前注 , pp. 12, 16-17。

12. 见前注 , p. 18。

13. " 新野蛮主义" 的说法来自雷蒙德·达夫，参见 "Medical Ethics: The Right to Survival, 1974," Hearings before the Senate Subcommittee on Health of the Committee on Labor and Public Welfare, 93d Cong., 2d sess., 11 June 1974 (以下简称 Medical Ethics: The Right to Survival), p. 4。

14. Ross Conference, "Ethical Dilemmas," pp. 58-59, 63, 70-71, 73-74.

15. 见前注 , pp. 20, 91。

16. 见前注 , p. 77。

17. 见前注 , pp. 89-91。

18. Raymond Duff and Alexander Campbell, "Moral and Ethical Dilemmas in the Special-Care Nursery," *NEJM* 289 (1973): 890-94.

19. 见前注 , p. 893。

20. 见前注 , pp. 893-94。

21. 见前注 , p. 894。

22. Anthony Shaw, "Dilemmas of 'Informed Consent' in Children," *NEJM* 289 (1973): 885-90. 肖此后发现，实际上他收到的回应本文的信件寥寥无几。

23. 弗兰斯·英格尔芬格的观点在同一期《新英格兰医学杂志》上出现，参见 "Bedside Ethics for the Hopeless Case," 289 (1973): 914-15。

24. 回顾这些话时，人们会怀疑是不是英格尔芬格建议肖给文章加上了笨拙的结束语："难道它们本该如此吗？ （Or should they?）"

25. "Correspondence," *NEJM* 290 (1974): 518.

26. Hearings on "Medical Ethics: The Right to Survival," pp. 16-19.

27. 福斯特的评论转引自 Chester Swinyard, ed., *Decision Making and the Defective Newborn* (Proceedings of a [1975] Conference on Spina Bifida and Ethics, Springfield, Illinois, 1978), pp. 228, 247, 562。

28. 见前注, pp. 59-67, esp. pp. 63, 66-67。

29. 见前注, pp. 592-93。

30. 首先引发我关注 1973 年发生的巧合的文章是 Nelson Lund, "Infanticide, Physicians, and the Law," *American Journal of Law and Medicine* 11 (1985): 1-29。

31. 讨 论 参 见 John Fletcher, "Abortion, Euthanasia, and Care of Defective Newborns," *NEJM* 292 (1975): 75-77。

32. 本段和下一段的材料选自 Richard K. Scotch, *From Good Will to Civil Rights: Transforming Federal Disability Policy* (Philadelphia: 1984)。

33. Scotch, *From Good Will to Civil Rights*, pp. 43, 55.

34. "Medical Ethics: The Right to Survival," pp. 1-2, 11, 22.

35. 见前注, pp. 17, 19。

36. 见前注, p. 25。

37. 参见艾伦·勃兰特（Allan Brandt）于 1977 年 3 月 17 日对丹尼尔·卡拉汉的访谈，感谢勃兰特分享访谈记录，引文来自第 2—6 页和第 49 页。

38. Joseph Fletcher, *Situation Ethics: The New Morality* (Philadelphia: 1966), p. 261. 又见 Harvey Cox, *The Situation Ethics Debate* (Philadelphia: 1968), pp. 12-13。

39. A. R. Jonsen et al., "Critical Issues in Newborn Intensive Care: A Conference Report and Policy Proposal," *Pediatrics* 55 (1975): 756-68.

40. 见前注, p. 761。

41. 见前注, p. 763。

42. 见前注, p. 764。

43. 见前注, p. 760。

44. 见前注, p. 764。

45. Robert and Peggy Stinson, *The Long Dying of Baby Andrew* (Boston: 1983). 本书是对原载于 1978 年 7 月《大西洋月刊》(*Atlantic Monthly*) 的一篇文章的扩充，原文题为 "一名婴儿之死" (On the Death of a Baby)。

46. Robert and Peggy Stinson, *Baby Andrew*, p. xi.

47. 见前注, p. 71。

48. 见前注, pp. xii-xiv。

49. 见前注, p. 62。

50. 见前注, pp. 145, 62, 115, 142。

51. 见前注, pp. 57, 145。

52. 见前注, pp. 93, 115, 46-47。

53. 见前注, pp. 301, 358。

54. "The Future of Baby Doe," *New York Review of Books*, 1 March 1984, p. 17.

55. Alistair G. Philip et al., "Neonatal Mortality Risk for the Eighties: The Importance of Birth Weight/Gestational Age Groups," *Pediatrics* 68 (1981): 128; Maureen Hack et al., "The Low-Birth-Weight Infant-Evolution of a Changing Outlook," *NEJM* 301 (1979): 1163.

56. Robert and Peggy Stinson, *Baby Andrew*, pp. 147, 187.

第十一章 床旁的新规则

1. Daniel R. Coburn, "*In Re Quinlan*: A Practical Overview," *Arkansas Law Review* 31 (1977): 63.

2. Joseph and Julia Quinlan with Phyllis Battelle, *Karen Ann* (New York: 1977), pp. 117-18, 127.

3. 起诉状、法庭辩论和判决的汇编参见 *In the Matter of Karen Quinlan*, Vol. 2 (Arlington, Va.: University Publications of America, 1976)。上诉状参见 pp. 1-40。又见 Transcript of Proceedings, 26 January 1976, p. 237（以下对本案文件的所有引用均来自该材料）。

4. Brief and Appendix on Behalf of the Attorney General of New Jersey, p. 51. 上诉人邀请西奈山医院神经学教授西德尼·戴蒙德博士（Sidney Diamond）作证："据我所知，任何情况下都没有医生会中途关闭作为救生手段的设备（p. 117）。"

5. Brief on Behalf of Defendants-Respondents, p. 145.

6. Supplemental Brief on Behalf of . . . St. Clare's Hospital, pp. 187-88.

7. Transcript of Proceedings, pp. 284, 258-59.

8. Docket no. A-116, Supreme Court, State of New Jersey, 31 March 1976.

9. *In the Matter*, p. 305.

10. 见前注, pp. 306-8。

11. 见前注, p. 309。

12. 见前注, p. 310。

13. 见前注, pp. 278-79, 311。

14. Karen Teel, "The Physician's Dilemma: A Doctor's View: What the Law Should Be," *Baylor Law Review* 27 (1975): 6-9.

15. *In the Matter*, p. 312.

16. Michael Halberstam, "Other Karen Quinlan Cases Never Reach Court," Op-Ed, *New York Times*, 2 November 1975.

17. *JAMA* 234 (1975): 1057.

18. *Time*, 27 October 1975, p. 41.

19. *Time*, 3 November 1975, p. 58. 又见 Transcript of Proceedings, p. 257。监护人

的律师对此评论道："如果这样做造成了其他后果，我想牵涉其中的医生从现在起至少会比以前更加关心司法同意的问题，或许也会有其他医生关心。"

20. 转引自 Stephan Bennett, "In the Shadow of Karen Quinlan," *Trial* 12 (1976): 40。

21. "Optimal Care for Hopelessly Ill Patients," Report of the Critical Care Committee of the Massachusetts General Hospital, *NEJM* 295 (1976): 362-64.

22. M. T. Rapkin et al., "Orders Not to Resuscitate," *NEJM* 295 (1976): 364-66.

23. Letter of Jean Pierre Raufmann (Montefiore Medical Center, New York), *NEJM* 295 (1976): 1140.

24. Letter of Allan Parham (Medical University of South Carolina), *NEJM* 295 (1976): 1139.

25. Charles Fried, "Terminating Life Support: Out of the Closet!" *NEJM* 295 (1976): 390-91. 需要律师帮助的不只是患者，还有医院，例如麻省总医院和贝斯以色列医院就请律师设计了它们的新规程。

26. Harold L. Hirsch and Richard E. Donovan, "The Right to Die: Medico-Legal Implications of *In Re Quinlan*," *Rutgers Law Review* 30 (1977): 267-303, esp. p. 274.

27. *Superintendent of Belchertown State School v. Saikewicz*, 373 Mass. 728; 370 N.E. 2d 417 (1977).

28. Arnold Relman, "The *Saikewicz* Decision: Judges as Physicians," *NEJM* 298 (1978): 508-9.

29. Supreme Court of the State of New York, "Report of the Special January 3rd, Additional 1983 Grand Jury Concerning 'Do Not Resuscitate' Procedures at a Certain Hospital in Queens County," esp. pp. 4, 14, 23-24.

30. 福克斯兄弟案参见 *In Re Stover*, 52 N.Y., 2d 363; 420 N.E. 2d 64 (1981)。

31. The Harris Survey, 4 March 1985, no. 18, "Support Increases for Euthanasia."

在 1985 年的盖洛普调查中，超过 80% 的受访者认同法庭对昆兰案的立
场。参见 Gallup Report, no. 235, April 1985, p. 29。又见 John M. Ostheimer,
"The Polls: Changing Attitudes toward Euthanasia," *Public Opinion Quarterly* 44
(1980): 123-28。

32. David Dempsey, "The Living Will," *New York Times*, Magazine, 23 June 1974,
pp. 12-13; Walter Modell, "A 'Will' to Live," *NEJM* 290 (1974): 907-8; "Death
with Dignity," *Hearings before the Special Committee on Aging*, U.S. Senate,
92nd Cong., 2d sess., 7 August 1972, pp. 23-24, 33.

33. Sissela Bok, "Personal Directions for Care at the End of Life," *NEJM* 295 (1976):
367-69.

34. Donald J. Higby, "Letter to the Editor," *NEJM* 295 (1976): 1140.

35. Marquis Childs, "Ethics and Illness," *Washington Post*, 18 November 1985.

36. "The Right to Die a Natural Death," *University of Cincinnati Law Review* 46
(1977): 192-98; "Note: The Legal Aspects of the Right to Die: Before and after
the Quinlan Decision," *Kentucky Law Journal* 65 (1976-77): 831-33; Donald
Collester, "Death, Dying and the Law: A Prosecutorial View of the Quinlan Case,"
Rutgers Law Review 30 (1977): 328.

37. Renee C. Fox, "Advanced Medical Technology-Social and Ethical Implications,"
Annual Review of Sociology 2 (1976): 231-68.

38. 见前注 , p. 414。

39. Renee C. Fox and Judith P. Swazey, "Medical Morality Is Not Bioethics: Medical
Ethics in China and the United States," in *Essays in Medical Sociology*, ed Renee
C. Fox (New Brunswick, NJ.: 1988), pp. 645-70, esp. pp. 668-70.

40. Joseph and Julia Quinlan, *Karen Ann*, pp. 252-53.

41. Edmund Pellegrino, Interview, *U. S. News and World Report*, 3 November 1975, p.

53.

42. Tristram Engelhardt, Jr., "But Are They People?" *Hospital Physician* (February 1976): 7. 同样，西塞拉·博克也呼吁尊重生前预嘱，这样一来，患者能够"对生命终末期拥有更多控制权"。

43. Robert Veatch, *Death, Dying, and the Biological Revolution* (New Haven, Conn.: 1976), p. 140.

尾　声

1. United States Senate, 1978. Congressional Hearings.

2. Morris Abram, *The Day is Short* (New York: 1982), ch. 12.

3. 委员会的工作方式、职权强弱和整体影响鲜有学术探讨，这一观点来自一篇文章的序言，参见 Alan Weisbard and John Arras, "Symposium: Commissioning Morality: A Critique of the President's Commission for the Study of Ethical Problems in Medicine and Biomedical and Behavioral Research," *Cardozo Law Review* 6 (1984): 223-355 (以下简称 "Commissioning Morality")。

4. Alexander M. Capron, "Looking Back at the President's Commission," *Hastings Center Report* (October 1983), pp. 7-10.

5. President's Commission for the Study of Ethical Problems in Medicine and Biomedical and Behavioral Research, *Summing Up: The Ethical and Legal Problems in Medicine and Biomedical and Behavioral Research* (Washington, D.C.: 1983), pp. 20-21. (以下简称 "President's Commission")

6. President's Commission, *Deciding to Forego Life-Sustaining Treatment* (Washington, D.C.: 1983), p. 44.

7. 见前注 , pp. 2-5。

8. Jay Katz, "Limping Is No Sin: Reflections on *Making Health Care Decisions*," in "Commissioning Morality," pp. 243-265. 又见 *The Silent World of Doctor and Patient* (New York: 1984)，以及我在本书第六章的评论。

9. 参见该综述文章 Fredric Wolinsky, "The Professional Dominance Perspective, Revisited," in the *Milbank Quarterly* 66, Supplement 2 (1988): 33-47, esp. 40-41。

10. 例如可参见 Bradford H. Gray et al., "Research Involving Human Subjects," *Science* 201 (1978): 1094-1101; Jerry Goldman and Martin Katz, "Inconsistency and Institutional Review Boards," *JAMA* 248 (1982): 197-202。

11. 关于这一点详见 Harold Edgar and David J. Rothman, "New Rules for New Drugs: The Challenge of AIDS to the Regulatory Process," *The Milbank Quarterly* 68, Supplement 1 (1990): pp. 111-42。

12. Susanna E. Bedell et al., "Do-Not-Resuscitate Orders for Critically I11 Patients in the Hospital," *JAMA* 256 (1986): 233-38; Palmi V. Jonsson et al., "The 'Do not Resuscitate' Order: A Profile of Its Changing Use," *Archives of Internal Medicine* 148 (1988): 2373-75.

13. President's Commission, *Deciding to Forego Life-Sustaining Treatment*, pp. 169-70, 227. 总统委员会为了支持伦理委员会，还举出了机构审查委员会的正面贡献作为例子。然而，它也指出人们对机构审查委员会的真实运作情况知之甚少。总统委员会希望随着伦理委员会成为标配，它们的作用能够得到更系统的评价。

14. 参见报告 "Ethics Committees Double Since '83: Survey," *Hospitals* 59 (1985): 60。论述伦理委员会优缺点的文献数目巨大—— 印证了"无名婴儿"案件的影响和对生命伦理感兴趣的评论家人数。《伦理委员会：核心资源》（Ethics Committee: Core Resources）是一篇有益的导读，可通过黑斯廷斯中心阅读。我找到的最有帮助的书籍和文章包括 Ronald E. Cranford and A.

Edward Doudera, *Institutional Ethics Committees and Health Care Decisions* (Ann Arbor: 1984); Bernard Lo, "Behind Closed Doors: Promises and Pitfalls of Ethics Committees," *NEJM* 317 (1987): 46-50; and Alan R. Fleischman, "Bioethical Review Committees in Perinatology," *Clinics in Perinatology* 14 (1987): 379-93。

15. Robert F. Weir, "Pediatric Ethics Committees: Ethical Advisors or Legal Watchdogs?" *Law, Medicine and Health Care* 15 (1987): 105.

16. Mark Siegler, "Ethics Committees: Decisions by Bureaucracy," *Hastings Center Report* (June 1986), pp. 22-24. 耶鲁大学医学院和耶鲁—纽黑文医院的医事法事务顾问安杰拉·霍尔德（Angela Holder）的评论参见 Weir, "Pediatric Ethics Committees," p. 109。

17. "Life Support Forcibly Cut, A Father Dies," *New York Times*, 11 January 1990, p. B1. 据验尸官判断，男子在事件发生之前已经死亡，并据此撤销了案件。

18. Saul S. Radovsky, "U.S. Medical Practice Before Medicare and Now-Differences and Consequences," *NEJM* 322 (1990): 263-67.

19. Lawrence Altman and Elisabeth Rosenthal, "Changes in Medicine Bring Pain to Healing Profession," *New York Times*, 18 February 1990, p. 1.

后记：患者权利运动的阶段考察

1. David J. Rothman, "The State as Parent," in *Doing Good: The Limits of Benevolence*, eds. Willard Gaylin, et al. (New York: Pantheon Books, 1978), chapter 3.

2. Ruth R. Faden, et al., *A History and Theory of Informed Consent* (New York: Oxford University Press, 1986). See especially chapters 2,4, and 9.

3. 本书多处涉及，特别是尾声部分。

4. Carl Schneider, *The Practice of Autonomy: Patients. Doctors, and Medical Decisions* (New York: Oxford University Press, 1998).

5. Peter G. Filene, *In the Arms of Others: A Cultural History of the Right-to-Die in America* (Chicago: Ivan R. Dee Publishers, 1998).

6. Margaret Winker, et. al., "Guidelines for Medical and Health Information Sites on the Internet: Principles Governing AMA Web Sites," *JAMA* 283, no. 12 (2000): 1600-6.

7. Boston Women's Health Book Collective, *Our Bodies, Ourselves: A Book for and by Women* (New York: Simon and Schuster, 1973).

8. *Minnesota Law Review* 82, no. 4 (April 1988). 罗伯特·A. 伯特（Robert A. Burt）、帕特里夏·A. 金（Patricia A. King）、莱斯利·E. 沃尔夫（Leslie E. Wolf）和苏珊·M. 沃尔夫（Susan M. Wolf）等的文章尤为重要。

9. Tamara V. Terzian, "Direct-to-Consumer Prescription Drug Advertising," *American Journal of Law and Medicine* 25 (1999): 149-67.

10. Alan Holmer, "Direct-to-Consumer Prescription Drug Advertising Builds Bridges between Patients and Physicians," *JAMA* 281, no. 4 (1999): 380-82.

11. Matthew F. Hollon "Direct-to-Consumer Marketing of Prescription Drugs: Creating Consumer Demand," *JAMA* 281, no. 4 (1999): 382-84.

12. 这一点详见我的 *Beginnings Count: The Technological Imperative in American Health Care* (New York: Oxford University Press, 1997)。

中英文对照表

《关于对人体使用试验性新药的同意政策声明》（国家食品药品监督管理局）	"Statement on Policy Concerning Consent for the Use of Investigational New Drugs on Humans" (FDA)
《患者权利法案》	Patient Bill of Rights
哈佛大学人体研究常务委员会	Standing Committee on Human Studies, Harvard University
黑斯廷斯社会、伦理与生命科学研究所	Hastings Institute of Society, Ethics and the Life Sciences
磺胺类药物	Sulfonamides
机构审查委员会	Institutional Review Board
《军事医学的进展》（医学研究委员会）	*Advances in Military Medicine* (Committee on Medical Research)
《基督教伦理与静坐示威》（拉姆齐）	*Christian Ethics and the Sit-In* (Ramsey)
《寂静的春天》（卡逊）	*Silent Spring* (Carson)
"健康照护的质量—人体试验"（听证会）	"Quality of Health Care-Human Experimentation" (hearings)
健康与人类价值协会	Society for Health and Human Values
教派医院	Sectarian hospitals
《解剖课》（罗思）	*The Anatomy Lesson* (Roth)
《境遇伦理学》（弗莱彻）	*Situation Ethics* (Fletcher)
《科学，无尽的前沿》（布什）	"Science, the Endless Frontier" (Bush)
科学研究与发展局	Office of Scientific Research and Development
科研方案同行评议	Peer review of research protocols
科研人员—受试者关系	Researcher-subject relationship
《雷奇维尔的健康》（库斯）	*The Health of Regionville* (Koos)

《临床研究的集体磋商与知情同意》（国立卫生研究院）	*Group Consideration and Informed Consent in Clinical Research* (NIH)
临床研究中心（国立卫生研究院）	Clinical Research Center (NIH)
罗斯儿科学研究大会	Ross Conference on Pediatric Research
罗伊诉韦德案	*Roe v. Wade*
洛克菲勒医学研究所	Rockefeller Institute for Medical Research
《伦理学与临床研究》（比彻）	"Ethics and Clinical Research" (Beecher)
《论死亡与临终》（屈布勒—罗斯）	*On Death and Dying* (Kübler-Ross)
《米德尔马契》（艾略特）	*Middlemarch* (Eliot)
美国公共卫生署塔斯基吉试验	Tuskegee research, U.S. Public Health Service
美国公共卫生署	U.S. Public Health Service
美国心脏病学院	**American College of Cardiology**
美国心脏协会	American Heart Association
美国医院认证联合委员会	Joint Commission on the Accreditation of Hospitals
美国医院协会	American Hospital Association
民权运动	Civil rights movement
纽约州教育理事会	New York State Board of Regents
《纽伦堡法典》	Nuremberg Code
《苹果酒屋法则》（欧文）	*Cider Home Rules* (Irving)
"求死权"	"Right to die"
全国出于信仰拒服兵役者服务委员会	National Service Board for Religious Objectors
全国福利权组织	National Welfare Rights Organization
全国医学研究协会	National Society for Medical Research

《人权、智力障碍与科研》（影片）　"Human Rights, Retardation, and Research" (film)

《人体试验的伦理面相》（拉姆齐）　"Ethical Aspects of Experimentation with Human Subjects" (Ramsey)

沙利度胺　Thalidomide

世界医学会　World Medical Association

受试者 — 科研人员关系　Subject-investigator relationship

斯隆—凯特琳癌症研究所　Sloan-Kettering Institute for Cancer Research

《所罗门的女儿》（波夫曼）　*Solomon's Daughter* (Poverman)

《汤姆叔叔的小屋》（斯托夫人）　*Uncle Tom's Cabin* (Stowe)

《特护育婴室中的道德和伦理困境》（达夫和坎贝尔）　"Moral and Ethical Dilemmas in the Special-Care Nursery" (Duff and Campbell)

《统一死亡判定法案》　Uniform Determination of Death Act

《屠场》（辛克莱）　*The Jungle* (Sinclair)

卫生、教育与福利部　Health, Education and Welfare, Department of

卫生与公共服务部　Health and Human Services, Department of

《万尼亚舅舅》（契诃夫）　*Uncle Vanya* (Chekhov)

《我们的身体，我们自己》　*Our Bodies, Ourselves*

新生儿伦理　Neonatal ethics

《小安德鲁的漫长告别》　*The Long Dying of Baby Andrew*

《许身事业》（格伯）　*Married to Their Careers* (Gerber)

《医生买卖》（卡特）　*The Doctor Business* (Carter)

《医生其人》（卡瑟尔）　*The Physician Himself* (Cathell)

| 致　谢 |

在本书的研究和写作过程中，许多人曾给予我至关重要的帮助。在此，我很高兴地对他们的贡献致以诚挚的谢意。有他们在医学的世界里指点迷津，我受益颇多，并因此备感幸运。我衷心感谢哥伦比亚大学内科与外科医师学院的同事们，他们是：亨里克·本迪克森（Henrik Bendixen）、约翰·德里斯科尔（John Driscoll）、诺曼·卡恩（Norman Kahn）、迈克尔·卡茨（Michael Katz）、埃德加·莱费尔（Edgar Leifer）、杰伊·梅尔策（Jay Meltzer）、哈罗德·诺伊（Harold Neu）以及基思·雷姆茨马。在我加入内科与外科医师学院的过程中，有两个人扮演的角色最为关键，他们是托马斯·莫里斯（Thomas Morris）和唐纳德·塔普利（Donald Tapley）。他们二位尽己所能，教导我如何在陌生水域意志坚定地航行。

美国国家人文基金会（the National Endowment for the Humanities）提供的经费支持让我得以心无旁骛地开展研究，丹尼尔·琼斯（Daniel Jones，RO-21349-06 项目的主管官员）的支持尤为重要。作为对哥伦比亚大学社会与医学研究中心长期支持的一部分，塞缪尔及梅·鲁丁基金会（the Samuel and May Rudin Foundation）也为本项目匹配了资助。当然，上述基金会均无须对本书表达的观点负责，这也意味着它们无法对本研究的方向或进程施加影响。

还有诸多充满智慧的朋辈同侪令我受益匪浅，他们来自美国国家档案馆（the National Archives）、国立卫生研究院以及纽约医学研究院（the New York Academy of Medicine）。哈佛大学医学图书馆的理查德·沃尔夫（Richard Wolfe）也给了我不少启发。丹尼尔·福克斯和罗纳德·拜尔（Ronald Bayer）为书稿的润色提供了宝贵意见，哈罗德·埃德加（Harold Edgar）也曾不吝赐教，尽管他坚持认为历史学者的论证经受不住严苛的检验。

在为哥伦比亚大学的学生备课的时候，我萌生了撰写本书的想法。之后的时间里，我有幸与弗吉尼亚大学［应约翰·弗莱彻（John Fletcher）之邀］、加州大学旧金山分校医学院［贡特尔·海瑟（Gunther Reisse）］、康奈尔大学［桑德尔·吉尔曼（Sander Gilman）］、堪萨斯大学医学院（威廉·巴托洛梅）以及得克萨斯大学［威廉·温斯莱德（William Winslade）］的同事交换了意见。我在美国医学史协会年会以及（应哈罗德·诺伊之邀）在史克必成举办的一场传染病争议研讨会上作的报告，也进一步成为写作本书的催化剂。

与哥伦比亚大学社会与医学研究中心的谢里·勃兰特—劳夫（Sherry Brandt-Rauf）、斯蒂芬·希尔加特纳（Stephen Hilgartner）和斯蒂芬妮·基斯卢克（Stephanie Kiceluk）等同事的讨论让我更好地整合并明确了自己的观点。罗伯特·祖斯曼（Robert Zussman）校对了本书初稿，他随后对成人重症监护病房中的医学决策的研究也令我获益良多。大概没有人比南希·伦德贝格（Nancy Lundebjerg）因本书的面世更加高兴，她是我们中心的行政负责人，充满了天才创见。

马丁·凯斯勒（Martin Kessler）是本书出版商 Basic Books 的总裁，是他确保本书在出版业的动荡中得以付梓，我对他的信任深表感谢。我的编辑苏珊·拉宾纳（Susan Rabiner）就像所有优秀的编辑那样鞭策和关心着我，她对书稿的核校更是兢兢业业、一丝不苟。

最后，我还想得到一个机会对我的夫人希拉·罗思曼（Sheila Rothman）表达我对她一贯的赞赏和感谢。希拉在疾病史领域的工作（我们分享了国家人文基金会的资助，而她的工作居于项目的核心地位）很快就要发表了，我将又一次从她那里收获知识、治学准则和编辑技巧。而且这一次，孩子们总算不用再忍受我们俩的晦涩谈话了。他们加入了进来：马修（Matthew）谈到了自己在纽约市拍摄急救画面的经历，米克尔（Micol）则讲述了自己心中医生职业的意义。总之，他们的叙述都很有价值。